W0295701

Haug

Erweiterungsmittel in der Biochemie nach Dr. Schüßler

Grundlagen, Materia medica, Anwendungsgebiete

Thomas Feichtinger, Susana Niedan-Feichtinger,
Reinhard Schaub

54 Tabellen

Karl F. Haug Verlag · Stuttgart

Bibliografische Information
der Deutschen Nationalbibliothek

Die Deutsche Nationalbibliothek verzeichnet diese Publikation in der Deutschen Nationalbibliografie; detaillierte bibliografische Daten sind im Internet über http://dnb.d-nb.de abrufbar.

Unsere Homepage: www.haug-verlag.de

Printed in Germany

Umschlaggestaltung: Thieme Verlagsgruppe
Umschlagfotos: Heinz G. Beer, Labor für experimentelle Mikroskopie, Oberasbach; Goodshoot; Frontispiz aus Lindemann G: Dr. med. Wilhelm Schüßler. Sein Leben und Werk. Oldenburg: Isensee Verlag.
Satz: Mitterweger & Partner, Plankstadt
Satzsystem: 3B2
Druck: Grafisches Centrum Cuno, Calbe

ISBN 978-3-8304-7303-9 1 2 3 4 5 6

Wichtiger Hinweis: Wie jede Wissenschaft ist die Medizin ständigen Entwicklungen unterworfen. Forschung und klinische Erfahrung erweitern unsere Erkenntnisse, insbesondere was Behandlung und medikamentöse Therapie anbelangt. Soweit in diesem Werk eine Dosierung oder eine Applikation erwähnt wird, darf der Leser zwar darauf vertrauen, dass Autoren, Herausgeber und Verlag große Sorgfalt darauf verwandt haben, dass diese Angabe **dem Wissensstand bei Fertigstellung des Werkes** entspricht. Für Angaben über Dosierungsanweisungen und Applikationsformen kann vom Verlag jedoch keine Gewähr übernommen werden. **Jeder Benutzer ist angehalten**, durch sorgfältige Prüfung der Beipackzettel der verwendeten Präparate und gegebenenfalls nach Konsultation eines Spezialisten festzustellen, ob die dort gegebene Empfehlung für Dosierungen oder die Beachtung von Kontraindikationen gegenüber der Angabe in diesem Buch abweicht. Eine solche Prüfung ist besonders wichtig bei selten verwendeten Präparaten oder solchen, die neu auf den Markt gebracht worden sind. **Jede Dosierung oder Applikation erfolgt auf eigene Gefahr des Benutzers.** Autoren und Verlag appellieren an jeden Benutzer, ihm etwa auffallende Ungenauigkeiten dem Verlag mitzuteilen.

Geschützte Warennamen (Warenzeichen) werden **nicht** besonders kenntlich gemacht. Aus dem Fehlen eines solchen Hinweises kann also nicht geschlossen werden, dass es sich um einen freien Warennamen handelt.

Geleitwort

Das letzte Jahrhundert war gekennzeichnet von Fortschritten in wissenschaftlichen, sozialen und gesellschaftlichen Belangen wie noch kein anderes davor. Die moderne Entwicklung der Medizin hat das Weltbild nachhaltig verändert. Viele Krankheiten haben längst ihren Schrecken verloren und können heute einfach behandelt werden. Andererseits konnten sich andere, neue Krankheiten etablieren, die vor einigen Jahrzehnten noch weitgehend unbekannt waren. Auch die Veränderungen unserer Umwelt haben einen nicht zu unterschätzenden Einfluss auf unsere Gesundheit. Durch intensiven Ackerbau mit Kunstdünger verarmen unsere Lebensmittel zusehends an Mineralstoffen, was konsekutiv auch zu veränderten Mineralstoffmängeln im menschlichen Organismus führt. Diese werden verstärkt durch neu aufgetretene Belastungen, wie die beinahe allgegenwärtige elektromagnetische Strahlung und die durch den Klimawandel induzierte, vermehrte ultraviolette und kosmische Strahlung. Es ist einfach zu erkennen und nicht zu leugnen, dass diese neuen Belastungen neue Therapien und Therapiestrategien benötigen: Es heißt somit auf Altbewährtes zu bauen und daraus Neues zu entwickeln.

Immer wieder müssen wir erkennen, dass durch die klassische Schulmedizin nicht alle Krankheiten behandelt werden können. Ärzte sind heute öfter denn je(mals) mit komplexen Beschwerdesymptomatiken befasst, welche eine multifaktorielle Behandlung benötigen. Die Möglichkeiten der Komplementärmedizin bieten sowohl den Ärzten als auch den Patienten ungeahnte Chancen, die Gesundheit wiederherzustellen und zu erhalten. Die von Dr. Schüßler entdeckten und beschriebenen Mineralstoffe bilden eine sehr gute Basis, doch war es nötig, für die neuen Belastungen die ursprünglichen Mittel zu erweitern. Außerdem ist es wichtig, nicht in Ehrfurcht erstarrt, blind „am guten Alten" festzuhalten, sondern zu trachten, das Gute fortwährend zu verbessern. Über viele Jahre hindurch fanden jene neueren Mineralsalze kaum Beachtung, aber wir sollten sie im Wandel der Zeit nicht ignorieren. Bei vielen klassischen Anwendungsgebieten können die Therapieerfolge mit den 15 Erweiterungsmitteln nochmals verbessert werden, aber v.a. bei der Therapie neuer Leiden sind sie wirklich unverzichtbar.

Eine weitere große Errungenschaft der Mineralsalztherapie nach Dr. Schüßler ist, dass man in Verbindung mit der Antlitzanalyse Mineralsalzmängel erkennen und diese bereits im Vorfeld ausgleichen kann, noch bevor ein Symptom oder eine Krankheit daraus resultiert. Dank der jahrelangen und intensiven Arbeit von Thomas Feichtinger, der die klassischen Antlitzzeichen von Hickethier weiterentwickelt hat, liegen uns heute für fast alle Erweiterungsmittel Antlitzzeichen vor. Diese ermöglichen modernen Therapeuten und Anwendern angemessen auf Belastungen wie Stress, Erschöpfung, Elektrosmog oder dem vermehrten Bedarf an Antioxidanzien – ausgelöst durch Bildung freier Radikale, durch eine vermehrte Umweltbelastung an Chemikalien, Abgasen und Schwermetallen – auch mit den entsprechenden Erweiterungsmitteln zu reagieren.

Dieses Buch bietet eine genaue Beschreibung der 15 Erweiterungsmittel sowie deren Antlitzzeichen. Auch wird bei jedem einzelnen Mittel eine Beziehung zu den zwölf traditionellen Mineralsalzen hergestellt, sodass die Erweiterungsmittel rasch in Behandlungsstrategien mit diesen eingebunden werden können. Dadurch kann sich ein schnellerer Erfolg einstellen, und dies kann nicht nur zu glücklichen und dankbaren Patienten führen, sondern auch zu zufriedenen Ärzten und Therapeuten, welche Freude an Ihrer Arbeit haben werden.

Das Buch wurde von den Autoren in einer Art und Weise verfasst, die zufriedenstellend informativ für Ärzte und Therapeuten ist, aber auch von motivierten Laienanwendern der Schüßlertherapie gut verstanden werden kann. Ich bin sicher, dass dieses Buch ein Standardwerk für die moderne Mineralsalztherapie nach Dr. Schüßler wird. Es sollte somit in keiner Bibliothek fehlen, in der über diese Therapieform berichtet wird.

Neunkirchen-Mollram, im Juli 2009
Dr. Thomas Payrits

Inhalt

Teil 3

Anhang

1 – Einleitung

1.1 Zunahme der Belastungen für die Menschen

Als Dr. med. Heinrich Schüßler, der Begründer der nach ihm benannten „Biochemie", 1898 verstarb, konnte wohl niemand die dramatischen Veränderungen der nächsten 100 Jahre vorhersehen. Die moderne Medizin hat auf dem, von Rudolf Virchow, Louis Pasteur und Robert Koch begonnenen Weg – um nur einige große Mediziner zu nennen – beeindruckende Erfolge vorzuweisen. Es sei an die Zurückdrängung der großen Infektionskrankheiten durch eine verbesserte Hygiene, die Entwicklung der modernen Chemotherapeutika oder an die Fortschritte im Bereich der Chirurgie erinnert. Nahrung ist in den reichen Ländern im Überfluss vorhanden, Unterernährung kommt kaum noch vor. Zu reisen und zu kommunizieren ist heute für große Bevölkerungskreise schnell und bequem geworden. Die Liste der Errungenschaften von Wissenschaft und Technik könnte man beliebig fortsetzen.

Die Kehrseite der Medaille sind jedoch neuartige Belastungen, zum einen durch **Schadstoffe**, zum anderen durch denaturierte, **einseitige Ernährungsgewohnheiten**. Dies führt zu neuen, bisher unbekannten Krankheitsbildern. Auch die, hohe Kosten verursachenden Herz-, Kreislauf- und Krebserkrankungen werden hierdurch (mit-) verursacht.

„Immer häufiger ist von sogenannten Syndromen die Rede, einem Konglomerat aus neben und nacheinander auftretenden Symptomen. Patienten mit „Umwelterkrankungen" passen in kein heutiges Diagnosemuster und werden von Spezialist zu Spezialist weitergereicht ...

Ursache der umweltbedingten Erkrankungen sind Schadstoffüberflutungen, deren Tragweite man lange Zeit nicht wahrhaben wollte und auch heute noch zu bagatellisieren sucht. Ihr Schädigungsmuster lässt sich indes auf ein einheitliches Prinzip zurückführen, bei dem sogenannte „freie Radikale" die Hauptrolle spielen." (Kuklinski et al. 1995)

Ernährungswissenschaftler wie Prof. Leitzmann stimmen heute mit Prof. Kollath darin überein, dass unsere Ernährung weitgehend vitalstoffarm und denaturiert ist (Leitzmann 2001). Dies hat langfristig schwere gesundheitliche Folgen, auch wenn die Betroffenen jahrelang keine oder nur geringfügige Beschwerden haben. Für unseren Zusammenhang sei hier an die Mineralstoffverarmung unserer täglichen Nahrung erinnert. Dies ist sowohl auf die landwirtschaftlichen Methoden, als auch auf das Vermahlen des Getreides zurückzuführen. Kohlenhydratreiche Nahrungsmittel wie polierter Reis, Nudeln, Weißbrot und Pommes frites weisen entscheidende Mängel u.a. an Chrom, Magnesium, Eisen, Kupfer, Zink, Mangan, B-Vitaminen und Beta-Karotin auf.

Vergleichende Blutuntersuchungen bei Wiener Schulkindern ergaben Mängel an den Nährstoffen

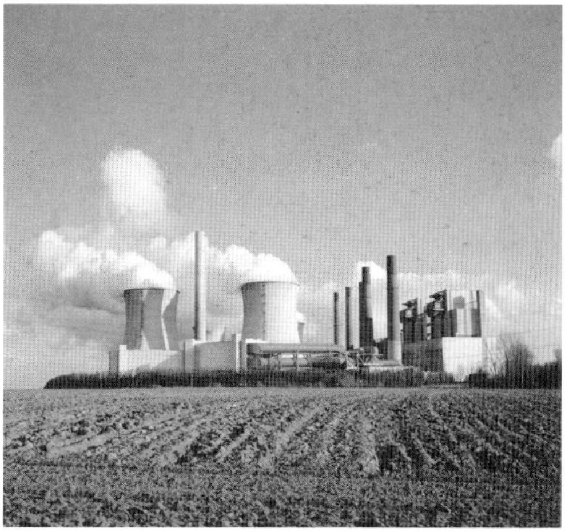

Vitamin D und B_6, Folsäure, Zink, Iod, Calcium und Eisen (Fuchs 2001). Es ist aber gerade eine **vollwertige Ernährung** mit ausreichend Vitalstoffen, die eine gewisse antioxidative Wirkung gegen die verschiedenen Umweltbelastungen darstellen kann. Mit diesen gravierenden Faktoren, die sich auf jegliche therapeutische Bemühungen auswirken, mussten Dr. Schüßler und seine direkten Nachfolger sich noch nicht auseinandersetzen.

1.2 Zentrales Problem: Entmineralisierung der Zelle

Die Versorgung des Organismus mit Mineralstoffen und Nährstoffen ist eine Grundvoraussetzung für fast jeden therapeutischen Ansatz. Dabei ist es bedeutsam, dass die zugeführten Mineralstoffe von den Zellen aufgenommen werden können. Nicht alle herkömmlichen Mineralstoffpräparate erfüllen diese Bedingung zufriedenstellend. Es ist der Verdienst Dr. Schüßlers, diesen Gesichtspunkt in seiner „Biochemie" berücksichtigt zu haben. Wer die Biochemie Dr. Schüßlers konsequent anwendet und dabei Menschen berät, kann immer wieder die Erfahrung machen, dass viele naturheilkundliche oder schulmedizinische Maßnahmen, aber auch Psychotherapien oder Leistungssport einen erhöhten Bedarf an **intrazellulären Mineralstoffen** hervorrufen.

Die von Dr. Schüßler entdeckten Funktionsmittel können eine wirksame Unterstützung schaffen. Das kann zu gesteigertem Wohlbefinden und verbesserter Reaktionsfähigkeit auf unterschiedliche Therapien führen. Eingreifende Maßnahmen wie Chemotherapien, Bestrahlungen, Impfungen oder Operationen werden z.T. besser vertragen. Ein Mangel an intrazellulären Mineralstoffen kann zur völligen Therapieblockade führen, die durch eine Verabreichung der Mineralstoffe Dr. Schüßlers in ausreichender Dosierung aufgelöst werden kann. Dabei gibt es allerdings eine entscheidende Einschränkung: Nur im Zusammenhang mit einer vollwertigen Ernährung.

1.3 Biochemie nach Dr. Schüßler – eine bewährte Heilweise

Indem die biochemischen Funktionsmittel die Zellen und ihr Umfeld mit Mineralstoffen versorgen, wird ihr **Energiefeld** gehoben, und sie können angemessen auf innere und äußere Reize reagieren. Der Mensch spürt relativ schnell, dass es ihm besser geht. Immer wieder haben Anwender der Biochemie diese Erfahrung gemacht. Daher hat sich die biochemische Heilweise sehr schnell weltweit ausgebreitet. Die biochemischen Funktionsmittel können die Selbstregulationskräfte des Organismus auf natürlichem, nebenwirkungsfreiem Weg stärken und bieten auf diese Weise die Möglichkeiten wirksamer Krankheitsprophylaxe und Gesundheitspflege.

1.4 Erweiterungsmittel im Sinne der Prinzipien Dr. Schüßlers

Angesichts neuartiger gesundheitlicher Herausforderungen darf es keine Erstarrung um jeden Preis im Sinne einer Erhaltung der reinen Lehre Dr. Schüßlers von 1898 geben. Die von Dr. Schüßler gefundenen 11 Funktionsmittel (Schüßler 1904) entsprachen dem damaligen medizinischen Kenntnisstand. Die „Biochemie" Dr. Schüßlers lässt sich – wie Dr. Schüßler es selbst forderte – entsprechend dem Wissen und den **Erfordernissen des 21. Jahrhunderts** weiterentwickeln und an den heutigen Kenntnisstand zum Mineralbestand des Körpers anpassen. Dies forderte schon Dr. Schüßlers direkter Nachfolger, Dr. Reiff.

„Wenn Ärzte, die auf den Gebieten der physiologischen Chemie und pathologischen Anatomie sich gründliche Kenntnisse erworben haben, mir beim Ausbau meines Werkes behilflich sein wollten, so würden ihre Beiträge mir sehr willkommen sein." (Schüßler u. Villers 1926)

Einige biochemische Anwender gehen zu sehr von theoretischen Denkmodellen der Chemie bzw. Homöopathie aus: So z.B. in Fragen der Dosierung, bei der Ablehnung der Kombinationen mehrerer Mittel oder bei der Einführung neuer Funktionsmittel. Solche Denkansätze bestätigen sich in der Praxis nicht immer. Allein entscheidend für die Weiterentwicklung der Heilweise können die **Erfahrungen** bei der praktischen Anwendung der Funktionsmittel sein.

Dr. Schüßler, der als außergewöhnlich erfolgreicher Arzt bekannt war, hat seine Indikationen für die einzelnen Funktionsmittel in einer großen Praxis bei teilweise sehr schweren Erkrankungen immer wieder geprüft, erweitert und korrigiert. Das zeigen seine, in den verschiedenen Auflagen der „Abgekürzten Therapie" vorgenommenen Veränderungen (Schüßler 1904).

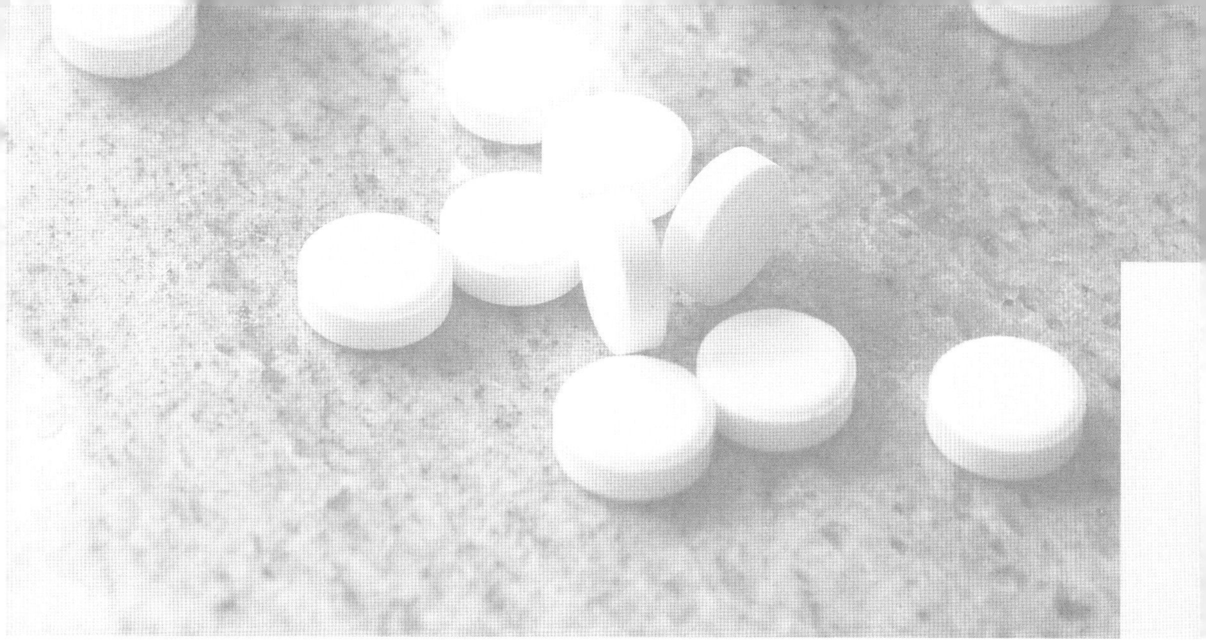

Teil 1
Grundlagen

2 – Grundlagen der Biochemie nach Dr. Schüßler

2.1

Bedeutung der Mineralsalze im Organismus

Das 19. Jahrhundert, in das Dr. Schüßlers Wirken hineinfällt, ist durch eine unglaubliche Aufbruchsstimmung und einen Fortschrittsoptimismus gekennzeichnet, was wir heute kaum noch nachvollziehen können. In dieser Zeit wurden die Grundlagen unserer modernen wissenschaftlich geprägten Medizin geformt. Dr. Schüßler, ursprünglich erfolgreicher homöopathischer Arzt, suchte nach einem **überschaubareren Heilsystem**. Dabei erhielt er entscheidende Anregungen von den vier führenden Wissenschaftlern Jacob Moleschott, Rudolf Virchow, Justus von Liebig und Gustav von Bunge.

„Der Bau und die Lebensfähigkeit der Organe sind durch die notwendigen Mengen der anorganischen Bestandteile bedingt ... Es läßt sich angesichts der eingreifenden Thatsachen nicht mehr bestreiten, dass die Stoffe, die bei der Verbrennung zurückbleiben, die sogenannten Aschenbestandteile, zu der inneren und damit zu der formgebenden und artbedingenden Grundlage der Gewebe ebenso wesentlich gehören, wie die Stoffe, welche die Verbrennung verflüchtigt." (Moleschott in: Schüßler 1904)

Rudolf Virchow beschreibt in seiner „Cellularpathologie" die Zelle als Grundbaustein des Körpers. Diese beiden Tatsachen lieferten den entscheidenden Anstoß für Dr. Schüßler:

„Die obigen Worte haben mich veranlasst, eine biochemische Therapie zu gründen ... Zu meinem biochemischen Heilverfahren kommen nur 11 Mittel in Anwendung, und zwar solche, die den im Blute und in den Geweben des menschlichen Organismus enthaltenen unorganischen Stoffen homogen sind." (Schüßler 1874)

Dr. Schüßler wählte nur solche Heilmittel aus, die als Mineralstoffe im Körper vorkommen, die den Geweben – wie er sich ausdrückte – „homogen" sind. Er orientierte sich dabei an den **damaligen wissenschaftlichen Erkenntnissen** zum Mineralbestand des Körpers und nahm nur 11 Mineralstoffe in sein Heilverfahren auf. In Anlehnung an Virchows Cellularpathologie definierte er Krankheit als „pathogen veränderte Zellen“ mit einem Mangel an intrazellulären Mineralstoffen.

„Die pathogen veränderten Zellen, d.h. die Zellen, welche ein Defizit an einem ihrer Mineralien erlitten haben, bedürfen einer Deckung mittels eines homogenen Mineralstoffes ... Zögert die spontane Heilung, so ist eine therapeutische Hülfe nothwendig. Zu diesem Zwecke verabreicht man die betreffenden Mineralstoffe in Molekularform.“ (Schüßler 1874)

2.2 Notwendigkeit kleiner Gaben

Damit die erforderlichen Mineralstoffe für die Zelle aufnehmbar werden, müssen sie in „Molekularform“, das heißt in stark verdünnter Form zugeführt werden. Dr. Schüßler wählte zu diesem Zweck die homöopathischen Zubereitungen D 6 bzw. D 12. Er unterschied zwischen den **Funktionsmitteln**, die in der Zelle wirken und in „Molekularform“ verabreicht werden müssen, um die gewünschte Wirkung zu entfalten, und den **„Baustoffen“**, die in größeren Mengen erforderlich sind und die damals noch ausreichend über die tägliche Nahrung verfügbar waren.

„Die oben genannten Stoffe sind Baumaterialien und Functionsmittel der Gewebe. Baumaterial sind sie durch ihre Masse, Functionsmittel durch ihre Qualität.“ (Schüßler 1874)

! Nur bei Verabreichung kleiner, ausreichend verdünnter bzw. potenzierter Gaben tritt die optimale Wirkung der Funktionsmittel ein.

„Die Anwendung kleiner Gaben behufs Heilung von Krankheiten auf biochemischen Wege ist eine chemisch-physiologische Notwendigkeit. Will man z.B. Glaubersalz ins Blut gelangen lassen, so erreicht man diesen Zweck nicht durch Verabreichung einer concentrierten Lösung. Diese wirkt nur innerhalb des Darmrohres; sie erregt einen wässerigen Durchfall und verläßt mit den bezüglichen Entleerungen den Organismus ... Jedes biochemische Funktionsmittel muß so verdünnt sein, dass die Funktionen gesunder Zellen nicht gestört, vorhandene Funktionsstörungen ausgeglichen werden können.“ (Schüßler 1874)

2.3 „Gesetz des Minimums“

Justus Liebig, der die moderne Mineraldüngung in der Landwirtschaft erforschte, stellte fest, dass dem Erdboden zur Verbesserung der Erträge nur wenige Mineralstoffe zugeführt werden müssen. Schüßler bezog diese Erkenntnis auf die Zellen und sprach vom **„Gesetz des Minimums“.** Die, nur in minimalen Gaben erforderlichen Funktionsmittel ermöglichten den Zellen, ihre normalen Funktionen auszuführen und auch die Baustoffe zu integrieren. Die stärksten Mängel müssten entsprechend zuerst aufgefüllt werden, um gesundheitliche Verbesserungen zu erreichen. Das ist der Grund, warum eine Einnahme aller Funktionsmittel ohne Berücksichtigung des individuellen Bedarfs nicht immer zielführend ist.

2.4 Biochemie – ein naturgemäßes Heilverfahren

Dr. Schüßlers Biochemie gehört zum Bereich der ganzheitlichen Heilverfahren, da sie die Zellen mittels Zufuhr der entsprechenden Funktionsmittel in die Lage versetzen kann, wieder ihre normalen Funktionen auszuführen, und ist frei von Nebenwirkungen.

„Das biochemische Heilverfahren liefert dem Heilbestreben der Natur die demselben an betreffenden Stellen fehlenden natürlichen Mittel: die anorganischen Salze. Die Biochemie bezweckt die Correktion der von der Norm abgewichenen physiologischen Chemie.“ (Schüßler 1874)

2.5 Methode Dr. Schüßlers zum Auffinden der Indikationen der biochemischen Funktionsmittel

Die Aufgaben der einzelnen Funktionsmittel in der Zelle und die Indikationen für ihre Anwendung bei verschiedenen Krankheitsbildern fand Dr. Schüßler durch das Studium der damaligen wissenschaftlichen Veröffentlichungen.

„Die Grundlage meiner Forschungen waren die Histologie, die darauf bezügliche Chemie, die anorganischen Bestandteile der Gewebe und die physiologischen Wirkungen oder Funktionen dieser Bestandteile.“ (Schüßler 1874)

Der entscheidende Schritt war die Erprobung der Funktionsmittel in der **Anwendung am kranken Menschen**. Hierzu hatte Schüßler in seiner Oldenburger Praxis gute Möglichkeiten und sein Heilverfahren hat sich bei schwersten Erkrankungen wie Diphtherie, Keuchhusten und schweren Durchfallerkrankungen auch bei den ihm nachfolgenden biochemischen Praktikern immer wieder bewährt.

„Ich habe meine Mittel an Kranken, nicht an Gesunden geprüft, weil ich sie nicht nach dem Similia similibus verwerten wollte. Das Prüfen war kein planloses. Ich bediente mich chemisch-physiologischer Anhaltspunkte. Der Umstand, dass Fluorcalcium in der Oberfläche der Knochen vorkommt, veranlaßte mich, dies Mittel gegen höckerige Erhabenheiten auf den Knochen zu versuchen. Der Erfolg entsprach meiner Erwartung. – Da, wie Moleschott sagt, eine Muskelzelle ohne Chlorkalium sich nicht bilden kann, und da die organische Grundlage der Muskelzelle Faserstoff ist, so versuchte ich, das Mittel gegen faserstoffige Exsudate. Auch der Erfolg entsprach meiner bezüglichen Erwartung. Die phosphorsaure Magnesia hat die Neigung, sich mit Ammoniak zu verbinden. Ammoniak kann Krämpfe hervorbringen. Ich dachte: Krämpfe entstehen vielleicht dann, wenn das Ammoniak, welches bei der Oxydation der organischen Stoffe im Organismus sich bildet, nicht sofort Gelegenheit findet, sich mit phosphorsaurer Magnesia zu verbinden. Deshalb versuchte ich die phosphorsaure Magnesia gegen Krämpfe, und zwar mit Erfolg. Darauf dachte ich, es könnte Neuralgien geben, die durch den Einfluss von Ammoniak auf die Gefühlsnerven bedingt seien. Es gab dann Magnesia phosphorica gegen Neuralgien, und zwar auch mit Erfolg.“ (Schüßler u. Villers 1924)

Schüßler lehnte eine Arzneimittelprüfung am Gesunden, wie sie in der Homöopathie üblich ist, ab und distanzierte sich eindeutig von der Homöopathie.

„Einige Ärzte haben die Behauptung aufgestellt, die biochemischen Mittel müßten an gesunden Personen geprüft werden und aus den mittels solcher Prüfungen gewonnenen Symptomen müßten die Indikationen sich ergeben. Das ist grundfalsch. Die Indikationen der biochemischen Mittel müßen aus der physiologischen und pathologischen Chemie hergeleitet resp. durch die Ergebnisse ihrer Anwendung gegen Krankheiten bestimmt werden.“ (Schüßler u. Villers 1924)

2.6 Antlitzanalyse (Antlitzdiagnose)

Zur Ermittlung des jeweiligen Bedarfs an Funktionsmitteln spielt heute die Erfassung des biochemischen Zusammenhangs eine wichtige Rolle. Eine andere Möglichkeit ist die Bestimmung von Mängeln an intrazellulären Mineralstoffen über die Antlitzanalyse.

Die Grundlagen der heutigen „Antlitzanalyse“ für die 11 von Dr. Schüßler eingeführten Funktionsmittel legte **Kurt Hickethier** unter dem Begriff Antlitzdiagnostik. Sie wurde von **Thomas Feichtinger** unter Einbeziehung der Erweiterungsmittel weiterentwickelt. Er führte die Bezeichnung „Antlitzanalyse“ ein, denn es handelt sich dabei um keine Diagnose von Krankheiten.[1]

[1] Ein ausführliches Buch zur Antlitzanalyse mit über 400 Bildern wurde im Karl F. Haug Verlag veröffentlicht: Feichtinger T, Niedan-Feichtinger S: Antlitzanalyse in der Biochemie nach Dr. Schüßler – Der Bildatlas; 2007 bietet ausführliches Material zum Studium dieser Antlitzanalyse.

2.7 Kurzübersicht über die 11 (12) Mineralstoffe Dr. Schüßlers

▶ **Tab. 2.1** Kurzübersicht der 11 (12) Mineralstoffe.

Nr.	Name	Vorkommen im Körper	Mangelzeichen
1	Calcium fluoratum (Kalziumfluorid)	Umhüllungen, elastische Fasern, Zähne, Hornstoff, Nägel, Zahnschmelz, Blutgefäße	Verhärtungen, Krampfadern, Organsenkungen, Bänderschwäche, raue, rissige Haut
2	Calcium phosphoricum (Kalziumphosphat)	Eiweißaufbau, Knochen, Zahnbein, Blutbildung	Osteoporose, Muskelkrämpfe, Pulsbeschleunigung, Eiweißunverträglichkeit
3	Ferrum phosphoricum (Eisenphosphat)	Rote Blutkörperchen, Gefäßsystem, Darmwände	1. Stadium einer Erkrankung, Erste-Hilfe-Mittel bei allen Verletzungen, beginnende Entzündungsprozesse, Fieber bis 38,5 °C, Konzentrationsmangel
4	Kalium chloratum (Kaliumchlorid)	Faserstoff Fibrin, Drüsen, Bronchien	2. Stadium einer Erkrankung, Besenreiser, Entgiftung, weißlich schleimige Absonderungen
5	Kalium phosphoricum (Kaliumphosphat)	Nerven, Gehirn, Blutkörperchen, Milz, Muskeln	hohes Fieber über 38,5 °C, Fäulnisprozesse, Muskelschwäche, Energielosigkeit
6	Kalium sulfuricum (Kaliumsulfat)	Oberhaut, Muskeln, Bauchspeicheldrüse, Leber, Schleimhäute	3. Stadium einer Erkrankung, Katarrhe, ockerfarbener Schleim, chronische Hautprobleme, Lufthunger
7	Magnesium phosphoricum (Magnesiumphosphat)	Knochenhüllen, glatte Muskulatur, Herz	kolikartige Krämpfe, vegetative Störungen, Knochen, Herzrhythmusstörungen
8	Natrium chloratum (Natriumchlorid)	Schleimhäute, Knorpel, Nieren, Blut	trockene Haut, trockene Schleimhäute, Fließschnupfen, glasklarer Schleim, Gelenkprobleme, Allergien
9	Natrium phosphoricum (Natriumphosphat)	Magen, Gewebe, Lymphe	eitrige Entzündungen, fettige Haut, überschüssige Säure, rheumatische Erkrankungen, Mattigkeit
10	Natrium sulfuricum (Natriumsulfat)	Leber, Galle	Entgiftung, grünlicher Schleim, Galleabsonderung, Ausscheidungsprobleme
11	Silicea (Kieselsäure)	Bindegewebe, Haut, Nerven, Haare, Nägel	brüchiges Bindegewebe, Ischias, Schweißfüße
12	Calcium sulfuricum* (Kalziumsulfat)	Leber, Galle, Muskeln, besonders Herz	chronische eiternde Entzündungen, Bronchitis, kompaktiertes Gewebe

* Der Mineralstoff Nr. 12 wurde von Dr. Schüßler eingeführt, aber später nicht mehr verwendet, da er den Ergebnissen Dr. Bunges folgend glaubte, dass Kalziumsulfat nicht zum ständigen Bestand des menschlichen Organismus gehöre. Diese Auffassung Dr. Schüßlers ist heute widerlegt. Gerade dieser Mineralstoff erweist sich heute in der Praxis der Biochemie als unverzichtbar.

2.8 Dosierung

Die in der Biochemie Dr. Schüßlers gebräuchlichen Funktionsmittel sollen für die Zellmembranen passierbar sein. Dazu müssen sie **hoch verdünnt** verabreicht werden. Zur Verdünnung bediente sich Dr. Schüßler des in der Homöopathie gebräuchlichen Potenzierungsverfahrens. Durch Erfahrung wissen wir, dass die 6. bzw. bei einigen Salzen die 12. Dezimalpotenz hier am optimalsten wirken. Im Allgemeinen werden Calcium fluoratum Nr. 1, Ferrum phosphoricum Nr. 3, Silicea Nr. 11 und die Erweiterungsmittel in der D 12 verabreicht, die übrigen Funktionsmittel in D 6.

Die Dosierung richtet sich nach dem Bedarf und der Aufnahmefähigkeit des Organismus. In akuten Fällen ist es sinnvoll, alle **3–5** Minuten **jeweils eine Tablette** der benötigen Mineralstoffe im Mund zergehen zu lassen, in chronischen Fällen **7–10 Tabletten über den Tag** verteilt. Unterschiedliche Funktionsmittel können dabei gemischt und auch zusammen verabreicht werden. Man kann auch die Tagesdosis in einer Karaffe Leitungswasser auflösen und über den Tag schluckweise zu sich nehmen.

Da die Mineralstoffe nach dem Prinzip einer ionogenen wässrigen Lösung, vom dichteren ins dünnere Medium übertreten, kann der Milchzucker zum größten Teil nach einigen Minuten ausgefiltert werden. Dabei ist zu bedenken, dass sich die Lösbarkeit von Milchzucker mit steigender Wassertemperatur verstärkt. Wenn also die Einnahme von Milchzucker reduziert werden soll, ist möglichst **kaltes Wasser** zur Herstellung einer Lösung zu verwenden.

2.9 Kombination mehrerer Funktionsmittel

Aufgrund der **komplexen Vorgänge** im Intra- und Extrazellularraum wird deutlich, dass der Organismus meist mehrere Funktionsmittel zur gleichen Zeit benötigt. Dies wurde schon von Kurt Hickethier festgestellt, der eine große biochemische Erfahrung besaß (Hickethier 1988). Auch neuere Erkenntnisse bestätigen diese Praxis, da meist mehrere Mineralstoffe fehlen und an den verschiedenen Prozessen gemeinsam beteiligt sind.

Die Notwendigkeit der **Kombination mehrerer Mineralstoffe** trifft auch auf die Erweiterungsmittel zu. Sie sind überwiegend für den Organismus als „Werkzeuge" für feine Steuerungskreise gedacht, vergleichbar mit dem hormonellen Steuerkreis. Die Erweiterungsmittel können sehr gut zu den Basismitteln kombiniert werden, wenn diese sich als nicht ausreichend erweisen.

Auch ist es möglich, ein Erweiterungsmittel allein zu geben, wie z.B. Kalium iodatum Nr. 15, Calcium carbonicum Nr. 22 oder Aurum chloratum natronatum Nr. 25.

Bei vielen Erweiterungsmitteln sind keine Beispiele aus der Praxis angeführt, die einen alleinigen Gebrauch des Mittels dokumentieren, sondern immer wieder in der Kombination, wie sie der Organismus benötigt.

So wird z.B. Ferrum phosphoricum Nr. 3 mit Manganum sulfuricum Nr. 17 und Cuprum arsenicosum Nr. 19 kombiniert, um den Eisenhaushalt zu verbessern. Wenn es um den hormonellen Steuerungskreis geht, ist ebenso eine Kombination notwendig wie beim Knochenbruch oder bei der Diabetes mellitus. Immer wieder machen wir in der Praxis die Erfahrung, dass in einer Mischung fehlende Mineralstoffe sich anhand einer Verstärkung oder mit einem Neuauftreten entsprechender Betriebsstörungen bzw. antlitzanalytischer Zeichen bemerkbar machen können.

2.10 Äußere Anwendung

Dr. Schüßler empfahl eine äußere Anwendung der jeweils benötigten Funktionsmittel.

„In den Krankheitsfällen, wo eine äußerliche Applikation möglich ist, also bei Quetschungen, Verbrennungen, Frostbeulen, Wildfleisch, Augenentzündungen usw. ist neben dem inneren Gebrauch die äußere Anwendung (bei Tripper und Weißfluss Einspritzungen) sehr zweckdienlich." (Schüßler 1904).

Die äußerliche Anwendung als **Auflage**, **Brei**, **Cremegel**, **Salbe**, **Zäpfchen** oder auch in **Bädern** hat sich in der Biochemie sehr bewährt. Beispiele sind Haut- und Gelenkprobleme, Wunden, Verbrennungen, verspannte Muskeln, Husten, Kopf- und Bauchschmerzen sowie Verschleimungen.

2.11 Reaktionen auf die Einnahme

Arzneimittelsymptome oder Erstverschlimmerungen im Sinne der Homöopathie gibt es in der Biochemie Dr. Schüßlers in den Standardverdünnungen nicht. Die verabreichten Funktionsmittel gehören zum Bestand des Körpers und sind **kein Fremd-**

reiz. Auftretende Reaktionen sind Ausdruck **beginnender Regenerationsvorgänge** im Organismus oder Zeichen für den Bedarf weiterer Funktionsmittel.

! Auf mögliche Reaktionen sollte unbedingt geachtet und die Anwender darüber informiert werden!

2.12 Hypothesen zur Wirkungsweise biochemischer Funktionsmittel und Abgrenzung zur Homöopathie

Biochemie als Substitution

Für Samuel Hahnemann, dem Begründer der Homöopathie, bedeutet Potenzieren „Dynamisieren", eine Erhöhung der Energie des Heilmittels. Er arbeitete mit sehr hohen Potenzen, die er als gezielten Reiz nach der Ähnlichkeitsregel einsetzte. Für Dr. Schüßler bestand der einzige Zweck der Potenzierung in der **„Vereinzelung der Moleküle".** Biochemische Mittel müssen nicht unbedingt potenziert sein, entsprechende Verdünnungen sind ausreichend. Es geht in der Biochemie darum, den Mineralstoff **aufnehmbar für die Zelle** zu machen. Die Biochemie nach Dr. Schüßler ist eine intrazelluläre Substitutionsheilweise.

„Ein Milligramm Stoff soll durchschnittlich 16 Trillionen Moleküle enthalten, demnach enthält die 6. Decimal-Verreibung deren ungefähr sechzehn Billionen. Diese Summe ist hinreichend, um Molekularbewegungsstörungen in den Geweben auszugleichen." (Schüßler 1904)

Der Mineralstoffgehalt in den verfügbaren Produkten wird folgendermaßen berechnet: 1 Tablette in der D 6 enthält 0,25 µg Mineralstoff, das heißt, mit einer Tagesdosis von 12 Tabletten in der D 6 werden 3 µg des Mineralstoffs zugeführt. Entsprechend werden bei der Einnahme des Mineralstoffs in D 12 bei 12 Tabletten 3 pg Mineralstoffe zugeführt.[2] Die Biochemie nach Dr. Schüßler ist keine Reiztherapie wie die Homöopathie und viele andere Naturheilverfahren.

Bedeutung der „Dosis" in der Biochemie

Dr. Schüßler bediente sich des in der Homöopathie üblichen Potenzierungsverfahrens, da dies entsprechende Verdünnungen einschließt und die Mittel leicht beschaffbar waren. Die gleichen Gründe gelten heute noch. Da die biochemischen Funktionsmittel eine **Versorgung auf molekularer Ebene** darstellen, kommen nur die gebräuchlichen Potenzierungen D 6 und D 12 infrage. Zu niedrige Potenzierungen wirken als Reiz oder toxisch (Beispiel Arsen, Kochsalz), da sie die Zelle nicht gut aufnehmen kann. Zu hohe Potenzierungen (Verdünnungen) enthalten zu wenige oder gar keine Moleküle mehr. Letzteres trifft ab D 24 zu. Da sich Dr. Schüßler, wenn er von Gabe spricht, auf die Zahl der enthaltenen Moleküle bezog, ist unter der „Dosis" oder „Gabe" der **Verdünnungsgrad** eines biochemischen Funktionsmittels zu verstehen.

„Die Dosis eines zu biochemischen Zwecken verordneten Salzes darf eher zu klein, als zu groß sein. Ist sie zu klein, so führt die Wiederholung derselben zum Ziele; ist sie zu groß, so wird der beabsichtigte Zweck ganz verfehlt." (Schüßler 1904)

Wirkung der Funktionsmittel

Die biochemischen Funktionsmittel in den richtigen Verdünnungen regeln den **Mineralgehalt von Zelle und Interzellularraum.** Bei Vergiftungen werden bei Zufuhr des entsprechend verdünnten Funktionsmittels Überschüsse ausgeschieden, bei einem Mangel wird es den Zellen über die Zufuhr auf molekularer Ebene möglich, ein Defizit u. a. durch vermehrte Resorption wieder auszugleichen:

„Die pathogen veränderten Zellen, d. h. die Zellen, welche ein Defizit an einem ihrer Mineralien erlitten haben, bedürfen einer Deckung mittels eines homogenen Mineralstoffes ... Zögert die spontane Heilung, so ist eine therapeutische Hülfe notwendig. Zu diesem Zwecke verabreicht man die betreffenden Mineralstoffe in Molekularform. Die Moleküle treten durch das Epithelium der Mund- und Schlundhöhle in das Blut und diffundieren nach allen Richtungen. Diejenigen Moleküle, welche in den Krankheitsherd gelangen, vollziehen daselbst eine lebhafte Molekularbewegung, in welche gleichartige Stoffe aus der Nachbarschaft treten. Diese Stoffe gelangen in die

[2] Ein Millionstel Milligramm, entsprechend der Verdünnung einer 6. Dezimalpotenz, ist ein Mikrogramm (µg). Ein Billionstel Milligramm, entsprechend der Verdünnung einer 12. Dezimalpotenz, ist ein Pikogramm (pg).

pathogen veränderten Zellen und somit kommt Heilung zu Stand. Die in Integrum restituierten Zellen sind wieder im Stande, sich selbsttätig zu bewegen und auf solche Weise Fremdartiges, überhaupt Überschüssiges, also auch Exsudate, wenn solche vorhanden sind, abzustoßen." (Schüßler 1904).

Mikro- und Makrobereich der Mineralstoffe

Ein in langer Praxis erprobtes und verifiziertes Modell zum Verständnis der Wirkungsweise der Mineralstoffe nach Dr. Schüßler geht von den beiden Bereichen **innerhalb und außerhalb der Zellen**, dem Mikro- und Makrobereich aus. Wobei mit dem Makrobereich der äußere Bereich, also die gesamten Vorgänge im Körper gemeint sind. Der Mikrobereich umfasst alle zellulären Vorgänge. Zwischen den jeweiligen Mineralstoffen gibt es ein **physiologisches Verhältnis** innerhalb und außerhalb der Zelle, das vom Organismus immer wieder hergestellt wird.

Die Erfahrung zeigt, dass z.B. bei einem Eisenmangel oft erst die zusätzliche Verabreichung der verdünnten Mineralstoffe nach Dr. Schüßler einen dauerhaften Anstieg des Eisenwertes bewirkt, da der Körper nun das Eisen aus der Nahrung oder aus den verabreichten Medikamenten besser verwerten kann. Kalzium- oder magnesiumhaltige Steine lösen sich unter der Gabe der hochverdünnten Mineralstoffe oft auf.

Wer in der Antlitzanalyse geschult ist, kann erleben, dass sich bei alleiniger Einnahme von handelsüblichen Mineralstoffen die Zeichen für den Bedarf des entsprechenden Mineralstoffs nach Dr. Schüßler im Antlitz verstärken können. Es kann ein erhöhter intrazellularer Bedarf entstehen, der durch die entsprechend verdünnten Mineralstoffe ausgeglichen werden kann. So werden manchmal die Zeichen für einen Bedarf des Funktionsmittels Selenium Nr. 26 verstärkt, nachdem die betreffende Person eine Zeit lang grobstoffliche hoch dosierte Selenpräparate eingenommen hat. Hier wäre zu raten, zusätzlich auch das biochemische Funktionsmittel Selenium Nr. 26 in D 12 einzunehmen.

Speicher der Mineralstoffe

Schon Kurt Hickethier weist auf Möglichkeiten zur **Vorbeugung von Krankheiten** mittels der Biochemie hin:

„*Nicht Krankheiten zu heilen, sondern Krankheiten zu verhüten, sollte unsere größte Aufgabe sein ... Dazu bietet die Biochemie reichlich Möglichkeiten ... Der Lebenssalzkundige sollte deshalb nur nebenbei Krankenheiler, vornehmlich aber Gesundheitspfleger sein ... Bevor sich die ersten Krankheitserscheinungen bemerkbar machen, sind die Salzmängel bereits im Antlitz zu erkennen, in den meisten Fällen schon sehr lange vorher.*" (Hickethier 1993)

Ohne es so ausdrücklich zu nennen, geht Hickethier davon aus, dass der Körper über Vorräte an Mikromineralien oder Funktionsmiteln verfügt, für die Thomas Feichtinger den Begriff **„Speicher"** eingeführt hat (Feichtinger et al. 2006).

Vielfach sind die Zeichen im Antlitz und das vermehrte Auftreten von **Befindlichkeitsstörungen**, die noch keinen eigentlichen Krankheitswert haben, ein Zeichen für die Abnahme der Mineralstoffspeicher der einzelnen Funktionsmittel. Allerdings kann über die Antlitzanalyse **keine direkte Krankheitsprognose** gestellt werden. Über die regelmäßige Einnahme der erforderlichen Funktionsmittel werden auch Speicher aufgefüllt. Das kann sich in zunehmendem Wohlbefinden und geringerer Anfälligkeit für Krankheiten zeigen und Alterungsprozesse verlangsamen helfen.

2.13 Hinweise zu den angeführten Zusammenhängen der Erweiterungsmittel mit charakterlichen Strukturen

Eingeschliffene oder spezifische zwanghafte Verhaltensweisen wirken sich bis in das körperliche Geschehen hin aus. Die folgenden Beschreibungen sind aus philosophischer Sicht zu betrachten. Es wird auf zwei Fragestellungen eingegangen. Zum einen mit der Frage: „Was kennzeichnet die Störung des unmittelbaren Lebens?" und zum anderen mit der Frage: „Was ist, wenn es gut ist?". Die erste Fragestellung beschreibt, welche charakterlichen

Nuancen im Wesen eines Menschen bestehen, die einen Mangel an einem Erweiterungsmittel verursachen. Zum besseren Verständnis sind verschiedene Facetten beschrieben, wie ein Mensch mit sich und seinem Leben umgeht, ähnlich einem Repertorium. Es geht hier also nicht um eine Einordnung in Konstitutionstypen, sondern um subtile Veränderungen im Charakter eines Menschen, wenn ein Mangel besteht.

Die zweite Frage stellt dar, wie sich das Leben für den Menschen und sein Umfeld verändern kann, wenn einerseits das Defizit an dem betreffenden Mineralstoff durch die Einnahme aufgefüllt und andererseits an der entsprechenden charakterlichen Blockade gearbeitet wurde. Denn der Idealfall beim gesunden Menschen ist ein seelisch ausgeglichenes Gemüt. Auch hier dienen die verschiedenen Aussagen der besseren Mittelfindung.

Grundsätzlich muss festgestellt werden, dass mit den Mineralstoffen keine charakterlichen Strukturen verändert werden. Das wäre ein billiger Automatismus, der den Menschen um seine ureigenste Auseinandersetzung mit diesem Leben und mit diesem Dasein bringen würde. Leben muss jeder sein eigenes Leben. Das heißt, dass die Einnahme der Mineralstoffe nach Dr. Schüßler, speziell der gefundenen Erweiterungsmittel, eine **Entlastung auf der körperlichen Ebene** bringt. Sie wirkt sich in der Folge möglicherweise auf andere Ebenen, wie die Gemütsebene und die Energieebene und die Farbebene aus, aber nicht unmittelbar. Der in Strukturen verfangene bzw. verstrickte Mensch kann sich, wenn er solcherart entlastet wird, leichter mit sich und seinen Einengungen im alltäglichen Leben auseinandersetzen. Wird diese Chance nicht wahrgenommen, wird auch die Einnahme der Mineralstoffe nach Dr. Schüßler auf der charakterlichen Ebene keine Befreiung bringen.[3]

---

[3] Feichtinger T.: Psychosomatik und Biochemie nach Dr. Schüßler. Stuttgart: Karl F. Haug; 2003.

3 – Bestätigung und Erweiterung der Erkenntnisse Dr. Schüßlers

3.1 Intra- und Extrazellularraum

Unser Wissen über die Zellen als kleinste Bausteine des Körpers hat sich heute wesentlich erweitert. Jede Zelle hat eine Zellmembran, die sie von ihrer Umgebung abgrenzt. Durch diese **Biomembran** wird eine kontrollierte Aufnahme von Nähr- und Mineralstoffen möglich, und gleichzeitig bestimmt, was aus der Zelle hinaustransportiert wird. In jeder Zelle befindet sich das Zytoplasma, welches das Zytoskelett, die Zellorganellen, die etwa 50 % des gesamten Zellvolumens ausmachen und den Zellkern (Nukleus) mit der genetischen Information enthält. Für unsere Zusammenhänge ist die Zellmembran besonders interessant. Sie besteht aus einem weitgehend flüssigen Doppelfilm, der aus Phospholipidmolekülen besteht. Hier sind Proteine eingelagert, von denen einige die Zellmembran vollständig durchziehen (Tunnelproteine). Über **Kanäle** in den Tunnelproteinen sind Inneres und Äußeres der Membran verbunden.

Man weiß heute, dass bei den meisten Zellen ein Membranpotenzial, eine elektrische Spannung, zwischen dem Zellinneren und der äußeren Umgebung besteht. Auf der Außenseite besitzt die Zelle bestimmte Eiweißstrukturen, die sie für das Immunsystem identifizieren und als Antigen wirken. Nach außen ragende **Glykoproteine** und **Glykolipide** haben Rezeptorfunktion, die der Signalübertragung auf die Zelle oder dem Kontakt zu anderen Zellen dienen. Alle Zellorganellen sowie der Zellkern sind von einer derartigen Biomembran umgeben, damit werden nebeneinander ablaufende Stoffwechselreaktionen möglich. Zellkern und Organellen besitzen bestimmte **Rezeptoren**, über die unter anderem Hormone die Zellfunktionen beeinflussen können.

Die Zellmembran regelt den Durchtritt von Stoffen in und aus den Zellen. Wasser und die darin gelösten Gase O_2 und CO_2 können die Zellmembran problemlos passieren, während für größere Moleküle wie Proteine, aber auch elektrisch geladene Teilchen, wie Ionen, die Zellmembran nicht ohne Weiteres überwindbar ist. Mineralstoffe liegen im wässerigen Milieu als Ionen vor und werden selektiv über spezielle **Ionenkanäle** transportiert. Es gibt Natrium-, Kalzium-, Chlorid- und unspezifische Ionenkanäle.

Die Leistungsfähigkeit der meisten Ionenkanäle hängt von bestimmten Signalen ab, zum Beispiel vom Membranspannungspotenzial oder von bestimmten Botenstoffen. Die Zellmembran regelt die unterschiedliche Zusammensetzung der extra- und intrazellulären Flüssigkeiten. So stellt die **Kalium-Natrium-Pumpe** unter großem Energieaufwand das Konzentrationsgefälle zwischen intrazellulärem Kalium und extrazellulärem Natrium her, das bei reizleitenden Zellen für den Erhalt des Ruhemembranpotenzials verantwortlich ist (Moll u. Moll 1997).

3.2
System der Grundregulation nach Pischinger und Heine

Bedeutung der Grundsubstanz – Extrazelluäre Matrix

Die Forschungen **Alfred Pischingers** (Pischinger 1998), **Hartmut Heines** (Heine 2007) und **Felix Pergers** (Perger 1990) haben die Bedeutung der Grundsubstanz, heute Extrazelluläre Matrix genannt, und die wechselseitige Beeinflussbarkeit von Grundsubstanz und Zellen im Organismus aufgezeigt. Pischinger hat dafür den Begriff „System der Grundregulation" geprägt.

„Heute definiert sich das System der Grundregulation nach Pischinger als Funktionseinheit der Gefäßendstrombahn, der Bindegewebszellen und der vegetativ-nervalen Endformation. Das gemeinsame Wirk- und Informationsfeld dieser Trias ist die extrazelluläre Flüssigkeit. Angeschlossen sind die Lymphgefäße und Lymphorgane. Es ist das größte, den Organismus ganzheitlich durchziehende System. Es sorgt für die Ernährung der Zellen (innerer Kreislauf) und für deren Entsorgung. Es reguliert also das „Zelle-Milieu-System" und ist gleichzeitig Gegenstand aller Entzündungs- und Abwehrvorgänge. Damit ist es zuständig für alle Lebensgrundfunktionen … Als kleinster gemeinsamer funktioneller Nenner eines Organismus ist nicht, wie Virchow meinte, die Zelle zu sehen, sondern die Zelle mit dem sie umgebenden Milieu, über das sie ver- und entsorgt wird … Das eine Zelle umgebende Milieu und die Zelloberfläche müssen dabei bestimmte physikochemische Eigenschaften aufweisen (Molekülgröße und -ladung, onkotischer Druck, ph- und rh-Gradienten u.a.m.), um ihre Funktionen koordinieren zu können." (Heine 2007)

Diese Erkenntnisse bestätigen Dr. Schüßler, der **Jacob Moleschott** zitierte, über die Bedeutsamkeit des Bindegewebes:

„Es gehört zu den schönsten Errungenschaften der neueren Zeit, zu deren Erwerbung Virchow und von Recklinghausen den Weg gebahnt, dass jener Bindestoff aus der gleichgültigen Nebenrolle, die ihm anfangs zugewiesen, zu einer nicht geahnten fruchtbaren Tätigkeit erhoben ist. Was früher nur zur Ausfüllung oder zur schützenden Decke bestimmt schien, erscheint uns nun als das Bett der geheimsten Saftströmchen vom Blute zu den Geweben und aus diesen zurück in die Blutgefäße, und zugleich als eine der wichtigsten Brutstellen junger Zellen, die aus der unentwickelten Jugendgestalt zu den eigenartigsten Gebilden des Körpers sich erheben können." (Schüßler 1874)

Einfluss der Extrazellulären Matrix auf das Gesamtbefinden

Da vegetative Nervenfasern sich bis in die Grundsubstanz erstrecken, ist diese so an das ZNS und über die Endstrombahn an das Hormonsystem angeschlossen. Alle Veränderungen in der extrazelluären Matrix werden zentral registriert und führen über vegetative Nervenfasern zu einer Antwort des ZNS. Die Grundsubstanz wird also direkt durch **psychosomatische Faktoren** beeinflusst und wirkt wieder zurück auf die psychische Befindlichkeit.

Damit hängt auch in besonderem Maß die **spezifische und unspezifische Abwehr** zusammen. Störfaktoren, die auf dieses System der Grundregulation einwirken können, sind sehr vielfältig. Sie reichen von anhaltendem psychischen Stress über Störfelder (Zahnherde, Darmdysbiosen, alte Narben), Toxin-, insbesondere auch Schwermetallbelastungen, oxidativer Stress, Hypo- und Avitaminosen bis hin zum Mangel an Mineralien und Spurenelementen.

„Mangelzustände wirken sich in mehreren Regelsystemen aus, in den Abwehrregelkreisen vor allem im Grund- und Immunsystem. In der Grundsubstanz führt ein Mineralstoffdefizit zu beträchtlichen Veränderungen in der von Heine und Schaeg (1979) … aufgedeckten Funktion des Molekularsiebs der Proteoglykane, d.h. zu einer Veränderung der Transmitterfunktion. Die Störungen sind je nach dem Grad und dem Mangel verschieden … Nach eigenen Erfahrungen ist jedoch der Spurenelementmangel für die Abwehrvorgänge am wichtigsten, da sich dieser auf eine Unzahl von biochemischen Reaktionen im Organismus auswirkt, und zwar weit über die Immunreaktionen hinaus." (Perger 1990)

Es geht hier also um äußerst komplexe Vorgänge gegenseitiger Einflüsse. Schüßler spricht von **Molekularbewegungsstörungen**. Wir können das heute als physiologisches Funktionieren aller Vorgänge übersetzen, an denen Mineralstoffe als Funktionsmittel beteiligt sind. Dies bedeutet letztlich ein gesundes Fließen der Saftströme in und um die Zellen herum, sofern sie von kleinsten Verteilungen von ionisierten Mineralstoffen abhängig sind. Aber nicht nur von außen zugeführte Gifte, sondern auch Schadstoffbelastungen, die bei unterdrückten, vom Körper nicht ausheilbaren Infektionen – Dr. Reckeweg sprach von Homotoxinen – auftreten, belasten langfristig die Grundsubstanz und stören das System der Grundregulation. Professor Wendt hat nachgewiesen, dass in der Grundsubstanz gespeicherte Eiweiße u.a. zur Verdickung der Basalmembranen der Kapillargefäße und zu erheblicher Erschwerung des Stofftransports, besonders aber des Schlackenabtransports führen (Pischinger 1998).

Belastung der Grundsubstanz – Extrazelluläre Matrix

Durch Störung des Säure-Basen-Gleichgewichts werden saure Stoffwechselprodukte im Bindegewebe abgelagert, was langfristig zur **Mineralstoffverarmung und Regulationsstarre** der extrazellulären Matrix führen kann. Denn der Körper kann nur eingeschränkt alkalische Bindungspartner selbst herstellen. Stehen alkalische Nährstoffe wie Kalium-, Calcium- oder Magnesiumsalze nicht in ausreichender Menge zur Verfügung, greift der Körper auf seine Speicher, z.B. Knochen oder Bindegewebe zurück. Hierbei handelt es sich nicht um einmalige Geschehnisse, sondern um **jahre- bis jahrzehntelange Prozesse**, die letztlich auch zu einer beschleunigten Alterung führen können.

„Die Übersäuerung des Bindegewebes ist nicht Ursache, sondern Folge mehrerer einander überlappender Risikobedingungen. Es darf nicht übersehen werden, dass die Bindegewebsübersäuerung ihren Ausgang in einem gestörten zellulären Stoffwechsel nimmt ... Die (schulmedizinisch anerkannte) metabolische Azidose des Blutes und die (schulmedizinisch negierte) metabolische Azidose des Bindegewebes haben ihren Ausgang gleichermaßen in einem gestörten zellulären Stoffwechsel.“ (Fuchs 2001)

In der Biochemie Dr. Schüßlers ist für die Beseitigung von Säuren aus dem Körper – Dr. Schüßler nennt hier vor allem die Harn- und die Milchsäure – der Mineralstoff Natrium phosphoricum Nr. 9 zuständig. Der Mineralstoff Calcium sulfuricum Nr. 12 ist nach Schüßler „*... das Funktionsmittel der Bindegewebsröhren*“ und damit, wie wir heute sagen würden, zuständig für die Durchlässigkeit des Bindegewebes. Dr. Schüßler hat diesen Mineralstoff später wieder aus seiner Heilweise entfernt, aber seine Bedenken sind heute überholt und man hat tatsächlich **Bindegewebsröhren** nachgewiesen:

„Für den Stofftransport in der ECM (Extracelluläre Matrix) ergibt sich daraus eine wichtige Konsequenz: Durch die einfache Möglichkeit der Ringschlüsse zwischen PG/GAG-Molekülen entstehen, wie oben erläutert, dynamische tunnelartige Hyperboloide, die den Stofftransport in der ECM regeln. Die Tunnel haben ca. 50–100 nm Durchmesser.“ (Heine 2007)

Auch dass die Kieselsäure, Silicea, die Schlüsselrolle beim Aufbau des Bindegewebes spielt, ist heute weiter erforscht als noch zur Zeit Dr. Schüßlers:

„Die Fähigkeit der ECM, Radikale fangen zu können, ist bisher zu wenig berücksichtigt worden. Dabei spielt die Kieselsäure (Si) eine herausragende Rolle ...: Sie ist als Spurenelement ein integrales Element der ECM, das mit allen ihren Komponenten Verbindungen eingehen kann und das für die intrazelluläre Energiebereitstellung (ATP) in den Mitochondrien unerlässlich ist.“ (Heine 2007)

3.3 Orthomolekulare Medizin

Geschichte und Definition

Eine interessante, mit der Biochemie nach Dr. Schüßler auf gewisse Weise „verwandte Richtung“ ist die **Orthomolekulare Medizin (OM)**. Der Begriff „Orthomolekulare Medizin“ (Ortho=richtig, gut) wurde erstmals 1968 vom amerikanischen, zweifachen Nobelpreisträger **Linus Pauling** geprägt. Er definierte die OM wie folgt:

„Orthomolekulare Medizin (Therapie) ist die Erhaltung guter Gesundheit und die Behandlung von Krankheiten durch Veränderung der Konzentration von Substanzen im menschlichen Körper, die normalerweise im Körper vorhanden und für die Gesundheit erforderlich sind.“ (Gröber 2002)

Die OM geht also davon aus, dass der Mensch aus Nährstoffen besteht und dass Defizite an einzelnen Nährstoffen krankmachen. Hinter der etwas sperrigen Definition Paulings steht nämlich nichts anderes, als die Aufforderung, Nährstoffdefizite gezielt durch Nährstoffe auszugleichen und damit einen entgleisten Stoffwechsel wieder ins Lot zu bringen.

Wirkstoffe in der Orthomolekularen Medizin

Das therapeutische Instrumentarium der Orthomolekularen Medizin umfasst Aminosäuren, Fettsäuren, Vitamine, Mineralstoffe, Spurenelemente und sekundäre Pflanzenstoffe. Während die genannten **Biomoleküle** in der Ernährungswissenschaft als Nährstoffe gelten, werden sie in der Orthomolekularen Medizin zu Recht als Wirkstoffe bezeichnet, da ihr gezielter (und meist höher dosierter) Einsatz entsprechende Mängel ausgleicht und daher seine Wirkung entfaltet.

Diagnose eines Mikronährstoffmangels

Nährstoffdefizite können auf verschiedenen Ebenen erkannt werden. Zum einen besteht die Möglichkeit, über ein gründliches anamnestisches Gespräch bezüglich der Ernährungs-, Trink- und Lebensgewohnheiten Hinweise auf Defizite oder Ungleichgewichte zu bekommen. Zum anderen sind die Beschwerdebilder selbst ein weiteres wichtiges Diagnosehilfsmittel. Die meisten Nährstoffdefizite haben entsprechende „spezifische" Gesichter. So kann sich Magnesium-Mangel in Durchblutungsstörungen, erhöhter Krampfneigung, Stuhlträgheit, pektanginösen Beschwerden oder depressiver Stimmungslage zeigen.

Für Ärzte gibt die **Untersuchung des Vollblutes** wichtige Hinweise auf den Versorgungszustand der Patienten. Präziser jedoch als die Analyse der Mikronährstoffe selbst ist die Bestimmung der Aktivität jener Enzyme, welche die jeweils „verdächtigten" Mikronährstoffe als Cofaktoren benötigen. Befinden sich die untersuchten Mikronährstoffe im Vollblut noch im Normbereich (obwohl die Speicher bereits entleert sind), reagieren die jeweils abhängigen Enzyme bereits mit messbaren Aktivitätsverlusten. Ein weiteres wichtiges Untersuchungsmedium stellt der Harn dar. Über die Konzentration von Spurenelementen, Vitaminen oder deren Abbauprodukte lassen sich Rückschlüsse auf den Versorgungszustand des Körpers ziehen. Für die Messung mineralischer Mikronährstoffe werden manchmal auch **Kopf- oder Körperhaare (oder Nägel)** herangezogen.

Makro- und Mikronährstoffe in der Orthomolekularen Medizin

Die Einteilung des orthomolekularen Instrumentariums in **Makro- und Mikronährstoffe** hat eher theoretische als praktische Bedeutung. In der klassischen Ernährungslehre werden Proteine (Aminosäuren), Fette (Fettsäuren) und Kohlenhydrate (Zucker) als Makronährstoffe bezeichnet, weil sie als Kalorienträger in größeren Mengen zugeführt werden müssen. Dem gegenüber benötigen wir von Vitaminen, Mineralstoffen und Spurenelementen als sogenannte Mikronährstoffe vergleichsweise nur geringe Tagesmengen. Aus heutiger Sicht haben diese Bezeichnungen eher historische Bedeutung, da die übliche Zufuhrmenge nichts über die Qualität und Bedeutung von Nährstoffen aussagt.

Auch die Differenzierung in **Mengen- und Spurenelementen** zur Unterscheidung der Elemente, deren notwendige tägliche Zufuhrmengen 100 mg über- oder unterschreiten, drückt in keiner Weise die biologische Wertigkeit aus. So entscheiden z.B. 200 µg/g (200-millionstel Gramm) Chrom täglich darüber, ob unser Organismus in der Lage ist, die millionenfache Menge an Kohlenhydraten und Zucker, nämlich 200 g zu verstoffwechseln.

3.4 Entdeckung weiterer Mineralstoffe

Der Ansatz Dr. Schüßlers, den Mineralstoffbestand in der Zelle auf Störungen zu untersuchen und diesen individuell abgestimmt zu behandeln, hat sich bewährt. Dabei ging Dr. Schüßler vom wissenschaftlichen Erkenntnisstand seiner Zeit aus. Heute hat sich unser Wissensstand bezüglich der im Körper und speziell in den Zellen vorkommenden Mineralstoffe dank **feinerer Nachweisverfahren** erweitert. Es ist zu erwarten, dass zukünftig bei weiteren Mineralstoffen die Bedeutung für den Betrieb der Zelle erforscht werden wird. Entsprechend kommen diese Mineralstoffe auch in der Biochemie Dr. Schüßlers zum Einsatz. Wir bevorzugen die Bezeichnung **„Erweiterungsmittel"** im Gegensatz zu dem bei einigen Verordnern üblichen Begriff „Ergänzungsmittel", da die neu hinzugekommenen Funktionsmittel denen von Dr. Schüßler eingeführten gleichwertig sind. Wir halten sie angesichts der Herausforderungen unserer Zeit für unverzichtbar.

3.5 Orthomolekulare Medizin und Biochemie nach Dr. Schüßler

Mineralstoffe sind grundlegend für unsere Gesundheit, weil sich aus ihnen alle Bestandteile von Zelle und Gewebe aufbauen, auch Enzyme und Vitamine. Es hat sich in den letzten Jahren immer wieder gezeigt, dass die Kombination von Mineralstoffen nach Dr. Schüßler und Orthomolekularer Medizin eine **synergistische Wirkung** zeigt.

Relativ gesunde Menschen können allein über die jeweils erforderlichen Funktionsmittel ihre Gesundheit stabilisieren. Aber in bestimmten Fällen, bei schwereren oder chronischen Mängeln werden die biochemischen Funktionsmittel in ihrer Wirkung gut unterstützt, wenn bestimmte Nährstoffe gleichzeitig eingenommen werden. Es geht dabei um eine das Mikro-/Makro-Modell übersteigende Synergie beider Therapieansätze, denn auch aus den orthomolekularen Beratungen kommen die Hinweise vermehrt, dass eine Kombination mit den Mineralstoffen nach Dr. Schüßler die Wirkung der Orthomolekularen Mittel unterstützt und daher sinnvoll ist. Dabei ist es wichtig sich aller Nährstoffe zu bedienen, um eine optimale Wirkung der jeweiligen Schüßler-Salze zu erreichen.

Bei der **Kombination der Biochemie nach Dr. Schüßler** und den orthomolekularen Nährstoffen geht es darum, verschiedene Nährstoffe dahingehend zu betrachten, wie sie den ganzheitlichen Steuerungsfunktionen der fein verteilten Mineralstoffe zugeordnet werden können. Jeder biochemische Mineralstoff erfüllt vielerlei Aufgaben in unserem Körper, was in der entsprechenden Charakteristik der einzelnen Mineralstoffe beschrieben wird. Für die verschiedenen spezifischen Wirkungsbereiche der Schüßler-Mineralstoffe brauchen wir **jeweils bestimmte Nährstoffe**, um die erwünschte synergistische Wirkung zu erzielen. Auf diese Weise entsteht zu jedem Mineralstoff passend eine jeweils abgerundete aufeinander abgestimmte Kombination von Nährstoffen. Ein Schüßler-Mineralstoff mit den entsprechenden Nährstoffen kombiniert, kann zu einer wechselseitigen, einander unterstützenden, synergistischen Wirkung führen.

Im Anhang verweisen wir auf derartige Zusammenstellungen von Nährstoffen, die einen jeweiligen Wirkungsbereich der Mineralstoffe nach Dr. Schüßler abdecken.

3.6 Heutige Erkenntnisse zu den im Körper vorkommenden Mineralstoffen

Man unterscheidet je nach prozentualem Anteil am Körpergewicht Mengenelemente und Spurenelemente. Unter die Mengenelemente werden gerechnet

- Natrium mit 0,1%
- Kalium mit 0,25%
- Magnesium mit 0,04%
- Calcium mit 1,5%
- Phosphor mit 1%
- Schwefel mit 0,2%
- Chlor mit 0,1%

Anteil am Körpergewicht eines 70 kg schweren Erwachsenen. Sie gelten als essenziell und für den Betrieb des Körpers unverzichtbar.

Von Spurenelementen spricht man, wenn der Anteil am Körpergewicht unter 0,01% liegt. Als essenzielle Spurenelemente gelten

- Eisen
- Kupfer
- Selen
- Iod
- Zink
- Molybdän
- Kobalt
- Mangan
- Chrom
- Silicium
- Fluor
- Nickel

Als nicht-essenzielle Spurenelemente gelten

- Bor
- Aluminium
- Rubidium

- Vanadium
- Thallium

Spurenelemente mit umstrittener Essenzialität
- Arsen
- Lithium
- Gold
- Bismut (Wismut)

Zu den im Körper vorkommenden toxischen Schwermetallen zählt man (Kunsch u. Kunsch 2000, Biesalski et al. 2002)
- Quecksilber
- Cadmium
- Blei

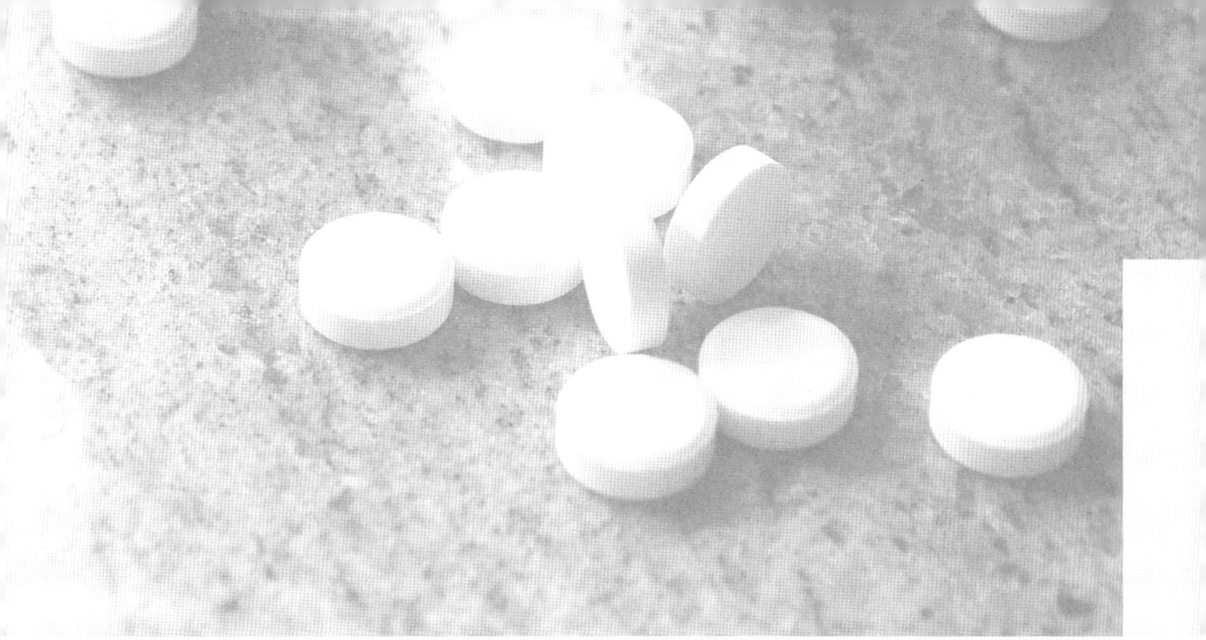

Teil 2
Erweiterungsmittel

4 – Erweiterungsmittel in der Biochemie nach Dr. Schüßler

4.1 Kriterien für die Auswahl

Von einem Funktionsmittel kann nur gesprochen werden, wenn es sich um eine chemische, anorganische Verbindung handelt und zum **ständigen Bestand** des Körpers und der Zelle gehört. Dr. Schüßler sprach von homogenen Stoffen, die entsprechend **verdünnt** für den Organismus **keinen Fremdreiz** darstellen, sondern eine intrazelluläre Substitution sein sollen.

Überblickt man die Reihe der traditionellen, im Wesentlichen auf D. Schöpwinkel zurückgehenden Erweiterungsmittel, fällt auf, dass die heute als essenziell anerkannten Spurenelemente Iod, Mangan, Kupfer, Zink, Selen und Chrom hier abgedeckt sind, während Arsen, Lithium, Brom, Aluminium und Gold keine im Augenblick bekannte Funktion im Organismus ausüben und die als essenziell geltenden Spurenelemente Molybdän und Nickel nicht vertreten sind. Allerdings finden sich bei den biochemischen Autoren Hinweise auf ältere Forschungen und praktische Erfahrungen, die sich für uns als sehr wertvoll erwiesen haben.

Wir erinnern an dieser Stelle noch einmal daran, dass die Biochemie nach Dr. Schüßler zum Bereich der **Erfahrungsmedizin** gehört.

Die Erweiterungsmittel sollten in der **D12** verabreicht werden, da die beschriebenen Wirkungen nicht mit Sicherheit zu erwarten sind, wenn auf höhere oder niedrigere Potenzen ausgewichen wird. Wir haben die Erfahrung gemacht, dass bei Verwendung der D6 oder der D3 eine optimale Aufnahme nicht immer erfolgt, es kann dann zu wirklichen Verschlimmerungen oder neuen, vorher nicht bekannten Symptomen kommen.

4.2 Ableitung der einzelnen Indikationen

Für die Ermittlung des Indikationsschemas der einzelnen Erweiterungsmittel sind homöopathische Prüfungssymptome unzureichend, sie können aber – wie auch klinische Erfahrungen und traditionelle Anwendungsformen – mit einbezogen werden, wenn sie Hinweise auf die Wirkungsrichtung der Funktionsmittel geben. Das Gleiche gilt für Vergiftungssymptome. Diese können auch ein Hinweis auf ein Ungleichgewicht des betreffenden Mineralstoffes sein. Das Funktionsmittel wirkt dann regulierend.

Sehr wichtig ist es, das Studium der Anatomie, Histologie, Pathologie und neuerdings auch Erkenntnisse aus der Forschung und dem Bereich der orthomolekularen Anwendungen mit einzubeziehen. Entscheidend sind die **Erfahrungen der Anwendung** zur Bestätigung. Wir gehen davon aus, dass wir hier noch weitere Erkenntnisse gewinnen werden. Die angegebenen Antlitzzeichen bei den einzelnen Mittelbeschreibungen können wichtige Hinweise geben, sie können aber auch fehlen oder nur diffus vorhanden sein.

! Die Autoren weisen darauf hin, dass es bei Einnahme von Medikamenten immer ratsam ist, den behandelnden **Arzt** oder einen **Apotheker** zu befragen, ob die im Text angegebenen naturheilkundlichen Präparate oder Teemischungen zusätzlich eingenommen werden dürfen, da Interaktionen mit Medikamenten auch bei phytotherapeutischen Arzneien grundsätzlich nicht auszuschließen sind. Es wird angeraten, bei schweren gesundheitlichen Belastungen einen Fachmann hinzuzuziehen.

Ebenso bei starken Schmerzen oder bei länger anhaltenden Beschwerden oder wenn Beschwerden verunsichern.

Die angegebenen Maßnahmen sind für die **kurmäßige Einnahme** über einen begrenzten Zeitraum von **maximal 4–6 Wochen** gedacht. Danach sollte unbedingt eine Pause eingelegt werden. Teemischungen und Präparate, die abführende Substanzen wie Sennesblätter, Faulbaumrinde oder Aloe enthalten, sollten ohne ausdrückliche Verordnung durch einen Arzt oder Heilpraktiker nicht länger als 14 Tage eingenommen werden. Für einige Menschen sind die angegebenen Mengen von einem Teelöffel/Tasse Wasser bei der Bereitung von Heilpflanzentees **zu stark**. Sie können dann ohne Weiteres auf die Hälfte oder ein Viertel der angegebenen Menge verringert werden.

5 – Kalium arsenicosum Nr. 13

Kaliumarsenit, Kaliummetaarsenit, $KAsO_2$
Empfohlene Potenzierung: D 12

Überblick

Kalium arsenicosum Nr. 13 ist der Betriebsstoff für die **Hypophyse** und ein Regulator des Stoffwechsels mit **antioxidativer Wirkung**. Daraus erklärt sich die Wirkung dieses Mineralstoffs auf

- die übergeordnete Hormonregulation von Schilddrüse, Nebennieren und Keimdrüsen,
- die Beeinflussung des Stoffwechsels und darüber die Regulation des Körpergewichts,
- die Beeinflussung der Immunfunktionen über den Spiegel der Nebennierenrindenhormone,
- Neutralisierung freier Radikale und Krankheitsgifte,
- eine allgemein stärkende Wirkung,
- den Einfluss auf Haut und Schleimhäute und
- die Regulation des Arsengehaltes im Organismus.

Antlitzanalytische Zeichen

- Querfurchen zum Verlauf der Unterlippe und zwar innerhalb des Lippenrots. Nicht verwechseln darf man diese Furchen mit den Lippenfältchen von Natrium phosphoricum Nr. 9, die senkrecht oberhalb zur Oberlippe und unterhalb zur Unterlippe stehen.
- Man könnte in Versuchung geraten zu sagen, Furchen auf der Unterlippe von oben nach unten. Da aber die Unterlippe bei den Menschen sehr verschieden ausgeformt ist, ist das keine eindeutige Formulierung. Die Unterlippe kann sehr schmal sein und nur eine nach oben gerichtete Fläche bilden, sie kann aber auch extrem stark vorgewölbt sein und tatsächlich in der vorgewölbten Fläche diese Furchen von oben nach unten aufweisen. Aber auch die vorgewölbten Lippen haben eine waagrechte Fläche, die der Oberlippe zugewandt ist und auch dort zeigen sich diese Furchen, sodass die Formulierung Querfurchen zum Verlauf der Oberlippe am zutreffendsten erscheint.

5.1 Chemische Eigenschaften, Vorkommen

Arsen ist ein Halbmetall (Metalloid), mit der Ordnungszahl 73, das zahlreiche chemische Verbindungen eingeht. Man unterscheidet organische und anorganische Arsenverbindungen. Kalium arsenicosum ist ein **Salz der arsenigen Säure**, die durch Auflösen von Arsen(III)oxid in Wasser entsteht. In der belebten Natur ist Arsen weit verbreitet. 95% der täglichen Arsenaufnahme des Menschen erfolgen über **Trinkwasser**, dessen Arsengehalt unter 10 µg/l liegt. In stark belasteten Regionen liegt die tägliche Arsenaufnahme bei über 1 mg/Tag. In den Schalen von Karotten, roten Rüben und Kartoffeln sowie in Auberginen kommen Arsenkonzentrationen von bis zu 20 mg/kg Trockenmasse und in Seefisch sogar bis 190 mg vor. Bis 1974 gab es in Deutschland noch arsenhaltige Pflanzenschutzmittel, seit 1976 ist es in Lebensmitteln in der BRD untersagt (Hunnius u. Ammon 2004; Biesalski et al. 2002).

5.2 Traditionelle Heilanwendungen

Wahrscheinlich wurden Arsenverbindungen schon 3000–2000 vor Chr. verwendet. Der Name Arsen leitet sich vom arabischen Wort „ak-zernikh" ab, später entstand daraus Arsenicon.

Kaliumarsenit (Fowlersche Lösung) war vom 18. bis zur Mitte des 20. Jahrhunderts ein in starken Gaben gebräuchliches Medikament bei chronischen Hautausschlägen, Schuppenflechte, Neuralgien und Veitstanz und Malaria. 1909 entwickelte **Paul Ehrlich** ein Medikament (Salvarsan) gegen Syphilis und andere Infektionen, das eine organische Arsenverbindung enthielt. Dabei handelte es sich um das erste antimikrobielle Arzneimittel überhaupt (Zumkley u. Kisters 1990).

5.3 Arsen im menschlichen Körper

Arsen ist ein Ultraspurenelement

Beim Menschen wird Arsen langfristig an Gewebeproteine wie Keratinsulfit von Haaren und Nägeln gebunden, aber auch angereichert in Leber, Nieren und nur langsam über den Stuhl und Harn ausgeschieden. Die physiologischen Wirkungen von Arsen sind heute noch nicht genau erforscht. Es ist aber davon auszugehen, dass dies in den kommenden Jahren und Jahrzehnten erfolgen wird. Bei verschiedenen Tierarten wurde beobachtet, dass Arsenmangel in der Nahrung ($\leq$ 1 µg/d) zu **Wachstums- und Funktionseinschränkungen** führt (Biesalski et al. 2002). Auch eine Degeneration des Herzmuskels wurde beobachtet. Nach Fuchs (Fuchs 2001) dürfte die Ursache dafür ein vorzeitiger oxidativer Zerfall der Mitochondrien bzw. der Zellmembranen in den betroffenen Organen sein. Arsen ist als Ultraspurenelement einzustufen mit *„antioxidativer Rolle im oxidoreduktiven Stoffwechsel"* und Einfluss auf das Immunsystem.

Arsen stärkt das Immunsystem

Fuchs vermutet, dass sich eine Wechselwirkung von Arsen und Selen stabilisierend auf den Immunstoffwechsel auswirken dürfte. Auffallend sei, dass in arsenarmen Gebieten häufiger **Krebserkrankungen** auftreten würden (Fuchs 2001). Man diskutiert auch aufgrund der chemischen Ähnlichkeit mit Phosphat eine Störung phosphatübertragender Reaktionen. Mehr als 200 Enzyme werden durch Arsen(III)verbindungen gehemmt. In jüngster Zeit wurden dramatische Erfolge erzielt beim Einsatz von Arsentrioxid in der Behandlung der **Promyelozyten-Leukämie**, einer Krankheit mit mangelnder Differenzierung der Leukozyten im Knochenmark (Fuchs 2001).

5.4 Vergiftungssymptome

Zeichen der akuten Arsenvergiftung

Bei akuter Vergiftung treten choleraähnliche Durchfälle oder Verwirrtheit, Krämpfe, Kreislaufstörungen (bis hin zum tödlichen Kreislaufversagen) auf; später kommt es zu Leber- und Nierenschäden. Anfangs überwiegen unspezifische Symptome, die nicht sofort an eine Arsenvergiftung denken lassen, wie Haarausfall, Schwellung von Augenlidern und Knöcheln sowie übermäßiges Schwitzen (Biesalski et al. 2002).

Leitsymptome der chronischen Arsenvergiftung

Zu den Leitsymptomen einer chronischen Vergiftung gehören (Daunderer 2005)

- starke Hornhautbildungen bis zu einem halben Zentimeter Dicke, besonders an den Innenflächen von Händen und Füßen (Hyperkeratose), oft in Verbindung mit schmerzhaften Rissbildungen
- chronische Ekzeme, Psoriasis
- Arsenmelanose: Kleine, schmutzig graubraune Flecken besonders an Augenlidern, Schläfen, Nacken, Brustwarzen und Achselhöhlen; in schweren Fällen am ganzen Körper
- Arsenpolyneuritis, Anämie
- Durchblutungsstörungen bis zur Gangrän
- chronische Entzündungen der Kehlkopf-, Nasen-, Rachen- und Bronchialschleimhaut, Leberschäden
- Störung des Geruchs- und Geschmackssinns (Metallgeschmack),
- Karzinome, insbesondere der Haut (Basaliome)

5.5 Biochemische Wirkungsbeschreibung

Antioxidative Wirkung

Die Auswertung der bisherigen wissenschaftlichen Erkenntnisse und der Erfahrungen beim Einsatz von Kalium arsenicosum Nr. 13 ergibt für das Funktionsmittel eine umfassende, fast alle Gewebe des Körpers einschließende Wirkung. Nach D. Schöpwinkel ist Kalium arsenicosum „... *die mit den von den Wissenschaftlern Gautier, Bourcet und Bertrand in einer Gesamtmenge von 1:2000 gr. im menschlichen Organismus gefundenen arsenhaltigen Gebilden wahlverwandteste anorganische Verbindung* ...“ (Schöpwinkel 1930)

Des Weiteren sei es ein „... *energischer Sauerstoffübertrager und Regulator der Stoffverbrennung (Oxydation) und Sauerstoffentziehung (Reduktion).*“ (Schöpwinkel 1930)

Stärkung des Immunsystems

Dabei entstünden im Organismus natürliche Schutzstoffe gegen **bakterielle Krankheitserreger, Fäulnis- und Zersetzungsvorgänge**.

„*Der normal gesunde Mensch verbraucht zur ungestörten Aufrechterhaltung der Harmonie in den Kräften des Leibes und der Seele (der polar-biochemischen Oxydations- und Reduktionsvorgänge) ungefähr pro Jahr 8 bis 10 Milligramm Kalium arsenicosum, und zwar hauptsächlich in: Blutkörperchen, Nerven, dem Gehirn, den Augen, der Leber, der quergestreiften Muskulatur, den Fettgebilden, Zeugungsorganen, der Schilddrüse, den keratinhaltigen Geweben (Haare, Nägel); den Oberhaut-(Epithelial-) Gebilden und der Haut mit einem von keinem andern anorganischen Stoff beherrschten, sich über den ganzen Organismus erstreckenden Wirkungsfelde.*“ (Schöpwinkel 1930)

Gewichtsregulation

Das Funktionsmittel Kalium arsenicosum kann als wichtiger **Regulator des Stoffwechsels** mit antioxidativer Wirkung angesehen werden. Daraus ergibt sich die Anwendung sowohl bei gesteigerten Stoffwechselprozessen mit Gewichtsverlust bzw. mangelnder Gewichtszunahme z.B. nach schwächenden Erkrankungen oder bei Morbus Basedow, als auch bei einem verlangsamten Stoffwechsel mit Gewichtszunahme und vermehrtem Fettansatz. Kalium arsenicosum Nr. 13 kann Zelle und Mitochondrien vor vorzeitigem Verfall und vor einer Schädigung der genetischen Informationen schützen. Besonders beeinflusst vom Funktionsmittel Kalium arsenicosum werden Haut und Schleimhaut, Nerven, Leber und Niere sowie das Immunsystem.

Arsen und die Hypophyse

Erfahrungen biochemischer Anwender belegen eine **Beziehung zur Hypophyse**, der zentralen Steuerungsinstanz für das gesamte Hormonsystem, evtl. durch toxische Anreicherung in diesem Organ. Über diesen Zusammenhang lässt sich der Einfluss auf die Infektionsabwehr und die Hormonregulation zeitgemäß erklären.

Steuerung des Arsengehaltes im Körper

Die nachfolgenden angegebenen Indikationen ergeben sich aus einem Ungleichgewicht der Arsenkonzentration der Zellen. Dabei wirkt die Verabreichung von Kalium arsenicosum Nr. 13 in der D 12 regulierend, die kleinen Gaben greifen direkt in den Stoffwechsel ein, helfen andererseits aber auch durch Vergiftung entstandene Belastungen von Arsen auszuscheiden. Dies ist ganz im Sinne von D. Schöpwinkel, der dazu schreibt

„*Wir sehen also, dieser anorganische Stoff ist eins der universalsten Funktionsmittel, ohne dessen Hilfe nur wenige der den menschlichen Organismus befallenden Leiden in den normalen Gesundheitszustand zurückgeführt werden können. Trotzdem fühlen wir uns verpflichtet, nochmals eingehend und ganz besonders auf die unter allen Umständen zu beachtende Tatsache hinzuweisen, dass gerade dieser anorganische Stoff, wenn es in einer seine winzige Körperbilanz von 1/2000 gr. und den Tagesbedarf von 1/20000 000 gr. überschreitenden Dosis dem menschlichen Organismus einverleibt wird, Gesundheit und Leben zerstörend wirkt.*“ (Schöpwinkel 1930)

Um die Zusammenhänge eingängiger zu erklären, nachfolgend ein Exkurs zu den Funktionen von Hypophyse und Hypothalamus.

Hypophyse – Hypothalamus

Hypophyse und Hypothalamus sind die übergeordneten Steuerungszentren des gesamten Hormonsystems und regeln gleichzeitig die Interaktion des Zentralen Nervensystems (ZNS) mit dem Hormonsystem. Der Hypothalamus gehört zum Zwischenhirn (Diencephalon) und liegt in der Nähe der dritten Hirnkammer (3. Ventrikel). Über den Hypophysenstiel ist er direkt mit der etwa kirschgroßen Hypophyse, die wiederum aus einem Vorder-, einem Mittel- und einem Hinterlappen besteht, verbunden. Man spricht auch vom **hypothalamo-hypophysären System**. Dieses steuert Wachstum und Entwicklung sowie den Wärme- und Flüssigkeitshaushalt des Körpers, indem es übergeordnete Steuerungshormone für die Schilddrüse, die Nebennieren, für die Eierstöcke/Hoden sowie das Wachstumshormon (STH) und Prolaktin abgibt. Das hypothalamisch-hypophysäre System ermöglicht es dem Körper, über die Freisetzung von Glukokortikoiden aus der Nebennierenrinde die Immunfunktion zu regulieren und sich an unterschiedliche körperliche und psychische Belastungen anzupassen (Moll u. Moll 1997; Speckmann et al. 2008).

Die Hypophyse steuert Entzündungen und Abwehrfunktionen

In diesem Zusammenhang ist auch die **Steuerung der Bindegewebsfunktion** über die Hormone von HVL (Hypophysenvorderlappen) und NNR (Nebennierenrinde) interessant. Beim Auftreten einer Noxe – das können Krankheitserreger, Toxine, UV- oder radioaktive Strahlen sein – antwortet der HVL mit der Ausschüttung von Wachstumshormon (STH) und dem nebennierenanregenden Hormon (ACTH). Die nun aus der NNR freigesetzten Glukokortikoide rufen im Bindegewebe in geringer Konzentration eine Entzündungsreaktion hervor, wodurch die Abwehrfunktion angeregt wird. Steigt die Glukokortikoidausschüttung bei großen körperlichen bzw. psychischen Belastungen (Stress), tritt der gegenteilige Effekt ein. Es geht nun vorrangig darum, die Leistungsfähigkeit für äußere Beanspruchungen zu steigern, und die Auseinandersetzung mit störenden Einflüssen weitgehend zurückzustellen. **H. Reckeweg** rechnet den Hypophysenvorderlappen-NNR-Mechanismus zum **System der großen Abwehr**, wozu für ihn neben dem Bindegewebe auch das retikulo-histiozytäre System und die Leberentgiftung gehören. Ziel dieser Systeme sei es, den Abbau von Toxinen unterschiedlichster Art zu erreichen (Reckeweg 1986).

5.6 Beziehung zu den Basismineralstoffen

Als grundsätzlicher **Energiespender** in der Biochemie nach Dr. Schüßler ist, bezugnehmend auf die Lebenskraft stärkenden Eigenschaften des Mineralstoffs Kalium arsenicosum Nr. 13, ist Kalium phosphoricum Nr. 5 als entsprechendes Basismittel anzusehen.

Kalium phosphoricum Nr. 5

Dieses Mittel baut das **Energiepotenzial** des Menschen auf.

Calcium phosphoricum Nr. 2

Der existenzbegründende Mineralstoff der „Fülle" ist Calcium phosphoricum Nr. 2. Dieser besonders bedeutende Mineralstoff ist intrazellulär auch das Basismittel für die **Ausschüttung der Peptidhormone** (Speckmann 2008).

Kalium chloratum Nr. 4

In der Biochemie nach Dr. Schüßler ist Kalium chloratum Nr. 4 der **Drüsenbetriebsstoff** und hat daher auch einen Bezug als Basismittel zu Kalium arsenicosum Nr. 13 und das Hypophysen-Hypothalamus-Regelsystem.

5.7 Bewährte Indikationen

5.7.1 Stärkung

Kalium arsenicosum Nr. 13 kann als **Stärkungsmittel** bei allen chronischen Erkrankungen mit Gewichtsabnahme und Schwäche, auch verbunden mit Durchfällen, angesehen werden. Es dämpft den übermäßigen „Substanzverbrauch" (als Mittel gegen überschießende oxidative Prozesse).

5.7.2 Hormonelle Dysregulation

Kalium arsenicosum Nr. 13 kann die Funktion der Hypophyse stärken und hat sich daher bei folgenden Beschwerden bewährt

- ausbleibende, zu späte oder verfrühte Menstruation, Stimmungsschwankungen, PMS (Prämenstruelles Syndrom)
- Wechseljahresbeschwerden
- unerfüllter Kinderwunsch, wenn jahrelang die „Pille" eingenommen wurde
- Störungen von Schilddrüse und Nebennieren, wenn es um die übergeordnete Regulation geht
- Therapieblockaden, besonders wenn vorher Kortison genommen wurde

5.7.3 Immunsystem

Über die Normalisierung des Hypophysen-Nebennieren-Mechanismus kann sich die **Allergiebereitschaft** vermindern, andererseits kann die Fähigkeit zur positiven Auseinandersetzung mit krankhaften Noxen auch in Form von Fieber zunehmen.

5.7.4 Unklare Schwächezustände und Blutarmut

Kalium arsenicosum Nr. 13 soll wie ein **„Anabolikum"** wirken und kann daher unterstützend neben anderen Funktionsmitteln bei Anämien und Schwächezuständen ohne medizinische erkennbare Ursache, auch in der Rekonvaleszenz eingesetzt werden.

In diesem Zusammenhang erscheint die „Powermischung" (siehe Seite 125) zur Kombination mit Kalium arsenicosum Nr. 13 besonders geeignet.

5.7.5 Magen-Darm-Trakt

Kalium arsenicosum Nr. 13 kann die Widerstandfähigkeit der Schleimhäute im Magen-Darm-Trakt gegen Infektionen erhöhen, es kann die Aufnahme der Nährstoffe im Darm und die Funktion der Bauchspeicheldrüse verbessern.

Es wird empfohlen bei Magen-Darm-Schmerzen, die mit Brechdurchfällen einhergehen und zu einem raschen Kräftezerfall führen, weiterhin bei **Magen- und Darm-Entzündungen** und wässrigen Durchfällen.

5.7.6 Herz-Kreislauf-Funktion

Kalium arsenicosum Nr. 13 soll die Herzfunktion stärken, die Durchblutung des Herzmuskels verbessern und könnte unterstützend bei **Kardiomyopathien** eingesetzt werden.

5.7.7 Unterstützend bei rheumatischen Erkrankungen

Aufgrund seines Bezuges zur übergeordneten **Steuerung der Bindegewebsfunktion** findet der traditionell überlieferte Hinweis auf die Wirkung dieses Funktionsmittels bei chronisch rheumatischen Erkrankungen, Ischias und reißenden Nervenschmerzen möglicherweise eine Erklärung.

5.7.8 Haut und Schleimhäute

Wegen des starken Bezuges zu Haut und Schleimhäuten ergeben sich weitere Indikationen, die auf einen Mangel dieses Funktionsmittels hindeuten können

- wiederkehrende Infekte der oberen Atemwege z. B. Bronchitis, Kehlkopfentzündung mit Heiserkeit
- chronische Hautausschläge mit Verhornungsstörungen (Schuppenflechte), Pigmentierungsstörungen, eher trockene Ekzeme
- Stärkung der Schleimhäute – parallel zur Einnahme besteht vor allem in Form von Sitzbädern, Vaginalzäpfchen und Cremegelen eine Möglichkeit, Frauen in der Menopause bei Problemen mit den Vaginalschleimhäuten zu helfen.
- begleitend bei bösartigen Tumoren wie Bronchial-, Kolon-, Blasen-, Nieren-, Leber-Ca und beim Basaliom

Fallbeispiel 1

Eine auszubildende Mineralstoffberaterin war mit einem Hypophysenadenom belastet, weshalb ihr mitgeteilt wurde, dass eine weitere Schwangerschaft nicht mehr möglich sei. Sie nahm während ihrer Ausbildung Mineralstoffe nach Dr. Schüßler ein, vor allem Kalium arsenicosum Nr. 13. Sie hatte die Ausbildung noch nicht abgeschlossen, da wurde sie gegen alle Voraussagen wieder schwanger und führt dies auf die Wirkung dieses Mineralstoffes zurück. Die Schwangerschaft selbst wurde weiter mit Mineralstoffen begleitet und verlief problemlos.

Fallbeispiel 2

Eine Frau, 35 Jahre alt, kam zur Antlitzanalyse mit dem Problem, dass sie ein stark wachsendes Hypophysenadenom hätte, welches im nächsten halben Jahr operiert werden sollte. Da sie schon einmal eine solche Operation gehabt hatte, kam sie mit furchtbarer Angst vor dieser Operation.
In der Antlitzanalyse waren die Mängel an Calcium phosphoricum Nr. 2, Kalium chloratum Nr. 4 und Kalium phosphoricum Nr. 5 sowie Natrium phosphoricum Nr. 9 am stärksten einzustufen. Kalium arsenicosum Nr. 13 wurde in ausreichender Menge, zu Beginn relativ hoch, empfohlen. Natürlich wurden auch die anderen Mängel je nach Stärke beurteilt, jedoch war die Einnahmeempfehlung auf den Schwerpunkt Hypophyse ausgelegt. Nach drei Monaten der Einnahme wurde festgestellt, dass das Hypophysenadenom langsamer gewachsen war und nach sechs Monaten kam das Wachstum zum Stillstand, was sich die Ärzte nicht erklären konnten. Die Operation wurde aufgeschoben, die Frau nimmt die Mischung noch immer ein.

5.8 Charakterliche Strukturen

Zusammenhänge zwischen Kalium arsenicosum Nr. 13 und bestimmten charakterlichen Strukturen

Was kennzeichnet die Störung des unmittelbaren Lebens?

Es ist die Entfremdung!

Sie beginnt manchmal schon im Säuglingsalter, wenn die Äußerungen des jungen Lebens nicht ernst genommen werden, wenn nicht auf sie reagiert wird und nicht der Botschaft nachgegangen wird, was ausgedrückt werden wollte.

Der Mensch entfremdet sich immer mehr von seinem eigentlichen Sein, die anerzogene Gewohnheit wird ihm zur zweiten Natur. Diese zu leben, kostet enorm viel Energie, sodass der Mensch einer permanenten Erschöpfung erliegt. Er kann seinem eigentlichen ursprünglichen Gespür nur schwer „auf die Spur" kommen. Und mancher, der von sich selbst behauptet, dass er seinem eigenen Erleben sehr nahe ist, merkt nicht, dass er z.B. seiner aufgestauten Trotzhaltung erliegt.

Die aufgestaute Gefühlsaufwallung verstellt ihm in diesem Beispiel den Zugang zur realistischen Sicht, er geht sich selbst in die Falle. Auch die Menschen, die betonen, so sehr aus dem Bauch heraus zu leben, gehen ihrem Bauch in die Falle, es geht unter Umständen die Angemessenheit verloren. Auch bei den Gefühlen ist es nicht anders.

Kopf, Herz und Bauch, Verstand, Gefühl und Gespür sollten in einem guten Gleichgewicht sein, damit der Mensch so handeln kann, dass es als angemessen beschrieben werden kann.

Ist auch nur ein Bereich verstellt, sodass der Zugang zu ihm fehlt, wenn auch nur teilweise, oder gar auch noch ein zweiter, kann nicht mehr angemessen zum Leben, weder zum eigenen noch zu dem anderer, Stellung genommen werden und entsprechende Handlungen gesetzt bzw. Stellungnahmen abgegeben werden.

Wie ist es, wenn es gut ist?

Aus der Verbissenheit, um jeden Preis und mit aller Gewalt ein reifer und weiser Mensch zu werden, der in dieser Welt nichts versäumt hat und keine Chance ausgelassen hat, wird mit zunehmender Lockerung ein humorvoller Partner für viele Menschen, die mit ihm ein Stück des Weges gehen. Und ohne verlässliche Weggefährten ist es in dieser Welt öde, ein karges Leben, das die Inspiration eines Freundes – einer Freundin vermisst.

Wer so bereichert und begleitet, im Kontakt und Austausch mit liebevollen und weisen Menschen seinen Weg gehen kann, wird bis in die tiefsten Schichten seines Wesens ins Leben gerufen und lebt auch aus der Vitalität, die ihm aus diesen tiefen Schichten zuströmt.

Er kann sich auf seine Intuition verlassen, sie ist ihm nicht verstellt, er ist sozusagen im Fluss des Lebens. Er kann seinen, ihm aus der Tiefe seines Wesens zuströmenden Impulsen nachgehen. Ihm wird der Impuls „Ich habe es gewusst, warum bin ich dem nicht nachgegangen!" nicht erspart bleiben, denn vollkommen ist niemand. Aber je öfter er erlebt, dass dem Nachgehen dieser Impulse eine tiefe Weisheit innewohnt, desto weniger wird er seine ihm zuströmenden Chancen verpassen.

In uns wohnt eine tiefe Weisheit, der wir eigentlich „nur" nachgehen müssten. Diese tiefen inneren Schichten organisieren unseren Körper. Ich sage immer scherzhaft an dieser Stelle: „Und wenn wir unsere Leber auch nur einen Tag von unserem Verstand her organisieren müssten, wir würden es nicht überleben!"

Aber wie oft stellt sich der Verstand, die „so vernünftige" Ratio über das organismische Bewusstsein, wie Carl Rogers diese Ebene formuliert hat.

Geht der Mensch allerdings in tiefem Vertrauen auf seine Fähigkeiten, die er zu diesem Leben dazubekommen hat, auf das Leben zu, ist er von Kraft, Freude und der Lust zu leben erfüllt. Eine fast schlafwandlerische Sicherheit ist für sein Leben charakteristisch. Vor allem die feinen Stoffwechselvorgänge, die für die feinen Steuerungen über Hormone, Vitamine und Enzyme zuständig sind, laufen hervorragend.

Wenn die Unmittelbarkeit in diesem Leben gelebt wird, nimmt die Vitalität immer mehr zu.

6 – Kalium bromatum Nr. 14

KBr, Kaliumbromit, bromsaures Kalium, Bromkalium
Empfohlene Potenzierung: D 12

Überblick

Kalium bromatum Nr. 14 ist ein Funktionsmittel des **Zentralen Nervensystems**, von **Hypophyse**, **Schilddrüse** und **Nebennieren**. Es beeinflusst auch Haut und Schleimhäute. Hieraus erklären sich die vielfältigen Einsatzmöglichkeiten dieses biochemischen Funktionsmittels

- bei Erregungszuständen, Ruhe- und Rastlosigkeit, aber auch Teilnahmslosigkeit als Hauptindikation,
- bei nervös bedingten Kopfschmerzen, auch Migräne,
- als gutes Einstiegsmittel bei Störungen der Schilddrüse mit Unruhe,
- bei Menstruationsstörungen durch unausgeglichene hypophysäre Steuerung,
- bei Pubertätsakne und
- bei Schleimhautreizungen.

Antlitzanalytische Zeichen

- Deutlich betonte Augäpfel, wobei als zusätzliche Hilfe darauf geachtet werden kann, dass der untere Rand der Iris bei diesem Zeichen deutlich zu sehen ist.

6.1 Chemische Eigenschaften, Vorkommen

Brom gehört mit Iod, Chlor und Fluor zur Gruppe der **Halogene**. Es ist neben dem Quecksilber das einzige bei Raumtemperatur flüssige, nicht metallische Element und steht in der 7. Hauptgruppe des Periodensystems. Brom hat eine tiefbraune Farbe, einen schweren, erstickenden Geruch und ähnelt in seinen chemischen Eigenschaften dem Chlor. In der Natur kommt Brom meist als Bromid gebunden vor, dabei ist Bromcarnallit, $KBr \cdot MgBr_2 \cdot 6\,H_2O$ besonders hervorzuheben. **Meerwasser** enthält etwa 0,0065% Bromid, das Tote Meer sogar bis zu 1,5%.[4] Kaliumbromid, KBr bildet farblose, wasserlösliche, kubische Kristalle. Brom wird in der organischen Chemie zur Herstellung von Treibstoffzusätzen, Flammschutzmitteln, Pestiziden, Tränengasen, Inhalationsnarkotika und Farbstoffen verwendet.[5]

---

[4] Lexikon der Chemie > Brom: www.wissenschaft-online.de; Stand: September 2008

[5] Lexikon der Chemie > Brom: www.wissenschaft-online.de; Stand: September 2008

6.2 Traditionelle Heilanwendungen

Früher wurden Bromsalze in der Medizin als **Sedativum** und in der Behandlung von Epilepsie zur Reduktion der Anfallshäufigkeit eingesetzt.[6]

6.3 Brom im menschlichen Körper – heutiger Wissensstand

Während von Chlor, Iod und Fluor heute bekannt ist, dass sie im Organismus eine wichtige Rolle spielen, ist die Essenzialität von Brom im Stoffwechsel noch nicht belegt. Bromide werden mit der Nahrung in Mengen von 2–20 mg/d aufgenommen, daher sind Mangelerscheinungen kaum zu erwarten. Die meisten Lebensmittel enthalten zwischen 1 und 25 mg Brom/kg Trockensubstanz.[7] Den höchsten Bromgehalt im Körper weist die **Hypophyse** auf (12–30mg %), gefolgt von den **Nebennieren** (1–5%). Die übrigen Gewebe einschließlich des Blutes enthalten im Mittel 1–2 mg % Brom. In den Wechseljahren ist der Bromgehalt des Blutes erniedrigt, ebenso bei Patienten mit Zyklothymie und Schizophrenie. Während des Schlafes sinkt der Bromgehalt der Hypophyse, dagegen nimmt die Bromkonzentration im Kleinhirn erheblich zu (Mezger 1991).

6.4 Vergiftungssymptome

Eine tägliche Brom-Aufnahme von 400 µg/kg Körpergewicht gilt als unbedenklich. Intoxikationen sind heute selten geworden.[8] Die akute oder chronische Vergiftung, meist durch Einnahme bromhaltiger Schlafmittel oder Sedativa, die heute nicht mehr im Handel sind, bei Serumkonzentrationen von ≥ 6 mmol/l bezeichnet man als Bromismus.

Symptome einer chronischen Bromvergiftung

- in leichten Fällen: Nachlassen der Merkfähigkeit, Konzentrationsschwäche, Schlaflosigkeit
- in schweren Fällen: Verwirrtheitszustände, Halluzinationen, Depressionen, Delir, Tremor, Stottern, Gangunsicherheit, Störungen im Magen-Darm-Trakt, petechiale Haut- und Schleimhautblutungen, Schnupfen, Bindehautreizung und Bromakne (Pschyrembel 2007)

6.5 Biochemische Wirkungsbeschreibung

Kalium bromatum Nr. 14 und die Schilddrüse

Nach Schöpwinkel hat „... *in seinen polar-biochemischen Funktionen ... das Kalium bromatum eine den Chloriden (Natrium muriaticum und Kalium chloratum) und Iodiden (Kalium Iodatum) ähnliche lebens-chemische Wirkung.*" Es sei in fast allen menschlichen Organen nachgewiesen worden, vor allem in Schilddrüse, Kehlkopf, Leber, Knochenmark, Rückenmark, Gehirn und Nägeln (Schöpwinkel 1930). Wenn auch nach den bisherigen Forschungsergebnissen Brom keine essenzielle Funktion im Stoffwechsel ausübt, weiß man heute, dass Bromid wie Iodid ein **Substrat der Thyroperoxidase (TPO)** ist. Diese hat die Aufgabe, den Aufbau von Thyreoglobulin aus Iodid zu steuern. Aus Thyreoglobulin werden dann die iodhaltigen Hormone T_3 und T_4 freigesetzt. Brom wird ebenso wie Iodid über den Natrium-Iodid-Transporter (NIS) in den Zellen der Schilddrüse angereichert. Wie im Tierversuch gezeigt wurde, kann dies bei hoher Bromzufuhr zur Beeinträchtigung der Schilddrüsenfunktion und zur Strumabildung führen, da die **Bromide die TPO hemmen** (Biesalski et al. 2002). Hier kann Kalium bromatum Nr. 14 regulierend wirken. Kochsalzarme Kost soll die Wirkung von Brom steigern, wie Mezger berichtet (Mezger 1991).

Kalium bromatum Nr. 14 und andere Halogene

Die Halogene, zu denen neben Iod auch Chlor gehört, können sich im Körper gegenseitig verdrängen. In diese Richtung gehen auch die bei Deters

---

[6] Lexikon der Chemie > Brom: www.wissenschaft-online.de; Stand: September 2008

[7] Lexikon der Ernährung > Brom: www.wissenschaft-online.de; Stand: Juli 2008

[8] Lexikon der Ernährung > Brom: www.wissenschaft-online.de; Stand: Juli 2008

und Schöpwinkel angeführten Indikationen. Die Auswertung der toxischen Wirkungen von Brom und die praktische Erfahrung im Einsatz des Funktionsmittels Kalium bromatum Nr. 14 ergeben die nachfolgenden Wirkungsbereiche von Kalium bromatum.

Zentrales Nervensystem und Gehirn

Zentrale **Erregungszustände** und motorische **Unruhe der Extremitäten** können eine Indikation für die Einnahme dieses Mineralstoffs sein.

Bei Rückenmarksleiden, Epilepsie, aber auch bei herabgesetzten geistigen Fähigkeiten, auch bei depressiver Verstimmung ist die Einnahme in Kombination mit anderen biochemischen Funktionsmitteln und zur Begleitung anderer therapeutischer Maßnahmen empfehlenswert, weiter bei: Kopf-, Nervenschmerzen, Nervenschwäche mit Schlafsucht sowie bei Schlaflosigkeit und Sehstörungen.

(Hormon-)Drüsen, Haut und die Schleimhäute

Besonders hier sollte an die Bedeutung von Brom für die Hypophyse gedacht werden. Kalium bromatum Nr. 14 ist gemeinsam mit Kalium arsenicosum Nr. 13 ein wichtiges biochemisches Funktionsmittel der **Hypophysenregulation**. Eine Anwendung erfolgt vor allem bei trockenen Schleimhautkatarrhen mit Reflexhusten. Entzündungen der oberen Atemwege, insbesondere Kehlkopfentzündung, Asthma und bei trockenen Hautausschlägen.

Empfohlene Potenzierung

H. Deters (Deters 1925) empfiehlt die D 4 oder D 6, was uns als zu niedrig erscheint. Wir haben sehr gute Erfahrungen mit der D 12 gemacht und konnten beobachten, dass sehr niedrige Potenzen zu Unverträglichkeiten und unangenehmen Nebenwirkungen führen können, da die Zelle das Mittel in dieser Form nicht mehr zur Steuerung des Bromhaushaltes einsetzen kann. Nach unseren Erfahrungen treten entsprechend dem bestehenden Mangel in einigen Fällen die beschriebenen Wirkungen erst dann auf, wenn ausreichend hohe Stückzahlen angewendet werden. Die Erfahrung zeigt immer wieder, dass es viel besser ist, eine höhere Stückzahl der **D 12** zu wählen als das gleiche Mittel in D 6 und niedrigerer Dosierung anzuwenden.

6.6 Beziehung zu den Basismineralstoffen

Als Erweiterungsmittel aus der Reihe der Schüßler-Salze hat Kalium bromatum Nr. 14 eine enge Beziehung zu den Basismineralstoffen, die Bedeutung für Drüsen und Nervensystem haben.

Kalium chloratum Nr. 4

Steuert den **Betrieb aller Drüsen** im Körper. Ein Mangel an Nr. 4 hat daher Bedeutung für die Hypophyse, und in weiterer Folge Einfluss auf die Schilddrüse, den Betrieb der Nebennierenrinde und der Geschlechtsdrüsen.

Magnesium phosphoricum Nr. 7

Ist ebenso ein wichtiger Mineralstoff für Herz, Nerven und Drüsen, es schützt vor allem vor Stress und reguliert so unser **„Nervenkostüm"**.

Kalium phosphoricum Nr. 5

Baut Nervensubstanz auf, ist ein wichtiger **Energiespender** und wird zum Aufbau aller Zellen benötigt.

6.7 Bewährte Indikationen

6.7.1 Hauptindikationen: Ruhelosigkeit, Nervosität, Teilnahmslosigkeit

Immer wieder zeigt sich in der Praxis, dass sich ein Mangel des Funktionsmittels Kalium bromatum Nr. 14 in Ruhelosigkeit, Nervosität oder aber auch in Teilnahmslosigkeit zeigen kann. Die Menschen verspüren dann eine innere Unruhe, ein inneres Vibrieren, wobei sie nach außen sehr müde und antriebslos wirken (kraftlos und trotzdem aufgewühlt). Auch Zustände großer motorischer Unruhe, die sich besonders in dem Bedürfnis zeigen, unablässig die **Hände zu bewegen**, legen sich bei ausreichender Einnahme dieses Funktionsmittels.

6.7.2 Schlafmischung

Gute Erfolge liegen mit einer „Schlafmischung" vor, bestehend aus der Kombination von

- Kalium bromatum Nr. 14

- Calcium phosphoricum Nr. 2
- Magnesium phosphoricum Nr. 7
- evtl. auch mit Zincum chloratum Nr. 21

6.7.3 Kopfschmerzen

Weitere, in der biochemischen Literatur immer wieder erwähnte Mangelzeichen sind Kopfschmerzen (häufig in der Augengegend als Folge geistiger Überanstrengung), Migräne und nervöse Sehstörungen.

6.7.4 Schilddrüse

Das Funktionsmittel hat sich sowohl bei Regulationsstörungen der Schilddrüse bewährt, als auch bei der **Basedowschen Krankheit**, hier dann zusätzlich zu eventuell erforderlichen medizinischen Maßnahmen. Kalium bromatum Nr. 14 ist ein sehr gutes Einstiegsmittel, da es die große innere Ruhelosigkeit dämpft. Es ist sinnvoll, diesen Mineralstoff, nachdem die übergroße Unruhe durch die Verabreichung von hohen Stückzahlen von Kalium bromatum Nr. 14 in der D 12 (!) gemindert wurde, mit Kalium iodatum Nr. 15 zu kombinieren, besonders wenn zusätzlich über Herzrasen und eine gefühlsmäßige Überforderung berichtet wird. Es wird außerdem bei allen Schilddrüsenstörungen, die mit innerer Unruhe einhergehen, empfohlen.

6.7.5 Menstruationsstörungen

Da die Steuerung des Menstruationszyklus wesentlich von Hypophyse und Schilddrüse beeinflusst wird, ist die Anwendung bei den verschiedenen Störungen der Menstruation und des Zyklus angezeigt.

Kalium bromatum Nr. 14 wird daher bei Menstruationsstörungen empfohlen, die ihre Ursachen in einem **unbalancierten Hormonkreislauf** haben (siehe Seite 144).

6.7.6 Hautprobleme

Ein Mangel von Kalium bromatum Nr. 14 kann auch zu Störungen im Bereich der Haut führen. Diese zeigen sich in **Pubertätsakne** bzw. einer weit am Körper verbreiteten Akne und anderen pustulösen Hautveränderungen.

In schweren Fällen der Pubertätsakne sollte an eine Kombination von

- Ferrum phosphoricum Nr. 3,
- Kalium chloratum Nr. 4,
- Natrium chloratum Nr. 8,
- Natrium phosphoricum Nr. 9 und
- Kalium bromatum Nr. 14

gedacht werden, vor allem, wenn die pustulöse Akne alle Körperteile betrifft.

Hier, wie auch bei Schleimhautreizungen in Form von trockenen Schleimhautkatarrhen, Reflexhusten, Schleimerbrechen und fauliger Mundgeruch, ist die Kombination mit weiteren Funktionsmitteln erforderlich.

6.7.7 Ergänzende Nährstoffe

Zu diesen Beschwerden passen die Nährstoffergänzungen: Adler Ortho Nr. 7 (wirkt stärkend bei Stress, Unruhe) sowie Nr. 5 (für den Nervenaufbau).

Fallbeispiel 1

Eine etwa 50 Jahre alte Dame, die sich im Rahmen einer Umschulungsmaßnahme einer Fachprüfung unterziehen musste, klagte über extreme Unruhe. Sie berichtete, dass sie bei dem Gedanken an ihre Prüfung und ihre zurzeit sehr unsichere finanzielle Situation nachts kaum schlafen und sich vor innerer Unruhe kaum konzentrieren könne. Vor allem sei sie ausgesprochen vergesslich. Auffallend waren deutlich betonte Augäpfel, äußerlich wirkte sie ruhig. Sie erhielt die Empfehlung, täglich 50–60 Tabletten von dem Funktionsmittel Kalium bromatum Nr. 14 in der D 12 über den Tag hinweg einzunehmen. Schon nach einer Woche berichtete sie, dass die innere Unruhe weniger geworden sei. Nach weiteren zwei Wochen war das Problem praktisch verschwunden. Wir empfahlen ihr noch über längere Zeit das Funktionsmittel weiterhin in geringerer Dosierung in Kombination mit anderen Funktionsmitteln einzunehmen, deren Bedarf in Antlitz und Gespräch deutlich wurde.

Fallbeispiel 2

Eine Ausbilderin berichtet, dass sie nach anstrengendem Lernen über einige Stunden manchmal mit schmerzenden Augen, verbunden mit Überanstrengungskopfschmerz leidet. Wenn das auftritt, greift sie zu Kalium bromatum Nr. 14, lässt eineTablette nach der anderen im Mund zergehen und spürt meist schon nach einer Stunde deutliche Erleichterung.

6.8 Charakterliche Strukturen

Zusammenhänge zwischen Kalium bromatum Nr. 14 und bestimmten charakterlichen Strukturen

Was kennzeichnet die Störung des unmittelbaren Lebens?

Panik tritt auf!

Eine große Verunsicherung im Gegensatz zu der zuvor herrschenden Ruhe tritt ein.

Was ist zuerst zu tun? Ist man überhaupt in der Lage, das Richtige zu tun? Eine unterschwellige Unruhe bricht auf. Sie sagt, was ist, wenn ich mit den geforderten Handlungen nicht zurechtkomme?

Die Stabilität geht verloren. Es entsteht ein Gefühl des inneren Getriebenseins. Alle möglichen Gefährdungen müssen beseitigt werden. Es muss ihnen begegnet werden, bevor sie sich entfalten können, damit ihre Gefahren abgewendet werden können. Ein Absicherungsbestreben gegen alle Gefährdungen setzt ein. Im Hintergrund besteht noch die Angst, dass eine eventuelle Gefährdung übersehen hätte werden können. Eine permanente Unruhe erfüllt diesen Menschen.

Es entsteht eine Rastlosigkeit, weil der vermeintliche Druck von außen so groß ist. Diese Anstrengung lässt uns innerlich vibrieren mit dem Gedanken: "Was kommt denn noch alles auf mich zu!" Wenn weniger zu tun ist, wird trotzdem alles sofort und gleich erledigt, um im Fall unvorhergesehener Belastungen noch Arbeitskapazitäten frei zu haben – Vorbeugen von möglichen Überrumpelungssituationen – der innere Motor läuft weiter, um sich abzusichern, man hält das Innehalten und Ausrasten nicht aus.

Wie ist es, wenn es gut ist?

Es ist ein gutes Leben, wenn die Stürme gemeistert wurden und dann wieder stillere Gewässer befahren werden. Die Extreme sind das Problem: Nur Stürme sind nicht gut, aber nur laue Lüftchen bringen auch nichts. Das lebendige Leben vermeidet nicht die Stürme, sondern bereitet sich angemessen vor. Das Schiff des Lebens, die Takelage, die Segel, der Rumpf, alles wird für eventuelle Stürme gerüstet. Der Mensch rüstet sich nicht, indem er Panzer anlegt, Waffen vorbereitet, sondern indem er Fähigkeiten und Fertigkeiten entwickelt, die ihn charakterlich auszeichnen. Es geht um Durchsetzungsvermögen, Beharrlichkeit, Geduld, Ausdauer und das Vertrauen, dem Leben gewachsen zu sein.

7 – Kalium iodatum Nr. 15

Kaliumiodid, KI
Empfohlene Potenzierung: D 12

Überblick

Kalium iodatum Nr. 15 ist das Funktionsmittel für die **Schilddrüse** und reguliert die **Iodaufnahme**. Ein Mangel an diesem Funktionsmittel äußert sich oft in ständigem Räuspern und Druckgefühl im Hals, aber auch in Niedergedrücktheit, Weinerlichkeit und dem Gefühl der Überforderung. Begleitend wird es bei allen Störungen im Bereich der Schilddrüse eingesetzt. Darüber hinaus wird es angewendet

- bei erhöhtem Blutdruck in Kombination mit anderen Mitteln,
- im Wachstum von Kindern und Jugendlichen, sowie in Schwangerschaft und Stillzeit,
- zur Anregung der Herz- und Hirntätigkeit sowie
- bei Arteriosklerose und rheumatischen Gelenksschwellungen.

Antlitzanalytische Zeichen

- Schwellung im Bereich der Schilddrüse, krampfhaftes Räuspern.

7.1
Chemische Eigenschaften, Vorkommen

Das essenzielle Spurenelement Iod ist ein Nichtmetall, es gehört zur Gruppe der **Halogene** und bildet graue, metallglänzende, veilchenblaue rhombische Blättchen von eigenartigem Geruch. Sie verdampfen schon bei Raumtemperatur und sind nur schwer in Wasser löslich. Der Name Iod leitet sich aus dem Griechischen „Iodes" – „veilchenfarbig" her, denn die beim Erhitzen entstehenden Dämpfe erscheinen violett. Iodide nennt man die Salze des Iodwasserstoffs. Auch das biochemische Funktionsmittel Kalium iodatum Nr. 15 ist ein Iodid (Hunnius u. Ammon 2004). Iodverbindungen sind in Mitteleuropa **nur in geringen Spuren** in Böden und Gesteinen nachweisbar, da Iod mit der Rückbildung von Gletschervorstößen der Eiszeiten aus den oberen Bodenschichten ausgewaschen wurde und sich im Meerwasser anreicherte.

Trinkwasser enthält im Durchschnitt 3,8 µg Iod/l mit einem deutlichen Nord-Südgefälle. Einige Mineralwässer sind iodreicher als normales Trinkwasser. Zu den iodreichen Nahrungsmitteln gehören Seefisch, Algen, iodiertes Salz sowie Milch, Käse, Eier – in Abhängigkeit von den Fütterungsbedingungen. Iodiertes Speisesalz enthält 20 ppm Kalium- oder Natriumiodat. Im menschlichen Körper stellt die Schilddrüse einen wichtigen Speicher für organisch gebundenes Iod dar (Biesalski et al. 2002).

7.2
Traditionelle Heilanwendungen

Das Element wurde 1812 von B. Courtois in der Asche von Seetang entdeckt. Allerdings waren schon im Altertum iodhaltige Zubereitungen zur Behandlung der „Kropfkrankheit" in Gebrauch. So wurden iodhaltige Schilddrüsen von Schafen oder die Aschen von Meerschwämmen verordnet. Iodoform und Iodtinktur wirken antimykotisch und **antiseptisch**. Iodtinktur eignet sich zur Desinfektion. In Einzelfällen wird Iod auch anstelle von Chlor zur Wasserdesinfektion genutzt. Radioaktive Iod-Isotope, die unter natürlichen Bedingungen kaum vorkommen, verwendet man in der Medizin als **Radiopharmaka** und in der nuklearmedizinischen Diagnostik und zur Therapie von Schilddrüsenerkrankungen. Radioaktive Iodisotope gelangen auch bei Atombombenabwürfen oder Unfällen in Kernkraftwerken in die Atmosphäre (Biesalski et al. 2002).

Ein Beispiel hierfür war die Katastrophe im Kernkraftwerk von Tschernobyl am 26. April 1986. In einem solchen Fall wird für einen begrenzten Zeitraum von 7–14 Tagen die Einnahme von **Natrium-Iodid-Tabletten** (entsprechend 100 mg Iod täglich) empfohlen, wodurch angeblich die Aufnahmemenge gefährlichen, radioaktiven Iods in die Schilddrüse auf weniger als 1% reduziert werden kann, was besonders für Kinder und Jugendliche im Wachstum wichtig wäre (Fuchs 2001).

7.3 Iodid im menschlichen Körper – heutiger Wissensstand

Zusammenwirken von Iodid, Kupfer und Selen

Organisch gebundenes Iodid (KI) oder Iodat (KIO_3) aus der Nahrung wird im Darm fast vollständig resorbiert und zu über 90% über die Nieren sowie zu 10% über Galle und Stuhl ausgeschieden. Es gelangt nach der Resorption größtenteils in die Schilddrüse und wird dort mithilfe des Enzyms Iodoperoxidase an das Protein **Thyreoglobulin** gebunden. Dabei entstehen schließlich die Schilddrüsenhormone T_3 (Triiodthyronin) und T_4 (Thyroxin=Tetraiodthyronin). Für den Aufbau beider Hormone wird die Aminosäure **Tyrosin** benötigt. Diese entsteht wiederum aus der essenziellen Aminosäure L-Phenylalanin, unter anderem unter Mitwirkung der **kupferhaltigen Tyrosin-Hydrolylase**.

Die Schilddrüse gibt zu 90–95% Thyroxin ab, Triiodthyronin ist dafür drei bis fünf Mal wirksamer. Mit Hilfe der **selenabhängigen Deiodase** wird im Blut T_4 in T_3 umgewandelt. Hieraus ergibt sich die Bedeutung der beiden Mineralstoffe Kupfer und Selen für die Funktion der Schilddrüse. Bei dem Vorgang der Oxidation von Iodid entsteht in der Schilddrüse über das ganze Leben hin kurzzeitig das Zellgift Wasserstoffperoxid. Dabei ist der antioxidative Schutz der Selenoproteine, z.B. der 3-Glutathionperoxidase von großer Bedeutung. Zirka 10% des Gesamtiodids liegen in freier Form vor und stellen ein nicht zu unterschätzendes Antioxidans dar, welches das Immunsystem stärkt (Fuchs 2001).

T_3 und T_4

Die Ausschüttung der beiden Schilddrüsenhormone wird über ein Regelsystem unter der Beteiligung von Hypothalamus und Hypophysenvorderlappen (HVL) gesteuert. Der Hypothalamus bildet das Hormon **TRH** (Thyreotropin Releasing Hormon), welches wiederum im Hypophysenvorderlappen (HVL) die Bildung von **TSH** (Thyreotropin) veranlasst. TSH regt die Iodidaufnahme in die Schildrüse an, den Einbau von Iod in das Thyreoglobulin sowie die Abgabe von T_4 und T_3. Steigt im Serum der Spiegel von T_4, so wird die Ausschüttung von TRH im Hypothalamus gehemmt, dadurch ergibt sich ein Regelkreis.

Die Schilddrüsenhormone sind lipophil (fettlöslich) und müssen an Transportproteine, wie das Transthyretin gebunden werden, dass u.a. auch Vitamin A bindet. Deshalb sind Schilddrüsenhormon- und **Vitamin A-Regulation** eng miteinander verbunden (Biesalski 2002). Die Schilddrüsenhormone T_4 und T_3 steuern **Wachstum und Reifung aller Körperzellen** sowie den Kohlenhydrat-, Protein- und Fettstoffwechsel. Auch Vitamine, Nukleinsäuren und der Stoffwechsel anderer Hormone (z.B. der Sexualhormone) sind auf die Anwesenheit der Schilddrüsenhormone angewiesen. T_3 und T_4 erhöhen den Grundumsatz, indem sie den Sauerstoffverbrauch der Organe und die Temperatur erhöhen.

Hypo- und Hyperthyreose

Bei einer Unterfunktion (Hypothyreose) der Schilddrüse kommt es zu Antriebslosigkeit, Gewichtszunahme, trockener Haut, Blutdruckabfall und zu typisch aufgeschwemmtem Aussehen (sog. Eskimogesicht) durch Wassereinlagerungen in den Zellen. Bei der Überfunktion (Hyperthyreose) der Schilddrüse, werden zu viele Schilddrüsenhormone erzeugt, die Symptome sind Unruhe, Gewichtsverlust, Durchfälle, vemehrtes Schwitzen und Schlafstörungen.

Symptomatik bei Iodmangel

Bei lang andauernder Mangelversorgung mit Iodid reagiert die Schilddrüse mit der Ausbildung einer **euthyreoten Struma**. Es kommt anfangs zur Vergrößerung der Schilddrüse bei normalen Homonwerten im Blut. Wenn das Schilddrüsengewebe sich nach innen ausdehnt, kann es zum Druck auf Speise-, Luftröhre und Nerven kommen, begleitet von Heiserkeit und Beengungsgefühl beim Schlucken. Später allerdings entwickelt sich eine Unterfunktion der Schilddrüse (Myxödem). Ein Iodmangel in der Schwangerschaft kann zu Abort, Fehl- oder Todgeburten, oder zu teilweise gravierenden **kindlichen Entwicklungsstörungen** führen (Biesalski et al. 2002).

Iodbedarf und Versorgungssituation

Die DGE empfiehlt eine tägliche Iodzufuhr von **100–180 µg** bei Kindern und bei Jugendlichen und Erwachsenen von **200 µg/Tag**. Schwangere und Stillende benötigen **230 bzw. 260 µg/Tag** (Schmidt u. Schmidt 2004). Kohlarten (Weißkohl, Grünkohl) können bei latentem Iodmangel die Kropfbildung begünstigen, da sie aufgrund ihres Gehalts an Senfölglykosiden das Plasma-Iodid vor der Aufnahme in die Schilddrüsenzellen hemmen. Auch erhöhte Nitratgehalte in Nahrungsmitteln und im Trinkwasser können einen Iodmangel begünstigen, da sie die Reduktion des Nahrungsiodats im Darm behindern (Fuchs 2001).

30–50% der Menschen in Deutschland haben eine Struma

Bei Sonografien der Schilddrüse stellte man in einer Untersuchung mit 6000 Personen aus 32 Regionen Deutschlands bei 50% aller Erwachsenen und 21% aller Kinder unter 10 Jahre eine Vergrößerung der Schilddrüse fest. Man stellte ein durchschnittliches tägliches Ioddefizit in der Nahrung von 50–100 µg bei Kindern und 100–150 µg bei Erwachsenen fest (Schmidt u. Schmidt 2004).

7.4 Vergiftungssymptome

Bei länger andauernder hochdosierter Iodidzufuhr ab 2 mg/Tag treten Iodakne und klinische Symptome einer **Hyperthyreose** auf. Manche Personen reagieren auch mit reflektorischer Funktionseinschränkung der Schilddrüse (Iodid-Myxödem). Menschen mit vorgeschädigter Schilddrüse können schon bei der Einnahme geringer Iodmengen ein iodbedingtes autonomes Adenom der Schilddrüse entwickeln. Bei Verwendung iodhaltiger Röntgenkontrastmittel oder Tinkturen zur Desinfektion kommt es ebenso manchmal zu einer **Iodallergie** (Fuchs 2001).

7.5 Biochemische Wirkungsbeschreibung

Das Funktionsmittel für die Schilddrüse

Kalium iodatum kommt in fast allen Körperzellen, neben der Schilddrüse besonders in Leber, Nieren, Nebennieren, Bauchspeicheldrüse, Dünndarm, Milz, in Haut, Haaren, Nägeln, den Knochen und Sehnen vor (Schöpwinkel 1930). Kalium iodatum Nr. 15 in der D 12 (!) ist der Mineralstoff für den **Betrieb der Schilddrüse**. Das Funktionsmittel wirkt grundsätzlich regulierend und ist bei jeglicher Störung der Schilddrüse, ob Struma, Über- oder Unterfunktion, zusätzlich zu anderen medizinischen Maßnahmen einsetzbar. Oft erlebt man im Beratungsgespräch, dass sensible Personen schon auf die Einnahme von Iodsalz oder Algentabletten, manchmal sogar schon bei einem Aufenthalt am Meer mit Unruhezuständen, Herzklopfen und Unwohlsein reagieren. Diese Beschwerden lassen sich durch die Einnahme des Funktionsmittels Kalium iodatum Nr. 15 lindern.

Nach einer Zeit der Einnahme dieses Funktionsmittels evtl. in Kombination mit weiteren, dem Patienten fehlenden Funktionsmitteln, wird die Einnahme dieser iodhaltigen Produkte ohne Beschwerden toleriert. Die Bedeutung einer ausreichenden Versorgung mit Iodid über die Nahrung ist nicht zu leugnen. Jedoch kann die Einnahme des biochemischen Funktionsmittels Kalium iodatum Nr. 15 dazu beitragen, dass der Organismus auch bei geringerem Iodangebot ausreichende Mengen aufnehmen und bei einem Überangebot entsprechend zuviel aufgenommenes Iod wieder ausscheiden kann.

Antioxidative Wirkung

Über den Einfluss auf die Schilddrüse sind die weiteren Wirkungen des Mineralstoffs auf Blutzusammensetzung, Blutdruck, Herz- und Hirntätigkeit, Wachstum und Entwicklung besonders in der Pubertät, Appetit und Darmtätigkeit sowie auf die psychische Verfassung erklärbar. Kalium iodatum Nr. 15 beeinflusst aufgrund seiner antioxidativen Eigenschaften erhöhte **Blutfette**, senkt den **Blutdruck** und wirkt der Entstehung von **Arteriosklerose** entgegen. Gleichzeitig kann es das Immunsystem stärken.

Iodierung im Makrobereich nicht immer erforderlich

Nach unseren Erfahrungen besteht außer bei einer medizinisch indizierten Schilddrüsenhormon- oder Iodidbehandlung keine Indikation für eine Supplementierung von Iodid im Makrobereich. Die ausgesprochen feine Regulation der Schilddrüsenhormone gelingt mit einer Versorgung im Mikrobereich sehr gut. Es gibt allerdings sogenannte **goitrogene Lebensmittel**, die über ihren Gehalt an Senfölglykosiden Struma provozieren. Dazu gehören Weiß- und Grünkohl. Goitrine können die Aufnahme von Plasma-Iodid in die Schilddrüsenzellen hemmen. Bei ausreichender Iodaufnahme ist hier kein ungünstiger Einfluss zu erwarten.

7.6 Beziehung zu anderen biochemischen Erweiterungsmitteln

Alle angeführten biochemischen Funktionsstoffe haben ihren Einfluss auf den Stoffwechsel der Schilddrüse. Diese Mineralstoffe können daher bei Schilddrüsenfunktionsstörungen **als Regulativ** eingesetzt werden, natürlich auch zusätzlich zur üblichen Schilddrüsentherapie. Die Verabreichung der biochemischen Funktionsmittel ist nicht auf das Vorliegen pathologischer Laborparameter beschränkt, da es in der Biochemie nach Dr. Schüßler vor allem um den Aufbau von Speichern, und damit um die Vorsorge von Störungen geht.

Kalium bromatum Nr. 14

Auch Kalium bromatum wirkt beruhigend und ist eine Schnittstelle zwischen Hypophyse und Schilddrüse und der damit zusammenhängenden Hormonbildung. Brom reichert sich in der Schilddrüse anstelle von Iod an. In der Biochemie nach Dr. Schüßler wird das Funktionsmittel Kalium bromatum Nr. 14 besonders bei Schilddrüsenstörungen, die mit innerer Unruhe einhergehen empfohlen, und wenn das antlitzanalytische Zeichen der **stark betonten Augäpfel** vorhanden ist.

Lithium chloratum Nr. 16

Lithium chloratum Nr. 16 befähigt den Organismus, den Einbau von Iod zu regulieren. Vor allem im Fall einer **Hyperthyreose** wirkt dieses Funktionsmittel beruhigend. Während Lithium bei Hypothyreose normalerweise sehr vorsichtig dosiert werden muss, gilt dies nicht für das Funktionsmittel.

Manganum sulfuricum Nr. 17 und Zincum chloratum Nr. 21

Störungen der Schilddrüsenfunktion wirken sich auch auf den Stoffwechsel von Zink und Mangan aus, was die Erweiterungsmittel Manganum sulfuricum Nr. 17 und Zincum chloratum Nr. 21 betrifft.

Cuprum arsenicosum Nr. 19 und Selenium Nr. 26

Da, wie schon erwähnt, neben Iod auch Kupfer und Selen am Schilddrüsenstoffwechsel beteiligt sind, können die Erweiterungsmittel Cuprum arsenicosum Nr. 19 und Selenium Nr. 26 zur Regulierung der Schilddrüsenhormonproduktion zum Einsatz kommen. Selenium Nr. 26 kann auch zusätzlich für den **antioxidativen Schutz** der Schilddrüse eingesetzt werden.

7.7 Beziehung zu den Basismineralstoffen

Calcium phosphoricum Nr. 2

Als Mineralstoff für die **Basishormonsteuerung** ist dieser Mineralstoff ein wichtiger Bezug zur Herstellung der Schilddrüsenhormone.

Ferrum phosphoricum Nr. 3

Eisen verbessert die Schilddrüsenantwort auf die Iodzufuhr und die **Iodverwertung**. Ein Eisenmangel dagegen setzt die Effizienz der Schilddrüsenhormonsynthese und den im Blut zirkulierenden Hormonspiegel von T_3 und T_4 herab, ebenso wie die T_3-Produktion in der Leber aus T_4. In der Biochemie nach Dr. Schüßler wird Ferrum phosphoricum Nr. 3 eingesetzt. Dieses Funktionsmittel kommt auch bei entzündlichen Veränderungen der Schilddrüse, wie bei einer Thyreoiditis, in Betracht.

Kalium chloratum Nr. 4

Dieses Funktionsmittel ist grundsätzlich ein **Drüsenbetriebsstoff** und hat daher eine wichtige Steuerungsfunktion, auch für die Schilddrüse.

Magnesium phosphoricum Nr. 7

Stress und **nervliche Anspannung** spürt auch die Schilddrüse. Magnesium phosphoricum Nr. 7 ist das Funktionsmittel für die Tätigkeit der Drüsen und der vegetativen Nerven.

7.8 Bewährte Indikationen

7.8.1 Ständiges Räuspern und Druckgefühl im Hals

Ständiges krampfhaftes Räuspern, Druckgefühl am Hals, das sich bis zu einem Würgegefühl steigern kann.

7.8.2 Weinerlichkeit, Niedergedrücktheit, Gefühl der Überforderung

- Herzrasen
- Schwindelgefühle
- Niedergedrücktheit
- Weinerlichkeit aus dem Gefühl der Überforderung
- eventuell erhöhter Blutdruck
- ständige Schweißausbrüche, begleitet von Frösteln
- unternormaler Fettansatz
- Abmagerung trotz Heißhunger

7.8.3 Begleitend bei Über- und Unterfunktion der Schilddrüse

Kalium iodatum Nr. 15 kann die medizinische Behandlung aller Schilddrüsenerkrankungen unterstützen. Hier ist immer die Kombination mit weiteren angezeigten Funktionsmitteln zu überlegen.

7.8.4 Hyperthyreose

- Kalium chloratum Nr. 4
- Kalium bromatum Nr. 14
- Kalium iodatum Nr. 15
- Lithium chloratum Nr. 16

7.8.5 Morbus Basedow

- Calcium phosphoricum Nr. 2
- Kalium chloratum Nr. 4
- Natrium chloratum Nr. 8
- Kalium iodatum Nr. 15
- Kalium bichromicum Nr. 27

7.8.6 Hypothyreose

- Kalium chloratum Nr. 4
- Kalium bromatum Nr. 14
- Kalium iodatum Nr. 15
- Cuprum arsenicosum Nr. 19
- Selenium Nr. 26

7.8.7 Euthyreote Struma

Da das Funktionsmittel Nr. 15 die Iodaufnahme steuert, kann es auch **schon bei leichter Anschwellung** der Schilddrüse prophylaktisch eingesetzt werden. Die Erfahrung hat gezeigt, dass dieser Mineralstoff manchmal in der Lage ist, sogar eine bedeutend vergrößerte Struma wieder zu normalisieren.

- Calcium fluoratum Nr. 1
- Kalium chloratum Nr. 4
- Kalium iodatum Nr. 15
- Cuprum arsenicosum Nr. 19
- Selenium Nr. 26

7.8.8 Hashimoto-Thyreoiditis

Es handelt sich um eine autoimmunbedingte chronische Entzündung der Schilddrüse mit hochgradigem Parenchymschwund und Ausbildung einer derben Struma. Dabei kommt es langfristig zur Hypothyreose. Es sind folgende Mineralstoffe notwendig

- Calcium phosphoricum Nr. 2
- Ferrum phosphoricum Nr. 3
- Kalium chloratum Nr. 4
- Natrium chloratum Nr. 8
- Kalium bromatum Nr. 14
- Kalium iodatum Nr. 15
- Lithium chloratum Nr. 16

Kommt es in weiterer Folge zur Ausbildung eines Diabetes, so ist Zincum chloratum Nr. 21 empfehlenswert. Entsteht ein Lupus Erythematodes, so sollte vermehrt auch an Selenium Nr. 26 gedacht werden.

7.8.9 Kehlkopfleiden, Luftröhrenkatarrh, Asthma, Herzerweiterung

Diese Indikationen gehen auf D. Schöpwinkel zurück und sind zum Teil durch die Tatsache erklärbar, dass Iod antioxidativ und damit immunstärkend wirkt. Eine Normalisierung der Schilddrüsenfunktion zeigt sich auch in einer **Entlastung des Herzens**.

7.8.10 Kinder und Jugendliche, Schwangerschaft, Wechseljahre

Besonders wichtig ist die ausreichend Iodidversorgung und damit auch die Verabreichung von Kalium iodatum Nr. 15 bei Kindern, Jugendlichen, Frauen in der Schwangerschaft und in den Wechseljahren.

7.8.11 Mögliche Erstreaktionen auf die Einnahme

Oftmals kommt es bei Beginn der Einnahme von Kalium iodatum Nr. 15 zu Erstreaktionen wie vermehrte Unruhe, Herzklopfen, Schweißausbrüche oder ein verstärktes Druckgefühl am Hals. Dies ist kein Zeichen der Überdosierung oder gar einer homöopathischen Arzneimittelprüfung. Es handelt sich vielmehr um Zeichen einer **beginnenden Normalisierung** der Schilddrüsentätigkeit. Die beschriebenen Befindensstörungen verlieren sich nach ein paar Tagen von allein. Vorsichtshalber sollte Kalium iodatum Nr. 15 anfangs **einschleichend** beginnend mit 2–3 Tabletten täglich am Morgen oder am Vormittag eingenommen werden. Allerdings kennen wir auch Menschen, bei denen sich erst nach bedeutender Steigerung der Tagesdosis ein vermehrtes Wohlbefinden einstellte.

7.8.12 Kalium iodatum Nr. 15 senkt den Bedarf an künstlichen Schilddrüsenhormonen

Bei der Einnahme von Schilddrüsenhormonen kommt es oftmals zu erheblichen Nebenwirkungen wie Angina pectoris, Herzrhythmusstörungen und manchmal auch zu Bauchspeicheldrüsenproblemen. Mithilfe von Kalium iodatum Nr. 15 kann versucht werden, langsam die Dosierung der Schilddrüsenmittels zu verringern und diese eventuell nach Normalisierung der Schilddrüsenhormonproduktion sogar wegzulassen. Selbstverständlich ist die Voraussetzung hierfür ein ausreichend funktionsfähiges Schilddrüsengewebe und die wiederholte **Kontrolle der Hormonwerte** im Blut durch den behandelnden Arzt. Um den individuellen Mineralstoffbedarf zu ermitteln, ist die Begleitung durch einen ausgebildeten Mineralstoffberater zu empfehlen.

Nach einer Totaloperation der Schilddrüse kann auf die Verabreichung von Schilddrüsenhormonen nicht verzichtet werden, aber eventuell lassen sie sich mit Hilfe des Funktionsmittels Kalium iodatum Nr. 15 auf das absolut notwendige Minimum beschränken.

Auch die dauerhafte Einnahme von Kalziumtabletten zur Versorgung im Makrobereich ist nach Entfernung der Epithelkörperchen (Nebenschilddrüsen) unverzichtbar. Der folgende Einnahmeplan

▶ Tab. 7.1 Einnahmeplan Schilddrüsenmittel.

Zeitraum	1. Woche	2.3. Woche	4.–5. Woche	6.–7. Woche	-------
Schilddrüsen-mittel	1 Tabl.	Jeden 2. Tag 1 Tabl. (oder ½ Tabl./tgl.)	2 Tabl./Woche ½ jeden 2. Tag	1 Tabl./Woche 2x ½/Woche	-------
Nr. 15 Kalium iodatum	7 Tabl./tgl.	bis 10 Tabl./tgl.	bis 15 Tabl./tgl.	bis 15 Tabl./tgl.	7-15 Tabl./tgl.

Bei dieser Umstellung ist der Hinweis auf die Selbstbeobachtung sehr wichtig!

hat sich schon vielfach bewährt (▶ **Tab. 7.1**), er sollte aber auch immer individuell über die Rückmeldungen des Einnehmenden abgewandelt werden.

Fallbeispiel

Ein Mann kam in die Apotheke zur Antlitzanalyse, dabei erzählte er, dass er schon lange Schüßler-Salze einnehme und nach einem Gehörsturz aufgrund der ständigen Geräusche im Ohr in seiner Lebensqualität erheblich beeinflusst werde. Im Laufe seines Berichtes räusperte er sich sehr häufig und darauf angesprochen, war er sehr erstaunt, weil ihm das nicht aufgefallen war. Seine Frau jedoch bekräftigte, dass er ständig am Räuspern sei, was der Umgebung oft lästig werde.
Es wurden ihm 10 Tabletten Nr. 15 für das ständige Räuspern empfohlen, weil es sich um ein Zeichen für einen Mangel an Kalium iodatum Nr. 15 handelt. In der Antlitzanalyse wurde besonders auf die Mängel mit Bezug auf den beeinträchigenden Tinnitus eingegangen und nach 4 Wochen eine neuerliche Antlitzanalyse vereinbart. Zu diesem Termin berichtete der Mann, dass das ständige Räuspern verflogen war, auch seine Frau bestätigte das. Er war körperlich und psychisch gestärkt, konnte wieder Lebensmut fassen und seinen Alltag gut bewältigen, trotz der Tinnitusgeräusche.

Hinweise aus der Praxis

Viele Menschen, die an Schilddrüsenproblemen leiden, unterziehen sich einer Untersuchung und es wird ein Medikament verordnet. Wenn dieses auch von vielen Menschen gut vetragen wird, so gibt es jedoch immer wieder Personen, die mit den Medikamenten so starke Probleme haben, dass sie vor einer Einnahme zurückscheuen. Gerade für jene sind die Mineralstoffe nach Dr. Schüßler eine große Hilfe. Es wurde von uns festgestellt, dass es gut ist, mit Kalium bromatum Nr. 14 in einer geringen und dann gesteigerten Dosierung einzusteigen und dann langsam – wie im Plan (▶ **Tab. 7.1**) aufgezeichnet – zusätzlich auf Kalium iodatum Nr. 15 zu gehen. Von großer Bedeutung ist hier die Selbstbeobachtung der betroffenen Person.

Vielfach zeigen die Erfahrungsberichte, die in der Gesellschaft für Biochemie nach Dr. Schüßler und Antlitzanalyse vorliegen, dass eine Erleichterung von Beschwerden mit der Schilddrüse beschrieben werden, wenn nicht gar eine Befreiung davon.
Wenn man die Nebenwirkungen der Schilddrüsenmedikamente bedenkt, ist jede Reduzierung, die durch die Mineralstoffe nach Dr. Schüßler möglich ist, erstrebenswert. Vielfach wird auch berichtet, dass nach einiger Zeit gar keine Medikamente mehr notwendig waren, selbstverständlich unter ärztlicher Beobachtung.

7.9 Charakterliche Strukturen

Zusammenhänge zwischen Kalium iodatum Nr. 15 und bestimmten charakterlichen Strukturen

Was kennzeichnet die Störung des unmittelbaren Lebens?

Es gibt Erwachsene, die als Kinder gedrillt und nicht erzogen wurden, die scheinen zu wissen, was im Leben richtig und was falsch ist. Sie scheinen darüber hinaus genau wissen, wie z.B. eine Einladung, ein Vorstellungsgespräch, ein Anstandsbesuch zu gestalten ist, wie ein „Small Talk" abzulaufen hat, wie ein perfekter Haushalt auszuschauen hat, in welcher Reihenfolge geputzt wird und vor allem, wann usw. Das alles aus einer Not heraus, die sie bei ihren Kindern weiter hervorrufen werden und damit das gleiche Verhalten provozieren, das ihnen selbst schon nicht gut tut.

Erlebt ein Kind diese allzu strengen Vorstellungen vom Leben, wie sie umgesetzt werden, sozusagen vollzogen, dann bleibt ihm keine andere Wahl, als alle diese Modelle nicht nur als richtig sondern als allein gültig zu empfinden.

Es wird alle dies internalisieren, auch dann, wenn es spürt, dass daran nicht alles dem entspricht, wie sich das Leben für es darstellt. Wenn die Durchführung mit großem Nachdruck verlangt wird oder eine Zuwiderhandlung mit Strafe geahndet wird, wird die innere Welt, in der vieles zum Protest aufruft, aufgegeben.

Ganz selbstverständlich wird der „richtige" Vollzug vom Leben förmlich „auswendig" gelernt. Die Abtrennung vom eigenen inneren Leben, die Entfremdung schmerzt, tut weh. Aber immer weniger kommen Schmerzen auf, je weiter sich das Kind von seiner eigenen inneren Welt entfernt.

Später im Leben

Als Erwachsener ist es ganz selbstverständlich, die eingelernten Modelle als richtig zu verstehen. Das Fatale besteht darin, dass sich der Mensch nicht mehr erinnert, warum er so rigorose Verhaltensweisen hat. Er glaubt, alles, was er da unter vielen Mühen und Anstrengungen schafft, hätte einen besonderen Wert. Wirklich fatal an der Haltung ist, dass er die Tyrannen nicht bei sich selbst entdeckt, sondern oft seinen Mitmenschen unterstellt, dass sie das alles erwarten würden. Er projiziert nach außen.

Das stellt sich nach vielen Jahren der Mühsal und Abplagerei als Irrtum heraus – vielleicht! Jedes Mal stellt sich eine innere Erleichterung ein, wenn wieder so ein Tal der Mühsal durchquert ist und die Pflicht gegenüber den auswendig gelernten Strukturen erfüllt wurde.

Wie ist es, wenn es gut ist?

Kalium iodatum Nr. 15 ist der Mineralstoff der Lockerheit. In der dazugehörigen Formulierung aus dem Idealismus heraus der Mineralstoff der Gelassenheit, außerdem der Eigenständigkeit und in der Überhöhung durch den Idealismus der Mineralstoff der Autonomie. Im weniger differenzierenden Verständnis der Mineralstoff der Selbstständigkeit. Aber es besteht ein wesentlicher Unterschied zwischen Eigen- und Selbstständigkeit.

Gelassenheit ist ein Wort, das fast schon ein wenig überheblich wirkt, ein wenig abgehoben von dieser Welt, unangreifbar, unantastbar von den Niederungen des tatsächlichen Lebens. Wer Gelassenheit für sich in Anspruch nimmt, erscheint als jemand, der sich von dieser Welt nicht mehr „anmachen lassen will". Er steht über den Dingen und ist eigentlich schon jenseits vom diesseitigen Leben.

Wenn das Ideal der Gelassenheit auf die lebbare Version der mehr oder weniger großen Lockerheit reduziert wird, kommt ein wichtiger Vorgang im Leben des Menschen zum Vorschein. Er hat bei der Lösung seiner Probleme fast immer die Möglichkeit der Auswahl. Sieht er sie nicht, so glaubt er wenigstens daran und vertraut darauf, dass er jemanden findet, der ihm die noch fehlenden Möglichkeiten im Umfang seiner Ressourcen eröffnet. Dann tut sich ein weiteres Feld für Handlungskompetenz auf.

Dann kann auch eigen-willig, eigen-sinnig und daraus folgernd eigen-artig gelebt werden. Das sind alles Wörter, die sich aus dem Leben in einer gewissen Eigenständigkeit erschließen. Nur wer eigenständig lebt, einen eigenen Stand im Leben hat, der bei sich selbst ist, kann den Mut zu einem eigenen Willen entwickeln. Aus den Handlungen daraus erschließt sich der jeweils eigene Sinn in diesem Leben, der auf die eigene Art gelebt, erlebt und durchlebt wurde. Der Mensch ist dann weitgehend Herr im eigenen Haus, der Kommandant des eigenen „Lebensschiffs".

8 – Lithium chloratum Nr. 16

Lithiumclorid, LiCl

Empfohlene Potenzierung: D 12

Überblick

Lithium chloratum Nr. 16 verbessert den Stoffwechsel der Zellen und stärkt die Immunfunktionen. An der Schilddrüse beeinflusst das Funktionsmittel im Sinne einer Regulierung die Iodaufnahme, und hat eine **stimmungsaufhellende Wirkung**

- bei harnsauren Ablagerungen, besonders der kleinen Gelenke,
- zur Stärkung der Immunreaktionen und daher eine positive Wirkung bei Herpesinfektionen,
- bei Schilddrüsenüberfunktion,
- bei Herzrhythmusstörungen und
- bei leichten depressiven Verstimmungen.

Antlitzanalytische Zeichen

- Ein sehr hohes Hüsteln, wie es manchmal gespielt wird bei, nach Beachtung heischender, aber doch den Anschein gebender Unterdrückung von Nervosität vorkommt. Zu unterscheiden vom Räuspern bei Kalium iodatum Nr. 15.

8.1 Chemische Eigenschaften, Vorkommen

Lithium ist ein silberweißes, weiches, sehr leichtes **Alkalimetall** aus der zweiten Periode des Periodensystems und hat die Ordnungszahl 3. Sein chemisches und physiologisches Verhalten ähnelt dem von Natrium, Kalzium und Magnesium. Der Name „Lithium" leitet sich von dem griechischen Wort „lithos" „Stein" ab, da es 1817 in Gestein entdeckt wurde. Das Element kommt in der Natur nicht elementar vor. Man findet Lithiumsalze in Mineralquellen, Salinen und im Meerwasser. Lithiumerze werden vor allem in Nord- und Südamerika abgebaut. Lithium wird u. a. in der Kern- und Reaktortechnik, in der Glasindustrie und in elektrischen Batterien verwendet. In der Nahrung kommt Lithium nur in geringer Konzentration von 24–32 µg/g in Bohnen, Erbsen und Getreide vor (Biesalski et al. 2002). Relativ hohe Lithium-Gehalte weisen Küchenzwiebeln und Knoblauch auf (Fuchs 2001).

8.2 Traditionelle Heilanwendungen

Stimmungsauffhellend und rheumatisch-gichtige Beschwerden

Lithium wurde 1817 von dem Schweden Arfvedson entdeckt. Aber schon im 5. Jahrhundert n. Chr. war bekannt, dass bestimmte Mineralwässer, von denen man heute vermutet, dass sie lithiumhaltig sind, stimmungsaufhellend bei leichten Depressionen wirken. Seit Mitte des 19. Jahrhunderts wurden Lithiumsalze in der Medizin bei **Gicht, Harnsteinleiden, rheumatischer Arthritis**, Diabetes mellitus, Karies, verschiedenen Infektionskrankheiten und bei Malignomen eingesetzt. Ende der 1940er Jahre erhielten Patienten mit kardiovaskulären Erkrankungen Lithiumchlorid als Kochsalzersatz, was sich aber wegen der erheblichen Nebenwirkungen nicht bewährte. Stauffer berichtet, dass homöopathisch aufbereitete Lithiumverbindungen in sehr niedrigen Potenzen bei rheumatisch-gichtigen Gelenkbeschwerden in der Praxis bewährt seien. Er verwendete zu diesem Zweck Lithium benzoicum in kohlensauerer Wasserauflösung (Stauffer 1988).

Einsatz in der Psychiatrie

Der moderne Einsatz von Lithiumsalzen zur Prophylaxe und Therapie manischer Schübe, Prophylaxe depressiver Erkrankungen und Clusterkopfschmerz geht auf den Amerikaner John Cade zurück. Dass Mittel hat aber eine sehr geringe therapeutische Breite, was bedeutet, dass die toxische und die therapeutische Dosis eng beieinander liegen (Zumkley u. Kisters 1990).

8.3 Lithium im menschlichen Körper – heutiger Wissensstand

Essenzialität von Lithium beim Menschen

Die Essenzialität von Lithium im menschlichen Organismus wird kontrovers diskutiert. Neuere Untersuchungen scheinen zu belegen, dass Lithium-Zufuhr die **T-Helfer-Zellen** zur vermehrten Bildung von Alpha-Globulinen anregt. Diese wiederum aktivieren unreife Stammzellen im Knochenmark zu vermehrter Differenzierung und Ausbildung der für die Infektionsabwehr wichtigen Leukozyten. Zusammen mit Folsäure und Vitamin B_{12} kann Lithium auch das Wachstum maligner Tumorzellen, insbesondere Leukämiezellen, hemmen. Vermutlich fördert Lithium auch die Aufnahme von Folsäure und Vitamin B_{12} in gesunde Körperzellen. Auch ein durch Ganzkörperbestrahlung geschädigtes **Knochenmark** soll sich durch gezielte Lithiumzufuhr rascher regenerieren als ohne Lithiumgaben. Des Weiteren wurde festgestellt, dass Lithium das Wachstum von Herpes- und anderer DNA-Viren sowie von Hefepilzen hemmend beeinflusst. Allerdings sollen noch keine Langzeitstudien zum Nachweis präventiver Effekte einer Lithium-Zufuhr vorliegen. Interessant sind aber in dieser Hinsicht Untersuchungen aus Texas, die einen signifikanten Zusammenhang zwischen den Urinproben von 2400 Texanern und dem Lithiumgehalt des Trinkwassers der betreffenden Region ergaben. In Gegenden mit lithiumarmen Trinkwasser sollen viel häufiger Psychosen, Neurosen, Schizophrenien und andere Persönlichkeitsstörungen in den psychiatrischen Kliniken zu behandeln sein (Fuchs 2001).

Lithium wird fast vollständig resorbiert und über die Nieren ausgeschieden. Dabei ist die Ausscheidung bei Hyponatriämie (kochsalzarmer Kost, Einnahme von Diuretika) niedriger als bei Hypernatriämie. Hohe Lithiumkonzentrationen finden sich in Skelett, Zähnen, Hypophyse und Nebennieren. Bei Langzeitgaben von Lithium in therapeutischen Dosierungen ist die Lithiumkonzentration im Hypothalamus von allen Hirnregionen am größten. Der Wirkmechanismus von Lithiumgaben bei **manisch-depressiven Erkrankungen** ist bislang nicht völlig geklärt. Man vermutet, dass Lithium den Stoffwechsel der Neurotransmitter Serotonin und Noradrenalin beeinflusst und ihre Konzentrationen normalisiert. Nicht alle Patienten sprechen auf eine Lithiumtherapie an, hierfür sollen neuere Forschungen Zusammenhänge mit bestimmten Genen aufgedeckt haben. Lithiumgaben blockieren auch die Schilddrüsenfunktion, was zur Behandlung von Hyperthyreosen therapeutisch genutzt wird. Wirksame Serumkonzentrationen zur Prophylaxe endogener Psychosen liegen bei 0,4–0,8 mmol/l, bei der Therapie manischer Schübe liegen die Konzentrationen bei 0,8–1.2 mmol/l (Biesalski et al. 2002).

8.4 Vergiftungssymptome

Vergiftungssymptome treten als Nebenwirkungen der Therapie mit Lithium bereits ab einem Serumspiegel von 2 mmol/l verstärkt auf. Ihre Symptome sind Übelkeit, Erbrechen, Durchfall, Müdigkeit, Apathie, Tremor (Zittern), Schwindel, Augenflimmern, Ataxie (Störung der Bewegungskoordination), zunehmenden Bewusstseinstörungen, schließlich Koma und Krampfanfälle. Langfristig kann es zur Struma kommen sowie zur Gewichtszunahme (Biesalski et al. 2002).

8.5

Biochemische Wirkungsbeschreibung

Wirkung auf Eiweiß und Nukleinsäuren

Nach D. Schöpwinkel kommt Lithium chloratum in allen Zellen vor, es wirke vor allem auf den Eiweiß- und Nukleinsäurestoffwechsel. Von allen Funktionsmitteln sei es

„... *am energischsten auflösend, quellend und ausdehnend sowohl auf das Bindegewebe als auch auf seine krankhaften Ablagerungen.*" (Schöpwinkel 1930)

Die Wirkung von Lithium auf den Zellstoffwechsel und die Nukleinsäuren wird durch neuere Forschungen bestätigt. Ein Fehlen des Funktionsmittels führt zu Stoffwechselstörungen der Zellen und zu **rheumatisch-gichtigen Ablagerungen**, besonders an den **kleinen Gelenken**.

Immunsystem

Der Einfluss von Lithium auf den Zellstoffwechsel könnte auch die Wirksamkeit von Lithiumgaben in der Nährstoffmedizin bei der Linderung von Strahlenschäden, die verbesserte **Knochenmarksfunktion** und die daraus resultierende verbesserte Immunfunktion erklären. Dabei spielt sicherlich auch die Förderung der Aufnahme von Vitamin B_{12} und Folsäure in die Zellen durch Lithium eine Rolle.

Die Hemmung der **Iodaufnahme** in die Schilddrüse wirkt normalerweise ausgleichend, bei einem Mangel an diesem Funktionsmittel kann es leichter zur Über- oder Fehlfunktion der Schilddrüse kommen, was sich manchmal nur in Herzrhythmusstörungen zeigt. Eventuell sind diese Störungen auch durch die erhöhte Harnsäure oder andere ausscheidungspflichtige Stoffe zu erklären. Man spricht traditionell in diesem Fall auch von einer „Herzgicht". Gerade die kleinen hoch verdünnten Gaben von Lithium wirken ausgleichend und stabilisierend auf die **Funktionen des ZNS** und den seelischen Zustand.

8.6

Beziehung zu den Basismineralstoffen

Natrium chloratum Nr. 8

Als Nierenfunktionsmittel und wichtigster Betriebsstoff zum Abbau von Gicht gehen die Funktionen von Lithium chloratum Nr. 16 und Natrium chloratum Nr. 8 diesbezüglich Hand in Hand.

Natrium phosphoricum Nr. 9

Das Funktionsmittel der Säureregulation allgemein, auch die der Harnsäure ist dieser Basismineralstoff.

8.7

Bewährte Indikationen

8.7.1 Lösung harnsaurer Ablagerungen

Sehr bewährt ist die Verabreichung dieses Funktionsmittel als Zusatzmittel bei allen **rheumatisch-gichtigen** Beschwerden, insbesondere der kleinen Gelenke sowie bei Nierensteinen, Nierengrieß und daraus resultierenden Entzündungen der ableitenden Harnwege. Die Wirkung liegt vor allem im Einfluss auf die **Lösung der Harnsäure** und in der Aufhebung der schädigenden Wirkung bestimmter Stoffe im Inneren der Zelle. Bei Harnstau ist die Kombination von Natrium chloratum Nr. 8 mit Lithium chloratum Nr. 16 zu empfehlen. Dagegen ist bei Druckgefühl in der Nierengegend eher an das Funktionsmittel Natrium phosphoricum Nr. 9 zu denken.

8.7.2 Schilddrüsenüberfunktion

Die Behebung eines Mangels in den Zellen an Lithium chloratum Nr. 16 wirkt beruhigend bei Überfunktion der Schilddrüse, vor allem auf das **Herz**. Zu empfehlen ist das Funktionsmittel bei allen als „funktionell" oder „nervös" bezeichneten Herzbeschwerden, die mit „Herzklopfen", „Herzstichen" und „Herzdrücken" einhergehen. Bei der Verabreichung von Lithium im Mikrobereich, als biochemisches Funktionsmittel, sind negative Auswirkungen auf die Schilddrüsenfunktion nicht zu erwarten.

8.7.3 Herpesinfektionen

Ein Mangel dieses Funktionsmittels kann die Infektabwehr beeinträchtigen, dabei ist auch an Infektionen mit **Herpesviren** zu denken. Lithium chloratum Nr. 16 ist daher enthalten in der „Herpesmischung" die zusätzlich die folgenden Mittel enthält

- Ferrum phosphoricum Nr. 3
- Natrium chloratum Nr. 8
- Natrium sulfuricum Nr. 10
- Silicea Nr. 11
- Calcium sulfuricum Nr. 12
- Selenium Nr. 26

8.7.4 Depressive Verstimmungen

Ein Fehlen von Lithium chloratum Nr. 16 kann zu depressiven Verstimmungen und psychischen Problemen führen. Hier ist auch an einen prophylaktischen Einsatz zu denken.

Hinweise aus der Praxis

Bei einer sehr belastenden Übersäuerung wird allgemein Natrium phosphoricum Nr. 9 und eine Ernährungsumstellung empfohlen. Vielfach wird bei einer so starken Übersäuerung auch Natrium bicarbonicum Nr. 23 zusätzlich empfohlen. Liegt eine Belastung von Säure im kleinen Gelenkebereich vor, ist auch an Lithium chloratum Nr. 16 zu denken, damit es dem Organismus möglich ist, die Säure abzubauen. Ist diese aber in die Peripherie „hinausgedrückt", kann sie nicht so ohne Weiteres abfließen, das Gewebe muss erst geöffnet werden. Dies geschieht mit Calcium sulfuricum Nr. 12, es macht die Wege frei. Wird dieser Mineralstoff hoch dosiert, ist empfehlenswert, nicht nur Natrium phosphoricum Nr. 9, sondern auch Natrium sulfuricum Nr. 10 hinzu zu kombinieren.

8.8 Charakterliche Strukturen

Zusammenhänge zwischen Lithium chloratum Nr. 16 und bestimmten charakterlichen Strukturen

Was kennzeichnet die Störung des unmittelbaren Lebens?

Die Nieren als Sitz der Gerechtigkeit.

Im Alten Testament steht der Satz, dass wir auf „Herz und Nieren" geprüft werden. Die Nieren können in diesem Sinne als Sitz der Gerechtigkeit verstanden werden. Aber in dem Verständnis, das die Lebensumstände meint, das als ein „dem Leben gerecht werden" verstanden wurde.

Werden die grundsätzlichen Forderungen der naturgesetzlichen Gegebenheiten, die Lebendigkeit, das Eigenleben, nicht gelebt, kommt es zur Entfremdung. Der Mensch antwortet dann nicht mehr auf die Anforderungen des Lebens, sondern funktioniert an ihnen vorbei. Die daraus folgende Unterdrückung des ureigensten, eigenen Lebens, die Nieder-Drückung hat fatale Folgen. Depressive Stimmungen breiten sich aus und können durchaus in einer hartnäckigen Depression münden. Parallel dazu kann es zu Nierenproblemen kommen.

Es gibt hier eine Querverbindung zu Natrium chloratum Nr. 8, wenn die Lebensmodelle sehr starr (auskristallisiert) sind und der Mensch diesen unterworfen ist. Natrium chloratum Nr. 8 ist der Hauptbetriebsstoff für die Nieren.

Wie ist es, wenn es gut ist?

Wenn Leben gelingt, dann ist es eine optimale Antwort auf das zum Leben in diese Welt gerufene Sein. Der Mensch ist in der Lage, auf die Anfragen des Lebens die entsprechenden Antworten zu geben. Er wird dem Leben und seinen Anforderungen gerecht. Damit ist er im Fluss des Lebens. Er blockiert sein eigenes Leben nicht und wird von niemandem blockiert bzw. er geht den Blockaden geschickt aus dem Weg. Er ist nicht bereit, sie für sich zu akzeptieren. Er gibt ihnen keine Gewalt über sein Leben.

Gelingt es durch beschützende Eltern, mit dem Kind ein Leben zu führen, das den Impulsen und Äußerungen des heranwachsenden Kindes Raum gibt, kann das Leben fließen. Damit wird es für die Fallstricke und Fallgruben im Leben unangreifbar und kann, wie es schon zu einem Mineralstoff formuliert wurde, mit traumwandlerischer Sicherheit durchs Leben gehen. Es wird dem Leben und seinen Anforderungen gerecht.

9 – Manganum sulfuricum Nr. 17

Mangan(II)sulfat, schwefelsaures Mangan, $MnSO_4$
Empfohlene Potenzierung: D 12

Überblick

Manganum sulfuricum Nr. 17 ist der Mineralstoff, der traditionell zusätzlich zu Ferrum phosphoricum Nr. 3 eingenommen wird, um den **Eisenstoffwechsel** zu regenerieren.
Gemeinsam mit dem Basismineralstoff Natrium chloratum Nr. 8 ist er wichtig für die Bildung von **Chondroitinsulfat** und damit ein Element des Knochen- und Knorpelaufbaus, aber auch aller Bindegewebs-Proteoglykane, die Chondroitinsulfat enthalten.
Der Mineralstoff eignet sich zur
- Antioxidanztherapie bei rheumatoider Arthritis,
- Förderung der Mikrozirkulation bei Arteriosklerose,
- Anregung des Glukosestoffwechsels,
- Stärkung des Nervensystems und
- Steigerung der Lern- und Gedächtnisleistung.

Antlitzanalytische Zeichen

- Fächerartige bräunlich ocker bis bräunlich schwärzliche Verfärbung der Haut vom äußeren Augenwinkel in Richtung Schläfe gehend.

9.1 Chemische Eigenschaften, Vorkommen

Mangan ist ein grau-weißes, hartes und sehr sprödes **Schwermetall**, das in einigen Eigenschaften dem Eisen ähnelt. In der Erdkruste ist dieses Mineral mit einem Anteil von 0,08% recht häufig. Das wichtigste Manganerz ist Pyrolusit (Weichmanganerz, Braunstein, MnO_2). Häufig treten **Manganerze mit Eisen vergesellschaftet** auf, so in Bixbyit und Siderit (Spateisenstein). Große Mengen Mangan finden sich in den Manganknollen der Tiefsee. In eisenhaltigen Wässern tritt Mangan häufig als Begleitmetall in Mengen von 0,5–5 mg/l auf und kann durch Entmanganung entfernt werden. Die Trockensubstanz der Pflanzen weist etwa 50 ppm Mangan auf. Manganmangel kann bei Pflanzen zur Chlorose sowie zur Dürrfleckenkrankheit führen.[9] Gut verwertbare Manganquellen sind Weizenkeime (11 mg), Haferflocken (4,5 mg) Vollkorngetreide (2–4 mg) sowie einige Nusssorten (1–2 mg pro 100 g). Auch schwarzer Tee ist manganreich, das Mangan ist hier aber wegen de hohen Gerbstoffgehalts nur schwer verfügbar (Fuchs 2001). Laut DGE liegt der Bedarf am Spurenelement Mangan für Erwachsene bei 2–5 mg/Tag, bei Kindern bei 1–3 mg/Tag.

9.2 Traditionelle Heilanwendungen

Mangan wurde 1774 von Johann Gottlieb Gahn entdeckt, aber schon 2500 vor Christus wurden Manganverbindungen als Farbstoffe genutzt. Im Altertum zog man den manganhaltigen Braunstein

[9] Lexikon der Chemie > Mangan: www.wissenschaft-online.de; Stand: August 2008.

zur Glasbereitung und -färbung heran. Erst Samuel Hahnemann führte Mangan II-Acetat in die Verwendung als Arznei ein. Etwa zur gleichen Zeit stellte der Chemiker Johann Rudolph Glauber **Kaliumpermanganat** her, das Kaliumsalz der Permangansäure. Dieses wird in der Medizin aufgrund seiner oxidierenden Wirkung in 0,05–0,1%iger Lösung als Antiseptikum verwendet. Früher wurde es auch bei verschiedenen Vergiftungen innerlich eingesetzt (Hunnius u. Ammon 2004; Zumkley u. Kisters 1990).

9.3 Mangan im menschlichen Körper – heutiger Wissensstand

Mangan stimuliert den Aufbau des Bindegewebes und der Knochen

Ein Erwachsener hat 10–40 mg Mangan in seinem Körper, mit besonders hoher Konzentration in den Knochen. Es handelt sich um ein essenzielles Spurenelement. Mangan wird im Dünndarm resorbiert und in den Erythrozyten und im Blutplasma transportiert. Speicherorte sind Leber, Pankreas, Nieren, Hypophyse, Knochenmark und Haare, die Ausscheidung erfolgt über die Galle. Mangan kommt in **60 Enzymen** vor, es stimuliert die Knorpel- und Knochenbildung, ist beteiligt am Stoffwechsel der Mukopolysaccharide und beeinflusst so auch den Aufbau des Bindegewebes. Als Bestandteil des Enzyms Arginase wirkt es am Abbau von Arginin zu Ornithin und zu Harnstoff mit.

Mangan spielt eine wichtige Rolle im Stoffwechsel

Managanhaltige Enzyme greifen in den Kohlenhydrat-, Zucker- und Fettstoffwechsel ein. So ist Mangan an der **Glukosebildung** aus Laktat mit Hilfe der Pyruvatcarboxylase beteiligt. Die Pyruvatcarboxylase hat eine wichtige Aufgabe in der zellulären Energiegewinnung des ATP über den Citratzyclus und der Energiespeicherung. Dabei geht es um die Umwandlung von Pyruvat und CO_2 zu Oxalacetat in der Glukosegewinnung. Mangan stimuliert die Synthese von Cholesterin. Durch gezielte Mangan-Zufuhr ist es möglich, eine schlechte Glukosetoleranz zu normalisieren. Daher spielt Mangan auch bei der Behandlung von Diabetes mellitus eine Rolle.

Mangan wirkt der Entstehung von Arteriosklerose entgegen

Es scheinen Zusammenhänge zwischen Mangan und Herz-Kreislauf-Krankheiten sowie der Entstehung von Arteriosklerose zu bestehen, wobei Mangan die Bildung von **Plaques an der Gefäßwand** reduziert. Bei Arteriosklerose ist die Mangankonzentration im Serum erhöht, in der Leber, im Myokard und in der Gefäßwand aber erniedrigt.

Mangan und Alzheimer-Demenz

Da lediglich 5% der Alzheimer Demenzen statistisch gesehen genetisch bedingt sind, müssen die Lebensumstände genau betrachtet werden, durch die eine Ausbildung von Alzheimer Demenz gefördert wird. Die durch verschiedene Lebensumstände begründete Alzheimer Demenz wird auch als sporadische Alzheimer Demenz bezeichnet. Das Geschehen einer Entwicklung von Demenzen, und im Besonderen einer sporadischen Alzheimer Demenz ist u.a. über falsche, zu hoch kalorische Ernährung, aber auch Umwelteinflüsse wie organische Schadstoffe, Schwermetalle, Stress sowie einer übermäßigen Belastung mit Freien Radikalen in Zusammenhang zu bringen.

Dabei werden Prozesse in Gang gebracht, die zur Aktivierung von entzündungsfördernden Zytokinen führen, welche zur Ausbildung verschiedener Erkrankungen, wie Insulinresistenz und Hypertonie führen. Diese Vorgänge sind eine Voraussetzung bei der Entwicklung der Alzheimer Demenz. Die Aufgaben des Mangans als Antioxidans rücken hier ebenso in den Mittelpunkt der Betrachtung, wie auch seine Bedeutung im Glukosestoffwechsel, vor allem im Bereich des ZNS. Im Alter ist auch der **Ammoniakabbau im Gehirn** erschwert, welcher von Mangan gefördert wird.

Nach Heine ist die Alzheimer Demenz eine Erkrankung der Extrazellulären Matrix (EM) im Gehirn (Heine 2007). Ein wichtiger Bestandteil dieser Extrazellulären Matrix ist das Appican, das Chondroitinsulfat enthält. Mangan ist am Aufbau von Chondroitinsulfat beteiligt, das auch im Bindegewebe, insbesondere im Knorpel vorkommt. Die ausreichende Manganzufuhr ist für die Chondroitinsynthese und speziell für den Aufbau von **Appi-**

can von Bedeutung. Darüber hinaus fördert Mangan die Durchblutung, unterstützt die Mikrozirkulation der kleinen Gefäße und wirkt der Ausbildung von sklerosierten Arterien entgegen.

Mangan hat antioxidative Aufgaben

Weiterhin ist Mangan Bestandteil des Enzyms Superoxid-Dismutase (SoD) in den Mitochondrien, welches die Mitochondrienmembran vor oxidativer Zerstörung schützt, es ist daher als Antioxidans zu betrachten. Es spielt eine Rolle bei der Entwicklung des ZNS, der Synthese der Steroidhormone (Sexual- und Stesshormone), bei der Spermiogenese und bei der Blutgerinnung (Fuchs 2001; Schmidt u. Schmidt 2004).

9.4 Vergiftungssymptome

Vergiftungssymptome sind **sehr selten**, da es kaum Umweltbelastungen durch Mangan gibt. Eine Ausnahme bilden Arbeiter in Manganminen, in manganverarbeitenden Betrieben, Metallhütten oder Fabriken der Metallindustrie, die einer lang anhaltenden Inhalation von manganhaltigen Dämpfen und Stäuben ausgesetzt waren. Mögliche Vergiftungserscheinungen sind anfangs verstärktes Schwitzen, Müdigkeit, Schwindel, später schwerste Pneumonien bis hin zu Gewichtsverlust, Muskelschmerzen sowie schwere Schädigungen des ZNS mit Sensibilitätsstörungen und schließlich Symptome eines Parkinson-Syndroms (Biesalski et al. 2002).

9.5 Biochemische Wirkungsbeschreibung

In Blut, Knochen und Zellen

Nach D. Schöpwinkel (Schöpwinkel 1930) ist Manganum sulfuricum *„... ein steter Begleiter des phosphorsauren Eisens und zwar im Blute, in den Knochen und in den eisenhaltigen Eiweißkörpern der Zellen“*. Manganum sulfuricum sei der *„... Hauptfaktor zur Bildung von Aufspaltungskörpern (wasserlösliche Oxydationsfermente = Oxydasen) und den für den Stoffwechsel erforderlichen Superoxyden“*. Mangan steigert die Aufnahme von Eisen. Bei **Eisenmangel** steigt die Manganabsorption um das 2–3-fache. Da in den Erythrozyten Mangan an Porphyrin gebunden vorliegt, scheint hier der Zusammenhang zu liegen. Allerdings sollte berücksichtigt werden, dass auch Kupfer die Eisenresorption verbessert.

Antioxidans

Wir bemerkten schon, dass heute etwa 60 Enzyme in unserem Organismus bekannt sind, die Mangan enthalten oder durch Mangan aktiviert werden, und dass das Enzym Mangan-Superoxid-Dismutase essenziell für den **Schutz vor freien Radikalen** ist.

Beim Aufbau des Bindegewebes

Für den Aufbau der Extrazellulären Matrix ist die Anwesenheit von Mangan unerlässlich. In der Biochemie nach Dr. Schüßler wird Mangan über Manganum sulfuricum Nr. 17 zugeführt. Dabei hat vor allem der Aufbau von Chondroitinsulfat-Proteoglykanen, welche an Hyaluronsäure bindet, große Bedeutung für die Bildung der **Extrazellulären Matrix im gesamten Organismus**. Aus Sicht der Biochemie nach Dr. Schüßler sollte auch das Zusammenspiel mit den Basissalzen Kalium chloratum Nr. 4 und Natrium chloratum Nr. 8 zum Aufbau der Extrazellulären Matrix Beachtung finden.

Im Bindegewebe des ZNS hat vor allem das Proteoglykan Appican große Bedeutung und wird von den Astrozyten sezerniert. Appican enthält zwei Chondroitinsulfat-Seitenketten. Aber auch andere Proteoglykane, wie Versican in der Wand der Blutgefäße oder Aggrecan das Proteoglykan des Knorpelaufbaus enthalten vor allem Chondroitinsulfat und unterstreichen die Bedeutung dieses Mineralstoffs für das Bindegewebe.

Regulation des Manganhaushalts

Das biochemischen Funktionsmittel reguliert den Mangangehalt von Zelle und Zwischenzellraum, es wirkt mit am Aufbau des gesamten Binde- und Stützgewebes, aber auch des Nervensystems, verbessert den **Kohlenhydrat- und Lipoproteinstoffwechsel**, wirkt entgiftend, antioxidativ und stimuliert die Funktion des Immunsystems. Gleichzeitig hat es einen stärkenden Einfluss auf das Nervensystem.

9.6 Beziehung zu den Basismineralstoffen

Ferrum phosphoricum Nr. 3

Eine gemeinsame Einnahme beider Mineralstoffe fördert den Eisenstoffwechsel.

Magnesium phosphoricum Nr. 7

Mangan ist Co-Faktor von **magnesiumabhängigen Enzymen**, daher sollte an Magnesium phosphoricum Nr. 7 als entsprechendem Basismineralstoff gedacht werden, vor allem wenn der Kohlenhydrat- und Energiestoffwechsel betrachtet wird.

Natrium chloratum Nr. 8

Dieser Mineralstoff baut als Basismineralstoff die Knorpelgewebe auf und versorgt die Gelenke mit ausreichend Flüssigkeit.

Natrium phosphoricum Nr. 9

Wegen der Bedeutung dieses Mineralstoffs für den **Lipoproteinstoffwechsel** ist auch an Natrium phosphoricum zu denken, das als Basisfunktionsmittel des Fettstoffwechsels gilt.

9.7 Bewährte Indikationen

9.7.1 Eisenmangel

Bei Eisenmangel verbessert Manganum sulfuricum Nr. 17 die **Eisenaufnahme**, wobei in der Biochemie nach Dr. Schüßler Manganum sulfuricum Nr. 17 zusätzlich zur Ferrum phosphoricum Nr. 3 etwa in der halben Dosierung verabreicht wird. Dass die Eisenwerte (Hb, Transferrin, Ferritin) sich darüber anhaltend normalisieren, ist eine Erfahrung in der biochemischen Heilweise und wird schon seit langer Zeit praktiziert. Der Erfolg besteht wahrscheinlich in der Interaktion bei der Resorption. Hier ist zusätzlich noch Cuprum arsenicosum Nr. 19 zu geben.

9.7.2 Energielosigkeit

Da Mangan zur Bildung der energiespeichernden **ATP-Komplexe** in den Zellen erforderlich ist, kann das Funktionsmittel auch bei allgemeiner Energielosigkeit und Abgeschlagenheit erforderlich werden. Eine Kombination mit der „Powermischung" ist in diesem Zusammenhang empfehlenswert (siehe Seite 125).

Auch wenn beim Lernen Gedächtnis und Konzentration leiden, kann eine Zufuhr von Manganum sulfuricum Nr. 17 hilfreich sein, vor allem als zusätzliche Kombination für die „Lernmischung" (siehe Seite 126).

9.7.3 Säureausleitung

Zur Verminderung einer Säurebelastung des Organismus empfiehlt es sich, Manganum sulfuricum Nr. 17 zusätzlich einzusetzen, da das Funktionsmittel den **Abbau von Ammoniak** fördert, das bei unzureichender Säureausscheidung über die Nieren durch den Abbau der Harnsäure im Darm entsteht.

9.7.4 Knorpelschäden, Osteoporose

Bei allen Knorpelschäden wie Arthrosen und Osteochondrose wirkt Manganum sulfuricum Nr. 17 unterstützend, weil es die Knorpelbildung fördert. Hier ist vor allem auch an degenerative Schädigungen der **Wirbelsäule** zu denken. Wegen seines Einflusses auf die Knochenbildung kann das Funktionsmittel unterstützend bei Osteoporose gegeben werden.

9.7.5 Rheumatoide Arthritis, Gicht

Rheumatoide Arthritis resultiert aus einer oxidativen Schädigung der Knorpelgwebe. Auch bei rheumatoider Arthritis besteht ein Mangel an Manganum sulfuricum Nr. 17. Das lässt sich vermutlich über den positiven Einfluss der **manganhaltigen Superoxid-Dismutase (SoD)** auf das Entzündungsgeschehen erklären. Für diese Beschwerden ist oft die Verschlimmerung bei Wetterwechsel und insbesondere bei nasskaltem Wetter charakteristisch.

9.7.6 Versorgung in der Schwangerschaft und Kindheit

Manganum sulfuricum Nr. 17 beugt während der Schwangerschaft und bei Kindern und Jugendlichen einem Manganmangel und den entsprechenden Folgebeschwerden vor.

9.7.7 Hepatopathien

Bei Leberproblemen, z.B. bei einer **Leberzirrhose oder Hepatitis**, gerät ganz offensichtlich die Steuerung dieses Mineralstoffes, was den Mikro- und Makrohaushalt betrifft, außer Kontrolle. Denn man findet bei diesen Störungen häufig erhöhte Manganwerte im Blut. Auch hier sollte immer zusätzlich Manganum sulfuricum Nr. 17 gegeben werden.

9.7.8 Diabetes mellitus

Weiterhin ist die unterstützende Verabreichung von Manganum sulfuricum Nr. 17 bei Diabetes mellitus zu überlegen. Denn ein Manganmangel kann die **Glukosetoleranz** beeinträchtigen.

Man hat beobachtet, dass Diabetiker meist deutlich niedrigere Manganwerte im Blut aufweisen.

9.7.9 Arteriosklerose

Das Funktionsmittel kann auch zur vorbeugenden und lindernden Versorgung bei Arteriosklerose gegeben werden, denn es hilft, die Bildung von **Plaques** an der Intima der Arterien zu verhüten bzw. zu vermindern. Dabei wirkt es zusammen mit Calcium floratum und weiteren Funktionsmitteln (vgl. Seite 149)

9.7.10 Schizophrenie und Epilepsie

Da man bei Epileptikern, vor allem Kindern und Jugendlichen, und bei Schizophrenen durch Manganzufuhr eine Verminderung der Anfallshäufigkeit erzielen konnte, liegt es nahe, auch in diesen Fällen unterstützend das Manganum sulfuricum Nr. 17 zu verabreichen.

9.7.11 Nervenschwäche

Manganum sulfuricum Nr. 17 wirkt aufgrund seines stärkenden Einflusses auf das Nervensystem hilfreich bei **Gedächtnis- und Konzentrationsstörungen**. Schöpwinkel führt auch an, dass subjektiv ein Gefühl von *„Taubgeschwollensein des Kopfes und der Glieder“* (Schöpwinkel 1930) bestehen kann.

9.7.12 Zahnschmerzen

Bei manchen Formen von Zahnschmerzen, die sich trotz zahnärztlicher Behandlung nicht bessern, kann ein Ungleichgewicht im Manganhaushalt vorliegen, welches sich nach Gabe von Manganum sulfuricum Nr. 17 bessert (Schöpwinkel 1930).

9.7.13 Sehschwäche, Augenentzündungen

Das Gleiche gilt für Sehschwäche und Augenentzündungen. Diese Formen der Sehschwäche sind oft rein nervlich bedingt, sie treten phasenweise auf und bessern sich nicht durch das Tragen einer Brille.

Fallbeispiel

Ein 30-jähriger Mann mit juvenilem Diabetes litt unter zunehmenden Polyneuropathien. Nach einigen Monaten der Einnahme von entsprechenden Schüßler-Salzen konnte diesbezüglich keine Besserung gemeldet werden, obwohl die Einstellung der Insulinwerte deutlich stabilisiert werden konnte. Es erfolgte die Empfehlung, 10 Tabletten der Nr. 17 zur Mischung dazu zu nehmen. Nach einer Einnahmedauer von vier Wochen konnte er bereits von deutlichen Verbesserungen der Polyneuropathie berichten, welche sich im Laufe der nächsten Monate noch wesentlich verbesserte.

Hinweise aus der Praxis

Knorpelprobleme haben eine äußerst lang andauernde Regenerationszeit, wobei der Hauptmineralstoff Natrium chloratum Nr. 8 ist. Zu diesem muss aber unbedingt Manganum sulfuricum Nr. 17 neben anderen hinzukombiniert werden, damit eine Empfehlung erfolgreich sein kann, wobei noch darauf hinzuweisen ist, dass solche Belastungen ohne äußere Anwendung, z.B. in Form einer Gelenkcreme nicht erfolgreich sein können.

Das Knorpelgewebe braucht mindestens eine ebenso lange Regenerationszeit wie Sehnen und Bänder. Es ist durchaus bekannt, dass Verstauchungen und Verrenkungen meist längere Zeit Beschwerden verursachen als Knochenbrüche, sofern diese nicht kompliziert sind.

9.8
Charakterliche Strukturen

Zusammenhänge zwischen Manganum sulfuricum Nr. 17 und bestimmten charakterlichen Strukturen

Was kennzeichnet die Störung des unmittelbaren Lebens?

Wenn der Bogen in einem Bereich überspannt wird.

Wenn es in einem Bereich zu besonderen Belastungen kommt, dann ist es durch das gelingende Leben in den anderen Bereichen möglich, solche Disharmonien, Unausgeglichenheiten, Krisen zu kompensieren. Aber nicht allzulange, dann lässt sich das System nicht länger aufrechterhalten. Es bekommt Risse. Sprünge zeigen die Verunsicherung im Gebälk, es knistert zuerst, dann kracht es ordentlich, bis das Gebäude zusammenbricht.

Wenn dauerhafte, besonders schwerwiegende Anstrengungen erschöpfen, wenn die Verdauungskapazität für diese Anstrengungen nicht nur vorübergehend sondern dauernd überfordert ist, gibt es Kompensationsversuche, in dem andere Bereiche vernachlässigt werden. Wenn die Krise in der Familie ist, leidet der Beruf oder umgekehrt.

Wenn gute Freundinnen oder Freunde verloren gehen, kann sich das auch in allen anderen Bereichen auswirken. Ebenso auf die Krankheit eines Kindes und vieles anderes mehr. Manchmal wird mit Alkohol versucht, das Problem mit „einem guten Schluck" hinunter zu bringen oder es müssen noch stärkere Drogen herhalten, um die Überforderung auszuhalten oder das Loch zuzudecken, das sich aufgetan hat.

Wenn man vom Leben unverdauliche Brocken vorgeworfen bekommt, sind die Reaktionen sehr verschieden, aber immer von der Hilflosigkeit geprägt. Es gibt das Leben, das in Pflichten erstickt, sich in Vorschriften verliert, in Zwängen vegetiert, sich in Kümmerformen über Wasser hält, verstümmelt, verwachsen, unnatürlich – entfremdet – ohne Saft und Kraft – in großer Not.

Wie ist es, wenn es gut ist?

Wenn das Leben gelingt.

Eine Familie, in der es lebendig zugeht. In der sich die Jungen mit den Alten, die Kinder untereinander, aber auch die beiden „Oldies" nichts schenken, in dem Sinne, dass sie keiner Auseinandersetzung aus dem Weg gehen, so eine Familie ist beglückend. Natürlich lassen die beiden „Oldies" keine Gelegenheit aus, um Jubiläen zu feiern. Feste für viele Menschen, die an ihrer Freude teilhaben können, dass es ihnen gut geht. Sie lassen keine Gelegenheit aus, sich zu beschenken und einander das Leben regelrecht zu einem Fest zu gestalten. Diese Formulierung war schon etwas hoch gegriffen, denn immer wieder schlägt der Alltag zu. Nur bei diesem Freund des Lebens muss darauf geachtet werden, dass man nicht in ihm erstickt. Das Leben bietet immer wieder Möglichkeiten und Höhepunkte, die dann die Familie aus dem Alltag herausheben. Aber wie schon ein Sprichwort sagt, kann man beim Gugelhupf auch nicht nur die Rosinen genießen, man muss auch den Teig akzeptieren, in den sie eingebettet sind.

Wenn der Beruf erfüllend ist, wenn die eingegangenen Verpflichtungen, die damit verbundenen Tätigkeiten, gerne erfüllt werden, die Kolleginnen und Kollegen angenehm sind, das Betriebsklima gut und die Chefs einem auch auf der persönlichen Ebene begegnen und man nicht nur als Mitarbeiter mit der Nummer Soundso gesehen wird, das erfüllt. Es stellt sich bei viel Arbeit dann wohl auch die Müdigkeit ein, aber die Erholung, die Regeneration gelingt sehr rasch.

Wenn dann noch lebenswerte Umgangsformen den Alltag bestimmen, wenn beim Essen und Trinken das Genießen immer wieder möglich ist, in der Freizeit der Kontakt mit Freunden möglich wird, der Urlaub die notwendige Erholung und das Hobby noch zusätzliche Freude bringt, dann ist die Darstellung schon fast etwas kitschig. Aber warum soll das alles nicht möglich sein und vor allem: Es bringt die Freude ins Leben.

Die Lust aufs Leben stellt sich ein, auf körperliche Betätigung, auf intellektuelle Auseinandersetzung, das Leben ist im Fluss. Der Mensch hat Geschmack am Leben und sicher auch einen „guten Geschmack", was seine Umgebung, seinen Partner, seine Kleidung und Wohnung betrifft. Er wird auch manchmal müde von seinem anspruchsvollen Leben, es ist aber voll Erfüllung.

10 – Calcium sulfuratum Nr. 18

Calciumsulfid, Calciummonosulfid, CaS
Potenzierung: D 12

Überblick

Aufgrund seines Sulfid-Anions fördert dieses Funktionsmittel besonders in der **Leber** die **Entgiftung** und hat einen positiven Einfluss auf den **Fettstoffwechsel**. Hieraus leiten sich seine Einsatzmöglichkeiten ab. Es

- unterstützt die Ausleitung von Schwermetallen wie Amalgam,
- wirkt antioxidativ und immunstärkend,
- reguliert den gesamten Stoffwechsel und kann der Arteriosklerose vorbeugen helfen,
- fördert die Entschlackung und Entgiftung schwer ausscheidbarer Substanzen (Xenobiotika) und
- wirkt entlastend und stärkend.

Antlitzanalytische Zeichen

- Aussackung am inneren oberen Augenwinkel.
- Ein Mangel an Calcium sulfuratum ist gekennzeichnet durch eine Aussackung am inneren oberen Augenwinkel. Diese Aussackung kann im inneren oberen Augenwinkel rechts und links verschieden stark ausgeprägt sein.
- Die Aussackung bildet einen stumpfen schiefen Winkel zu einem allfällig vorhandenen Schlupflid. Manchmal ist die Trennung der beiden Mängel etwas schwierig, da muss genauer hingeschaut werden.
- In Zusammenhang mit einer Lidhöhle hat die Aussackung am inneren oberen Augenwinkel als Mangelzeichen an Calcium sulfuratum Mühe, sich durchzusetzen. Wenn der Eindruck entsteht, dass die Lidhöhle die Aussackung zurückdrängt, dass also der Mangel durch die Lidhöhle abgeschwächt wird, ist das in der Dosierung zu berücksichtigen.

10.1 Chemische Eigenschaften, Vorkommen

Kalziumsulfid ist ein gelblich bis schwach rötliches Pulver, das in kaltem Wasser nur wenig löslich, in Ethanol unlöslich ist. Metallsulfide sind als Salze der zweibasigen Säure Schwefelwasserstoff H_2S aufzufassen.[10] Calcium sulfuratum Nr. 18 darf nicht verwechselt werden mit dem, in der Homöopathie gebräuchlichen, „Hepar sulfuris Hahnemannii", das auch „Calcium sulfuratum Hahnemannii" oder „Hepar sulfuris calcarea" genannt wird. Während es sich bei dem von uns zu besprechenden Calcium sulfuratum Nr. 18 um **reines Kalziumsulfid** handelt, wird Hepar sulfuris calcareum durch Erhitzen von Austernschalen und Schwefelblumen in einem geschlossenen Tiegel hergestellt und besteht aus einem kristallinen Gemisch von Kalziumpolysulfiden (CaS_2, CaS_4, CaS_5) (Hunnius u. Ammon 2004; Stauffer 1988). Ebenso wenig darf die Calcium sulfuratum Nr. 18 mit Calcium sulfuricum Nr. 12 ($CaSO_4$), dem Gips, verwechselt werden.

[10] Lexikon der Chemie > Sulfide: www.wissenschaft-online.de; Stand: Juli 2008

10.2

Traditionelle Anwendungen

Sulfide bzw. ihre Vorstufen, die als bioaktive Substanzen gelten, finden sich in den Zwiebelgewächsen, insbesondere im **Knoblauch**, aber auch im Bärlauch und in der Küchenzwiebel. Knoblauch wird schon seit Jahrtausenden in der Heilkunst eingesetzt, und die positiven gesundheitlichen Wirkungen eines regelmäßigen Knoblauchverzehrs sind inzwischen wissenschaftlich gut erforscht (Schmiedel et al. 2001). Auch N-Acetyl-Cystein (NAC), steht aufgrund seines Gehalts an **organischem Sulfid** in Beziehung zum Mineralstoff Calcium sulfuratum Nr. 18. Es wird heute in hoher Dosierung zur Schleimlösung eingesetzt. Der Gebrauch von Calcium sulfuratum innerlich bei Abszessen und Furunkeln und äußerlich 3–12%ig in Salben bei Hautausschlägen ist obsolet (Hunnius u. Ammon 2004).

10.3

Kalziumsulfid im menschlichen Körper – heutiger Wissensstand

Sulfide sind Salze oder Ester des Schwefelwasserstoffs, die das Sulfid-Anion S^{2-} enthalten. Die Aminosäuren **Cystin** und **Methionin** gelten chemisch als Thioether, Dialkylsulfide, mit organisch gebundenem Schwefel. Cystein wird aus den Aminosäuren Serin und Methionin, über Homocystein aufgebaut. Methionin ist eine essenzielle Aminosäure, was bedeutet, dass sie von Tieren und Menschen nicht synthetisiert werden kann, sondern über die Nahrung zuzuführen ist. Methionin versorgt den Körper mit organisch gebundenem Schwefel, verhindert eine übermäßige Fetteinlagerung in der Leber und unterstützt die Bildung von Lezitin. Cystin enthält Disulfidbindungen, ist wichtig für Haut und Haare und für die **Entgiftung von Schwermetallen** (Arndt u. Albers 2001).

10.4

Vergiftungssymptome

Vergiftungssymptome sind nicht bekannt.

10.5

Biochemische Wirkungsbeschreibung

Ob Kalziumsulfid einen Stellenwert als Substitutionsmittel nach Dr. Schüßler besitzt oder nicht, ist heute unserem Wissen nach unbekannt. Offensichtlich ist dieses Salz wegen seines Anions, dem **Sulfid**, und weniger wegen des Calciumions eingeführt worden.

„Calciumsulfid“ oder „einfach „Schwefelcalcium“ (nicht zu verwechseln mit dem vielfach irrtümlich empfohlenen „Calcium sulfuricum“ oder „Calciumsulfat“ (CaSO4)=Gips), ist ein äußerst wichtiger lebens-chemischer Grundstoff, der in Wasser unlöslich, dagegen in den alkalischen Körpersäften zu Calciumhydrosulfid oder Calciumsulfhydrat (Ca(SH)2) verwandelt, für den ungestörten Verlauf des organischen Stoffwechsels von allergrößter Bedeutung ist“. (Schöpwinkel 1930)

Nach Schöpwinkel veranlasst Calcium sulfuratum die Bildung von Glykogen in Muskeln und Leber und verhindert dadurch die Entstehung von Diabetes mellitus. Bei einem Mangel an diesem Mineralstoff steige der Glukosespiegel im Blut an und die überschüssige Glukose werde dann mit dem Urin ausgeschieden (Schöpwinkel 1930).

„Das negative Calcium phosphoricum bildet durch seine polar-biochemische Niederschlagung, Bindung und Gerinnung (Koagulierung) die Knochensubstanz, wohingegen das sauerstoff-freie, stark Wasserstoff bindende Calciumsulfid gewissermaßen als Bremse gegen eine hemmungslose Oxydation die Koagulierung des kristalloiden Blutzuckers (Saccharosen) in der Leber und in den Muskeln veranlasst“ (diese Vorgänge können durch die Kapillaranalyse experimentell demonstriert werden). (Schöpwinkel 1930)

Verluste an diesem Funktionsmittel entstünden vor allem bei fortgesetzter nervöser Erregung, bei Unterernährung und Nachtarbeit. Eine durch diese Stressfaktoren bedingte erhöhte Säurebildung führe letztendlich zu erhöhter Reizbarkeit von Leber, Bauchspeicheldrüse und Muskulatur und zur vermehrten Ausscheidung von Kalziumsalzen und Kalziumsulfhydrat durch den Harn.

Wir gehen davon aus, dass dieser Mineralstoff die Entgiftungsleistung der Leber für **schwer ausscheidbare Substanzen**, insbesondere Schwermetalle steigert sowie stark antioxidativ wirkt. Weiterhin ist ein positiver Einfluss auf den Fettstoffwechsel und davon abhängige Störungen zu erwarten. Auf diesem Wege wirkt er entlastend und stärkend auf den gesamten Organismus.

10.6 Beziehung zu den Basismineralstoffen

Natrium chloratum Nr. 8

Schwermetalle werden vor allem mithilfe von Natrium chloratum Nr. 8 ausgeschieden und zwar über die Nieren- und Harnwege.

Natrium sulfuricum Nr. 10

Da ein Mangel die Ausscheidungsvorgänge, vor allem der Leber, erschwert, ist der Basismineralstoff Natrium sulfuricum Nr. 10 als **Leberfunktionsmittel** angesprochen. Jede Schadstoffausleitung von schwer ausscheidbaren Xenobiotika ist vor allem eine Beanspruchung der Leberfunktionen.

Calcium sulfuricum Nr. 12

Wenn die Ausscheidungsfunktionen des Körpers stocken, ist vor allem an Calcium sulfuricum Nr. 12 zu denken.

10.7 Bewährte Indikationen

10.7.1 Schwermetallentgiftung/ Hepaxen

In einer Ausleitungsmischung für **Schwermetalle**, vor allem für Amalgam, hat Calcium sulfuratum Nr. 18 eine zentrale Bedeutung. Wir haben die entsprechenden anlitzanalytischen Zeichen sehr oft bei schwermetallbelasteten Menschen beobachtet. Insgesamt sind hier folgende Mineralstoffe in einer bestimmten Zusammensetzung kombiniert

- Kalium chloratum Nr. 4
- Kalium phosphoricum Nr. 5
- Kalium sulfuricum Nr. 6
- Natrium phosphoricum Nr. 9
- Natrium sulfuricum Nr. 10
- Kalium iodatum Nr. 15
- Calcium sulfuratum Nr. 18
- Cuprum arsenicosum Nr. 19
- Zincum chloratum Nr. 21

Hepaxen ist eine registrierte homöopathische Arzneimischung. Es ist eine Mischung von Triturationen dieser zuvor angegebenen Mineralstoffe nach Dr. Schüßler.

10.7.2 Antioxidativ, immunstärkend

Calcium sulfuratum Nr. 18 wirkt regulierend auf den Sulfid-Bestand des Körpers und darüber antioxidativ, was zu einer verbesserten Immunleistung führt.

10.7.3 Regulativ für den Stoffwechsel

Die von Schöpwinkel beschriebenen Zusammenhänge deuten auf eine verbesserte Regulation des Kohlenhydrat-, Fett- und Eiweißstoffwechsels und darüberhinaus vorbeugend gegen Arteriosklerose mit ihren Folgeerkrankungen.

10.7.4 Ausscheidungsmittel für schwer ausscheidbare Substanzen im Körper

Als solches ist die Einnahme empfehlenswert, wenn Ausscheidungsvorgänge blockiert sind und eine Entschlackung oder Entgiftung nicht so recht in die Gänge kommt.

Es gibt Ausleitungsmischungen, wie zuvor angegeben, aber auch eine weitere fertige Pulvermischung aus Mineralstoffen[11] nach Dr. Schüßler, die zu Entgiftung, Entsäuerung und „Entschlackung" eingesetzt werden kann. Sie ist vor allem für eine Reinigungskur im Frühjahr geeignet.

Hinweise aus der Praxis

Die Entlastung des Körpers von Schad- und Belastungsstoffen, von Xenobiotika, erscheint durch die zunehmende Umweltbelastung eine immer größere Bedeutung zu bekommen. Hatte früher Natrium sulfuricum Nr. 10 allein als „Müllabfuhr" im Organismus gereicht, so muss heute oft mit einer Mischungskombination diesen Belastungen zu Leibe gerückt werden. Natrium sulfuricum Nr. 10 für die übliche

[11] Siehe weitere Hinweise im Anhang.

Belastung mit Schadstoffen, Calcium sulfuratum Nr. 18 für eine verstärkte Arbeit an der Entlastung von schädlichen Substanzen und Selenium Nr. 26 für den oxidativen Schutz der Leber, wenn es um die Grundkombination zur Ausleitung geht.

10.8 Charakterliche Strukturen

Zusammenhänge zwischen Calcium sulfuratum Nr. 18 und bestimmten charakterlichen Strukturen

Was kennzeichnet die Störung des unmittelbaren Lebens?

Wenn durch widrige Umstände die Umsetzung der Vorhaben, der Ziele, der erfüllenden Werte nicht gelingt, zieht mit der Zeit Resignation in das Leben ein.

Die Abgrenzung gegen belastende Menschen und Ereignisse gelingt dann nicht mehr so gut. Wenn dann durch das löchrige Kleid der Seele die Belastungen bis in die inneren Räume durchschlagen, dann verdüstert sich der Himmel, desperate Gefühle kommen immer mehr, die Atmosphäre ist belastet, es scheint kein Licht mehr im Tunnel zu geben, Verzweiflung steigt auf.

Nicht immer gelingt die Befreiung und die innere Not wird immer größer. Es kommt zu einer übersteigerten unangemessenen Abgrenzung, die auch Freunde vor den Kopf stößt, schließlich aus Erschöpfung, aus dem erlahmendem Widerstand gegen die widerwärtige Situation gelingt die Abgrenzung nicht mehr.

Es besteht eine große innere Anstrengung dem Leben gegenüber und in der Konsequenz kommt es zu sehr schweren gesundheitlichen Belastungen. Eine übermäßige Verbrennung als Versuch, sich durch inneres Aufbäumen gegen die Ereignisse zu stemmen, verbraucht die Substanz, aber aus der Verbrennung wird keine Energie mehr, sie verpufft.

Das Leben schwankt zwischen dem Verdruss am Leben und der Gier nach dem Leben.

Wie ist es, wenn es gut ist?

Das Leben gelingt in der Erlebnisfähigkeit dieses Lebens und all seiner Schönheiten, aber auch Drangsale und Belastungen, aber das Genießen und die Lust am Leben überwiegen. Durch die Gestaltung der Welt, indem Werte Gestalt annehmen, verwirklicht, auf die mögliche Art und Weise, wie es das Können zulässt, entsteht die Genugtuung, eine Spur in dieser Welt zu hinterlassen. Wenn sich Situationen nicht verändern lassen, müssen sie durch bestimmte zu erringende Einstellungen erobert werden, damit sie verkraftbar werden. Insgesamt erfüllt das gelingende Leben einen mit großer Freude und die Lust zu leben, bleibt stark und lebensbestimmend.

Wenn auch manches Ereignis keinen Lichtpunkt darstellt, so wird ein solches ohne Weiteres verkraftet und weggesteckt, wie man landläufig gerne sagt, was aber in Wirklichkeit eine tolle Leistung von dem jeweiligen Menschen darstellt. Gerade das Wegstecken ist ein psychohygienischer Schutz von enormer Bedeutung.

Würde nämlich über die belastenden Situationen lange nachgegrübelt, sinniert, gedeutet und gedeutelt, lange hin und her analysiert, bekämen diese Ereignisse immer mehr an Bedeutung, letztlich auch Energie, was dann nur einen griesgrämigen Menschen zur Folge haben kann.

Über unangenehme Ereignisse sollte die Schönheit des Lebens nicht übersehen werden, sollte gesehen werden: Das unglaubliche Geschenk, in einer abenteuerlichen Zeit, in einem wohlhabenden Land mit großem persönlichem Schutz zu leben.

11 – Cuprum arsenicosum Nr. 19

Kupfer(II)arsenit, Kupferarsenit, Scheeles Grün, Mineralgrün, Schwedischgrün, Cu3As_2O_6
Empfohlene Potenzierung: D 12

Überblick

Cuprum arsenicosum Nr. 19 beeinflusst die Funktionen von **Gehirn und Rückenmark**, die motorischen Nervenbahnen, sowie die Vernetzung der **Bindegewebsfasern**, die **Melaninbildung** der Haut und die **Hormonbildung**. Es wirkt antioxidativ und regelt den Kupferbestand des Körpers. Aufgrund dieser Funktionen leitet sich der Einsatzbereich des Funktionsmittels ab

- bei Krämpfen, Spasmen, auch mit Krampfschmerzen verbundene Durchfälle,
- bei Neigung zu epileptischen Krämpfen, Neuralgien und chronischen Kopfschmerzen (unterstützend),
- bei Osteoporose, Rheuma, Bindegewebsschwäche und Gelenkschmerzen (unterstützend),
- bei erhöhtem Cholesterinspiegel,
- bei Pigmentierungsstörungen und
- als Regulation der Schilddrüsenhormonproduktion.

Antlitzanalytische Zeichen

- Heller Lidansatz im inneren Augenwinkel.
- Der Lidansatz im inneren Augenwinkel ist bei einem Mangel an Cuprum arsenicosum sehr hell, ähnlich wie die wächserne Farbe von Calcium phosphoricum Nr. 2.
- Der helle Lidansatz hat die Form wie ein großes V, das mit der Spitze auf der Nasenwurzel steht, also für den Betrachter seitlich liegt, mit der Spitze immer zur Nasenwurzel hin gerichtet. In vielen Fällen bildet sich das Mangelzeichen auf den beiden Gesichtshälften verschieden aus.

11.1 Chemische Eigenschaften, Vorkommen

Kupfer zählt zu den **Metallen** und gehört zur ersten Nebengruppe des Periodensystems der Elemente. Im Erdboden liegt Kupfer in einer mittleren Konzentration von 30 – 150 µg/g überwiegend als Sulfid, Arsenat, Chlorid und Carbonat vor. Abbaufähige Erze finden man in den USA, Kanada, Russland, Zaire, Rhodesien und Sambia. Technisch wird Kupfer wegen seiner guten thermalen und elektrischen Leitfähigkeit zu über 50% in Klempnereien und im Heizungsbau verwendet. Es findet außerdem in der Chemie als Katalysator Verwendung. Kupfersulfat (Kupfervitriol) wird im Weinbau in Verbindung mit Kalk und Soda als sogenannte Bordeaux-Mischung gegen Mehltau eingesetzt (Biesalski et al. 2002).

11.2 Traditionelle Heilanwendungen

Kupfer prägte schon die Bronzezeit

Früheste Kunstgegenstände aus gehämmertem Kupfer gehen auf das 6.–5. Jahrtausend vor Christi zurück. Kupfer hat bereits die Bronzezeit (in Mitteleuropa 2000 – 100 v. Chr.) mit geprägt, denn Bronze besteht aus Kupfer und Zinn. In Verbindung mit Zink kann aus Kupfer Messing hergestellt werden, das einen hohen Gebrauchswert besitzt (Schmiedel et al. 2001).

Medizinische Verwendung im Altertum

Schon im Altertum wurde Kupfer zur Reinigung von Trinkwasser, bei Kopfschmerzen, Krämpfen, zur Behandlung frischer Bisswunden, bei Hautjucken, Tumoren, Augenerkrankungen und bei Geschlechtskrankheiten empfohlen, um nur einige überlieferte Kupferindikationen zu nennen. Spätere Schriften nennen zusätzlich Tuberkulose, Epilepsie und insbesondere rheumatische Erkrankungen (Zumkley u. Kisters 1990).

Kupferarsenit als Farbpigment

Kupferarsenit wurde erstmalig von dem deutsch-schwedischen Apotheker und Chemiker Carl Wilhelm Scheele 1778 aus Kupfersulfat, Arsenik und Kaliumcarbonat hergestellt und lange Zeit als **grünes Farbpigment** verwendet. Weitere, heute verbotene Anwendungen, waren die Bekämpfung von Malaria-Mücken und als Holzschutzmittel.[12]

Kupferanwendung heute

Heute finden Kupfersalze medizinische Verwendung als Brechmittel, Desinfiziens (in Augen-, Gurgelwässern sowie für Umschläge) und äußerliche Ätzmittel. Kupfersalze sind ferner Reagenzbestandteil (z.B. Tromner-, Fehling-Lösung; nach Schmidt u. Schmidt 2004).

Die Wirkung der Spirale zur Empfängnisverhütung beruht vermutlich darauf, dass sich durch die Kupferabgabe der Gebärmutterschleim verändert. Auf diese Weise haben es zum einen die Spermien schwerer, zur Eizelle vorzudringen, zum anderen wird die Einnistung befruchteter Eizellen erschwert.[13]

Kupferschmuck

Kupferarmbändern werden volksmedizinisch vielfache Heilwirkungen bei **rheumatischen Erkrankungen** zugeschrieben. Eventuell ist ihre Wirkung über die Resorption minimaler Kupfermengen in Verbindung mit Schweiß zu erklären (Gröber 2002). Patienten mit rheumatischen Erkrankungen können erniedrigte Plasmaspiegelwerte an Kupfer zeigen. Kupfer ist Co-Faktor der antioxidativ wirksamen SoD und kann dadurch Entzündungswerte positiv beeinflussen.

11.3

Kupfer im menschlichen Körper – heutiger Wissensstand

Resorption und Verteilung im Körper

Kupfer ist mit einem Körperbestand von 80–100 mg nach Eisen und Zink das **dritthäufigste Spurenmetall** des Organismus (Biesalski et al. 2002).

Kupfer wird im Magen und Dünndarm resorbiert und an Plasmaproteine (Transcuperin, Histidin und besondere Bindungsstellen des Albumins) gebunden. Es gelangt in die Leber, wo ein Teil des aufgenommenen Kupfers in kupferabhängige Enzyme, ein anderer Teil in Coeruloplasmin (ein Plasmaprotein mit sechs Cu-Atomen) eingebaut und über das Blut in den Organismus weitergeleitet wird. Der restliche Kupferbestand wird intrazellulär in **Metallothionein** gespeichert, einem endogenen Antioxidans, das in allen Zellen vorkommt und reich an Cystein ist. Metallothionein kann Schwermetalle binden und ausscheiden. Überschüssiges Kupfer wird über die Lysosomen (sogenannte Reinigungsenzyme) in die Galle ausgeschieden (Schmidt u. Schmidt 2004).

Kupfer ist Bestandteil von elf Enzymen

Als Bestandteil der Ferroxidase I (Coeruloplasmin) ermöglicht Kupfer die Bindung von Eisen an Transferrin und fördert die **Eisenresorption**. Gleichzeitig wirkt Kupfer antioxidativ, stimuliert das Immunsystem, hemmt Entzündungen und fördert das Zellwachstum. Als Bestandteil der Zink-, Kupfer-SoD ist Kupfer am antioxidativen **Zellmembranenschutz** beteiligt. Da die Erythrozyten einen hohen Gehalt an SOD aufweisen, hat sie hier eine wesentliche Schutzfunktion. Es gibt auch eine extrazelluläre SOD, diese wirkt zusätzlich entzündungshemmend. Eisen und Kupfer sind in der Cytochrom-c-Oxidase enthalten, die der intrazellulären Energiegewinnung dient. Über die Aminooxidase schützt Kupfer die Aminosäuren des Organismus. Als Bestandteil des Enzyms Lysyloxidase steuert Kupfer die **Quervernetzung von Kollagenfasern** des Bindegewebes, und über die Tyrosinase die Bildung von

[12] Lexikon der Chemie > Kupfer: www.wissenschaft-online.de; Stand: Juli 2008

[13] BzGA Bundeszentrale für gesundheitliche Aufklärung, *Verhütungsmittel: Die Spirale*; www.schwanger-info.de; Stand: Juli 2009.

DOPA. DOPA ist Vorstufe von Melanin sowie von Adrenalin/Noradrenalin. Auf diese Weise ist Kupfer auch an der **hormonellen Regulation** beteiligt.

Erhöhter Kupferspiegel bei Karzinomen und Infektionen

Ein erhöhter Kupferspiegel im Serum ist nicht unbedingt Hinwies auf eine Kupferüberladung des Körpers, sondern eher auf eine **Kupferverteilungsstörung**, wie man sie z.B. während der Schwangerschaft, bei der Einnahme oraler Kontrazeptiva oder auch anaboler Steroide sowie nach Operationen von Karzinomen und bei Infektionen beobachtet.

Kupferreiche Nahrungsmittel

In Nahrungsmitteln enthaltener Kupferanteil pro 100 g (Fuchs 2001)

- milchsaure Gurken ca. 8 mg
- Wal-, Para-, Haselnüsse und Cashewkerne 1–3,5 mg
- Vollkorngetreide 0,7–1,0 mg
- Sonnenblumenkerne 2,8 mg
- Weizenkleie 1,5 mg

Kupferbedarf

Frühgeborene haben einen erhöhten Kupferbedarf und sollten mit 900 µg/l substituiert werden. Aus der Muttermilch wird Kupfer zu 75% resorbiert, aus Kuhmilch dagegen nur zu 23%, da es hier an das schwer lösliche Kasein gebunden ist (Biesalski et al. 2002).

Eisen, Zink und Mangan reduzieren die Kupferaufnahme. Der durchschnittliche Kupferbedarf wird von der DGE für Kinder mit 0,5–1,5 mg/Tag und für Jugendliche und Erwachsene mit 1,0–1,5 mg/Tag angegeben. Allerdings erreichen einer in Österreich durchgeführten Ernährungsstudie zufolge nur 50% der Bevölkerung die DGE-Empfehlungen für Kupfer (Schmidt u. Schmidt 2004).

11.4 Vergiftungssymptome

Akute Vergiftungen sind selten

Kupfer wird in der Regel gut vertragen. Dosen bis 5 mg/Tag gelten als unbedenklich. Bei höherer Dosierung können Übelkeit, Bauchschmerzen, Erbrechen und Diarrhöe, bei extrem langfristiger Überdosierung eine Leberschädigung auftreten. Auch eine akute Nephritis mit teilweise blutigem Harn wurde beobachtet (Mezger 1991). In Haushalten mit **Kupferrohren** besteht besonders bei Säuglingen die Gefahr einer chronischen Intoxikation (Schmidt u. Schmidt 2004).

Gefahren bei chronischer Vergiftung

Bei längerer Dauer einer stark erhöhten Kupferzufuhr entstehen Ikterus (Gelbsucht) und im späteren Verlauf auch Blutbildveränderungen (Mezger 1991).

Eine Kupferanreicherung im Organismus kann u.U. führen zu

- Gedächtnisschwäche
- Depressionen
- vorzeitiger Senilität
- Stottern bis zur Aphasie
- Psychosen
- Neigung zu epileptischen Anfällen
- Hyperaktivität bei Kindern

Auch die **Wochenbettpsychose** könnte mit einem erhöhten Kupferspiegel im Zusammenhang stehen, da während der Schwangerschaft vermehrt Östrogene produziert werden, was widerum den Kupferspiegel beeinflusst. Zinkmangel in der Nahrung kann ebenso Kupfer im Blut und im Gewebe anreichern wie starkes Rauchen (Burgerstein 1994). Eine schleichende Belastung mit Kupfer wird auch mit einem erhöhten kardiovaskulären Risiko in Verbindung gebracht. Bei Säuglingen kann Kupfer eine lebensbedrohliche Leberzirrhose hervorrufen (Gröber 2002).

11.5 Biochemische Wirkungsbeschreibung

Nach D. Schöpwinkel (1930) wurde das Funktionsmittel Cuprum arsenicosum Nr. 19 gefunden in

- Leber
- Galle
- Menstrualblut
- Plazenta
- Nieren und Nebennieren
- Zellkernen und Protoplasma
- Blutserum und roten Blutkörperchen

- fibrösen und serösen Schleimhäuten der Bindehaut (Conjunktiva) des Auges
- Epithel- und Epithelialgewebe (Oberhautgewebe)
- dem verlängerten Rückenmark (Medulla oblongata)
- motorischen Nerven der quergestreiften Muskeln
- den Vorderhörnern der grauen Rückenmarksubstanz
- den motorischen Nerven sowie in den Haaren

Dies entspricht auch noch dem heutigen Kenntnisstand. Da Cuprum arsenicosum Nr. 19 eine Kombination aus Arsen und Kupfer ist, kommen auch die für Arsen genannten Indikationen mit in Betracht, vor allem die starke antioxidative Wirkung beider Funktionsmittel sowie der Bezug zur Haut (Melaninbildung) und zum Hormonsystem.

Des Weiteren regelt Cuprum arsenicosum Nr. 19 den Kupfergehalt des Organismus und ist daher bei allen Störungen anwendbar, die auf eine Überladung des Organismus im Makrobereich mit Mangel im Mikrobereich zurückzuführen sind, z.B. bei chronischen Vergiftungen, die heutzutage gar nicht so selten sind. Cuprum arsenicosum Nr. 19 verhilft dem Organismus zu einer ausgeglichenen Balance von Kupfer in und außerhalb der Zellen. Dabei ist wahrscheinlich wegen seiner Wirkung im Gehirn und Rückenmark bei Mangelzuständen an diesem Funktionsmittel die **Neigung zu Krämpfen und Spasmen** aller Art auffallend (Broy 2000). Die gemeinsame Einnahme der Funktionsmittel Cuprum arsenicosum Nr. 19 und Zincum chloratum Nr. 21, die auf der Makroebene vermieden werden sollte, ist in der Biochemie nach Dr. Schüßlers ohne Weiteres möglich.

11.6

Beziehung zu den Basismineralstoffen

Ferrum phosphoricum Nr. 3

Als wichtigstes Basis-Antioxidans der Biochemie nach Dr. Schüßler ist Ferrum phosphoricum Nr. 3 anzusehen. Cuprum arsenicosum ist ein ebenso wichtiger Bestandteil der Antioxdianzienmischung in der Biochemie nach Dr. Schüßler.

Ferrum phosphoricum Nr. 3 ist auch der Basismineralstoff des Eisenhaushaltes. Ein reduzierter Kupferspiegel kann einen **indirekten Eisenmangel** hervorrufen. Ein ausreichender Kupferspeicher, der über Cuprum arsenicosum Nr. 1 im feinstofflichen Bereich aufgebaut wird, gewährleistet, dass ausreichend Eisen für den Einbau ins Hämoglobin zur Verfügung steht.

Kalium chloratum Nr. 4

Dieser Mineralstoff baut alle Faserstoffe des Körpers auf, es ist der Basismineralstoff der Faserelemente des Körpers, wie Kollagen und Elastin. Kalium chloratum Nr. 4 ist der Basismineralstoff zum **Aufbau der Faserelemente** des kolloidalen Bindegewebes. Cuprum arsenicosum ist ebenso wichtig für den Aufbau des kolloidalen Bindegewebes, besonders hinsichtlich der Vernetzung der Bindegewebskolloide.

Kalium sulfuricum Nr. 6

Kalium sulfuricum Nr. 6 wird bei **Pigmentflecken** verabreicht, aber auch bei Ausfall von Pigmentierung. Er ist der Basismineralstoff für die Bildung des Melanins und dessen Verteilung in der Haut. Mit Einnahme von Cuprum arsenicosum kann die Bildung von Melanin gefördert werden.

Magnesium phosphoricum Nr. 7

Magnesium phosphoricum ist der Regulator des vegetativen Nervensystems und wird bei nervlicher Anspannung genommen, aber auch bei **Verkrampfungen** im Bereich der glatten Muskulatur und der Nerven. Eine Einnahme dieses Mineralstoffes kann die krampfkösende Wirkung des Cuprum arsenicosum Nr. 19 im Bereich des Zentralnervensystems unterstützen.

11.7 Bewährte Indikationen

11.7.1 Mangelerscheinung (Kupfersupplementierung nicht immer erforderlich)

Bestehen Mangelerscheinungen an Kupfer, so sollte eine Substitution im Sinne einer feinstofflichen intrazellulären Kupferzufuhr durch Cuprum arsenicosum Nr. 19 erfolgen.

11.7.2 Krämpfe, Neuralgien

Cuprum arsenicosum Nr. 19 wird vorwiegend bei Krämpfen des ZNS verwendet, weshalb es auch bei **Epilepsie** überlegt werden könnte. Außerdem kommt es bei Neuralgien, bei Koliken des Magen-Darm-Traktes sowie bei chronischen Kopfschmerzen zum Tragen.

11.7.3 Schwangerschaft und Stillzeit

In der Schwangerschaft ist eine ausgewogene Kupferversorgung, auch für das werdende Kind, erforderlich, wozu sich Cuprum arsenicosum Nr. 19 hervorragend eignet. Besonders wichtig ist das Funktionsmittel für Frauen, die vor Beginn der Schwangerschaft starke Raucherinnen waren oder länger die Pille eingenommen haben, da es hier oft zu einer Kupferverteilungsstörung im Körper kommen kann. Nach **Frühgeburten** sollte zusätzlich zur Supplementierung im Makrobereich auch der Mikrobereich versorgt werden. Auch Kinder, die nicht gestillt werden können, sollten Cuprum arsenicosum Nr. 19 unbedingt zusätzlich erhalten, da Kupfer aus Milch nur schlecht aufgenommen werden kann. Da Kupfer für die Funktionen des ZNS und den Stoffwechsel des Gehirns benötigt wird, ist es auch für die geistige Entwicklung der Kinder notwendig.

11.7.4 Chronische Anämien

Bei einem **Eisenmangel** sollte unbedingt auch an Cuprum arsenicosum Nr. 19 gedacht werden, weil es die Eisenresorption fördert. Hier empfiehlt sich folgende Kombination

- Ferrum phosphoricum Nr. 3
- Manganum sulfuricum Nr. 17
- Cuprum arsenicosum Nr. 19

11.7.5 Bindegewebsaufbau

Kupfer sorgt für die Quervernetzung der Kollagenfasern, deshalb wird Cuprum arsenicosum Nr. 19 auch angewendet bei: Rheuma, Bindegewebsschwäche und Gelenkschmerzen (siehe Seite 121).

Bei **Bindegewebsverhärtungen** ist ein Kupfermangel wahrscheinlich, es ist empfehlenswert neben Cuprum arsenicosum Nr. 19 weitere Mittel anzuwenden (siehe Seite 121).

11.7.6 Rheumatische Erkrankungen

Cuprum arsenicosum Nr. 19 hat sich auch bei chronischen entzündlichen **Darm- und Gelenkproblemen** bewährt. Es greift auch bei erhöhten Kupferwerten regulierend ein.

11.7.7 Osteoporose

Cuprum arsenicosum Nr. 19 kommt auch bei Osteoporose infrage (siehe Seite 118).

11.7.8 Erhöhter Cholesterinspiegel

Kupfermangel führt ebenso zum Anstieg des Gesamtcholesterins, was im Sinne eines Mikro-, Makroproblems gesehen werden kann. Reichliche Gaben von Cuprum arsenicosum Nr. 19 können den Mangel z.T. ausgleichen, wodurch auch das Cholesterin wieder im Normbereich liegt.

11.7.9 Down-Syndrom

Zusätzlich zur ärztlichen Behandlung kann beim Down-Syndrom Cuprum arsenicosum Nr. 19 gegeben werden, hier wegen seines Einflusses auf den **Hirnstoffwechsel** und die geistige Entwicklung im Kindesalter.

11.7.10 Multiple Sklerose (Encephalomyelitis disseminata)

Cuprum arsenicosum Nr. 19 kann begleitend eingesetzt werden bei Multipler Sklerose, die mit einer **Schwermetallvergiftung** in Verbindung stehen könnte, und bei Parkinson, wo es sich um eine Aluminium- und Bleibelastung handelt.

11.7.11 Antioxidanzienmischung

Cuprum arsenicosum Nr. 19 ist Bestandteil der Antioxidanzienmischung in der Biochemie nach Dr. Schüßler, da die kupferhaltige Cytochrom-C-Oxidase, die Monoamino-Oxidase, so wie SOD antioxidativ wirkende Enzyme sind (siehe Seite 112).

11.7.12 Störung der Hautpigmentierung

Zur Melaninbildung braucht der Körper u. a. Kupfer. Aus diesem Zusammenhang heraus wird Cuprum arsenicosum Nr. 19 bei Störungen des Melaninhaushaltes, vor allem bei **Vitiligo** empfohlen. Es wird diskutiert, ob bei Vitiligo eine Schwermetallbelastung vorliegt. Daher ist aus Sicht der Biochemie nach Dr. Schüßler an folgende Kombination zu denken

- Kalium chloratum Nr. 4
- Kalium sulfuricum Nr. 6
- Natrium sulfuricum Nr. 10
- Cuprum arsenicosum Nr. 19

Vitiligo gilt heute als Autoimmunerkrankung, weshalb zusätzlich Natrium chloratum Nr. 8 eingenommen werden sollte. Die Kombination ist auch äußerlich anzuwenden!

11.7.13 Schilddrüsenfunktion

Cuprum arsenicosum Nr. 19 ist auch ein **Schilddrüsenhormonregulativ**. Kupfer ist am Schilddrüsenstoffwechsel beteiligt, weil es an der Synthese der Schilddrüsenhormone T_3 und T_4 beteiligt ist.

Hinweise aus der Praxis

Kinder, die als Frühgeburt zur Welt kommen, haben meist einen schwerwiegenden Mangel an Kupfer, da es erst im letzten Trimenon aufgenommen wird. Kupfer wird außerdem auch aus der Muttermilch aufgenommen. Die Frühgeborenen „landen“ aber im Brutkasten, wo diese Versorgung nicht möglich ist und durch den Kupfermangel Gehirnkrämpfe auftreten.
Aufgrund erfolgreicher Anwendung von Cuprum arsenicosum Nr. 19 empfehlen wir, diesen Mineralstoff zusätzlich zur ärztlichen Behandlung zu verabreichen, um das Defizit an diesem so bedeutenden Spurenelement auszugleichen. Dabei sollte das Cuprum arsenicosum mit wenig abgekochtem Wasser zu einem Brei gelöst werden, diesen Brei kann man dann in den Mund des Säuglings einbringen. Die Dosierung richtet sich nach dem Bedarf und ist individuell abzustimmen.

11.8 Charakterliche Strukturen

Zusammenhänge zwischen Cuprum arsenicosum Nr. 19 und bestimmten charakterlichen Strukturen

Was kennzeichnet die Störung des unmittelbaren Lebens?

Wenn die Belastungswelle nicht abbricht, oder wenn von vornherein keine so stabile Struktur vorhanden war, beginnt es, bildlich gesprochen, im Gebälk zu knarren und zu krachen.

Wenn bei Kalium sulfuricum Nr. 6 der Mensch keine Luft mehr bekommt, dann wegen seiner Aufmerksamkeit der Welt gegenüber. Alle anderen kommen zum Zug, nur er selbst nicht.

Bei Cuprum arsenicosum Nr. 19 ist es anders. Da sind die Belastungen, Probleme, Verunsicherungen, Krisen, persönlichen Katastrophen so bedrängend, dass der Innenraum so eng wird, dass man keine Luft bekommt. Auch die Strukturen, die sonst die Krisen meistern ließen, sind dabei, mürbe zu werden.

Werden wichtige Strukturen des intrapersonalen Krisenmanagements belastet, kommt es zu Erschütterungen, später dann zu Rissen und Sprüngen in diesem inneren Rettungsanker. Die Belastungen beginnen sich trotz allen Widerstandes in das Wesen einzunisten. Der Mensch kommt mit sich selbst nicht mehr zurecht, obwohl er sich den Kopf zerbricht, obwohl er krampfhafte Abwehrversuche unternimmt, die Steuerungszentrale Gehirn will auch nicht mehr so recht.

Ein Pseudoschutz wird aufgebaut, eine Verhärtung an der Oberschicht, die aber auch nicht das abzuwehren vermag, was sich an Belastungen in die innersten Schichten eingenistet hat.

Wie ist es, wenn es gut ist?

Auch wenn sich noch so belastende Ereignisse einstellen, die innere Festigkeit und Stabilität geht nicht verloren. Die Struktur verfestigt sich eventuell an den widrigen Umständen, die Struktur wird knorriger. Aber es kommt zu keiner wirklichen Gefährdung der Stabilität und des Durchhaltevermögens.

12 – Kalium aluminium sulfuricum Nr. 20

Kaliumaluminiumsulfat, Kaliumaluminiumalaun, Alumen, Alaun, $KAl(SO_4)2$,12 H_2O
Potenzierung D 12

Überblick

Kalium aluminium sulfuricum Nr. 20 regelt den **Aluminiumbestand** des Körpers und wirkt reinigend bei Vergiftung mit Aluminiumsalzen, aber auch von **Schwermetallen** und anderen schwer ausscheidbaren Stoffen. Es hat eine besondere Beziehung zu den Schleimhäuten, den Nerven und der glatten Muskulatur. Entsprechend ergeben sich die folgenden Anwendungsbereiche für dieses biochemische Funktionsmittel

- bei Demenz und Gedächtnisstörungen, auch zur Vorbeugung,
- bei Irritationen des Nervensystems, wie Schwindelzustände und Bauchkoliken,
- bei trockenen Schleimhäuten und chronischen Schleimhautproblemen.

Antlitzanalytische Zeichen

- Verstärkter Hautwulst am unteren Augenlid: Der verstärkte Wulst zeigt sich unmittelbar an die Wimpern am unteren Augenlid. Der Wulst darf auf keinen Fall mit den geschwollenen Tränensäcken verwechselt werden. Auf dem Wulst liegt häufig die milchig rötliche, milchig bläuliche oder milchig lila Farbe des Zeichens für Kalium chloratum.
- In Ausnahmefällen zeigt sich der Wulst auch auf dem Oberlid, was auf einen überaus großen Bedarf an Kalium aluminium sulfuricum schließen lässt.

12.1 Chemische Eigenschaften, Vorkommen

Kalium-Aluminium-Sulfat ist der wichtigste Vertreter der **Alaune**, die aus farblosen, oktaeder- oder würfelförmigen, kubischen Kristallen von säuerlichem Geschmack und adstringierender Wirkung besteht. In wässriger Lösung reagiert Kalium-Aluminium-Sulfat sauer. Kalium-Aluminium-Sulfat kommt in der Natur als Alunit (Alaunstein) und als Kali-Alaun vor.[14] Entscheidend für die Wirkung dieses Funktionsmittels ist sein Anteil an Aluminium. Aluminium ist mit 8,1% am Aufbau der Erdkruste beteiligt und damit nach Sauerstoff und Silicium das dritthäufigste Element und vor dem Eisen das häufigste Metall. Es kommt stets gebunden in Form verschiedener Feldspate, Glimmer, Tone und als Bauxit vor. Aluminium ist auch in pflanzlichem und tierischem Gewebe enthalten, verhält sich aber hier angeblich physiologisch weitgehend indifferent.[15] Aluminium ist aber für Farne und Schachtelhalme lebensnotwendig, besonders hoch ist der Gehalt von Aluminium im **Teestrauch** (Teestrauchgewächse). Aluminium erreicht dort einen Anteil bis zu 5000 mg/kg Trockengewicht, während er bei anderen höheren Pflanzen ca. 200 mg beträgt. In der Tier- und Pflanzenwelt gilt

[14] Lexikon der Chemie > Aluminium: www.wissenschaft-online.de; Stand: Juli 2008
[15] Lexikon der Chemie > Aluminium: www.wissenschaft-online.de; Stand: Juli 2008

Aluminiumoxid als notwendiger Bestandteil für das Wachstum (ohne Aluminium können Samen nicht keimen). Bekannt ist das Problem eines erhöhten Aluminiumgehalts in Frischwasser, dessen Ursache die Aluminium-Auswaschung aus Mineralien unter der Wirkung des sauren Regens ist. Ökologisch zeigt dies bereits dramatische Folgen, da Fische schon bei nanomolaren Al^{3+}- Konzentrationen vergiftet werden (Fischsterben) und die Toxizitätsschwelle in vielen Seen überschritten ist.[16]

12.2

Traditionelle Heilanwendungen

Medizinische Verwendung schon im Altertum

Alaun ist schon seit dem Altertum bekannt, und auch die alten Griechen und Römer beschrieben verschiedene Arten aluminiumhaltiger Salze, die sie als Färbe- und Beizmittel sowie als Adstringens in der Medizin benutzten. Erst Wöhler gelang es 1827, Aluminium darzustellen. Erste Gegenstände aus Aluminium wurden 1867 auf der Pariser Weltausstellung vorgestellt (Zumkely u. Kisters 1990). Aluminiumhydroxidgele spielen als **Antazida** bei der Behandlung der Gastritis eine Rolle. Außerdem werden sie zur Bindung des Phosphats in Dialyselösungen eingesetzt. Die Selbstmedikation mit Aluminiumverbindungen ist nicht selten, z.B. werden **essigsaure Tonerde**, Alaun ($KAL(SO_4)_2$ oder basisches Aluminiumchlorid ($Al(OH)_2Cl$) lokal bei übermäßiger Schweißbildung angewandt. Diese Verbindungen besitzen adstringierende und bei höheren Konzentrationen proteindenaturierende Eigenschaften (Biesalski et al. 2002).

Heilerden in der Naturheilkunde

Essigsaure Tonerde, Aluminiumdiacetat, wird auch in der Naturheilkunde bei kleineren Verletzungen, Entzündungen z.B. der Sehnenscheidenentzündung äußerlich angewendet. Als „Heilerde" ist ein aluminiumhaltiges Pulver gegen die verschiedensten Beschwerden im Handel. Heilerden sind schon aus der Antike in der Medizin bekannt und wurden von Pastor Felke, Adolf Just und Sebastian Kneipp in die moderne Naturheilkunde eingeführt.

[16] Lexikon der Biologie > Aluminium: www.wissenschaft-online.de; Stand: Juli 2008

12.3

Aluminium im menschlichen Körper – heutiger Wissenstand

Obwohl Aluminiumverbindungen im menschlichen Körper vorkommen, gilt das Spurenelement nicht als essenziell, da bisher noch keine aluminiumspezifischen, physiologischen Funktionen nachgewiesen werden konnten (Biesalski et al. 2002). Beim Menschen spielt hauptsächlich die Resorption von Al^{3+} durch den Magen-Darm-Trakt eine Rolle; es wird als Phosphat in Knochen eingelagert, die Ausscheidung erfolgt ausschließlich über die Nieren. Zwar sind diese Vorgänge kaum untersucht, doch gilt als gesichert, dass Aluminium bei normaler Nierenfunktion nicht in toxischen Mengen angereichert werden kann.[17] Laut Biesalsky nehmen Menschen mit Eisen- oder Vitamin-D-Mangel Aluminium vermehrt auf.

12.4

Vergiftungssymptome

Aluminiumbelastung bei Störungen der Nierenfunktion

Nach heutigen offiziellen Erkenntnissen kann es erst bei eingeschränkter Nierenfunktion mit anhaltender Aluminiumbelastung zu Vergiftungserscheinungen kommen. Aluminium behindert dann die Knochenbildung und die Abgabe von Parathormon aus der Nebenschilddrüse. Eine Verschlechterung der Anämie bei Dialysepatienten ist oft das erste Anzeichen für eine Aluminium-Intoxikation. Früher kam bei Dialysepatienten die oft tödliche **Dialyse-Encephalopathie** vor, die man auf den hohen Aluminiumgehalt des verwendeten Wassers zurückführt.

Aluminium und Demenz

Ein Zusammenhang zwischen der Alzheimer-Demenz und dem erhöhten Aluminiumgehalt in den dabei gebildeten neurofibrillären Plaques konnte angeblich nicht bestätigt werden.[18] Allerdings widersprechen einige Autoren dieser These.

[17] Lexikon der Biologie > Aluminium: www.wissenschaft-online.de; Stand: Juli 2008
[18] Lexikon der Biologie > Aluminium: www.wissenschaft-online.de; Stand: Juli 2008

So verweist Werbach auf zunehmende Belege für eine Aluminiumbelastung als Ursache der Alzheimer-Demenz (Werbach 2001). Er betont allerdings, dass für das Entstehen von Demenzen grundsätzlich auch andere Ursachen infrage kämen, z.B. eine erhöhte Konzentrationen des Gesamtkalziums im Gehirn, bei einer gleichzeitig verminderten Konzentration von ionisiertem Kalzium oder ein Kalziummangel. Anderseits stehe die Demenz bei der Wilson-Krankheit in Zusammenhang mit erhöhten Konzentrationen von Kupfer im Hirngewebe. Die Alzheimer-Krankheit könne in Zusammenhang mit erhöhten Konzentrationen von Aluminium und verminderten Konzentrationen von Zink und Selen im Hirngewebe stehen. Man finde Aluminium zusammen mit Silizium in der Zentralregion von senilen Plaque-Kernen.

Aluminium in Nahrungsmitteln und kosmetischen Präparaten

Uwe Gröber weist darauf hin, dass Aluminium ein starkes **Neurotoxin** ist, in epidemiologischen Untersuchungen korreliere die Aluminiumbelastung des Trinkwassers mit der Inzidenz von Demenzen vom Alzheimer-Typ (DAT). Obwohl der Kausalzusammenhang zwischen Aluminium und DAT noch spekulativ sei, sollten mit Aluminium belastete Lebensmittel (z.B. löslicher Kaffee in Tüten und Kochgeschirre) gemieden werden (Gröber 2002). Auch Burgerstein warnt vor dem in Spuren in vielen Nahrungsmitteln vorkommende Aluminium (z.B. in Backpulver, als Schmelzkäse-Emulgator, Kochsalzzusatz und Weißmehlzusatz, in Zahnpasten und Zigarettenfiltern (Burgerstein 1994).

In modernen **Wasserreinigungsanlagen** werde Aluminium verwendet. Diese kleinen Spuren könnten mit der Zeit zu einer Überladung des Körpers mit Aluminium führen, was Gedächtnis- und Sprachstörungen und zuletzt Lethargie (frühzeitige Senilität, Alzheimer Krankheit) oder auch gesteigerte Aggressivität zur Folge haben könne. Oft würden auch Bier, Wein und Fruchtsäfte Aluminium zur Klärung enthalten, durch Haaranalysen und Blutuntersuchungen lasse sich die zunehmende Aluminiumintoxikation nachweisen (Burgerstein 1994). Aluminiumverbindungen sind als Adstringens in Verwendung in Deodorants, sogar in Pflegecremes, auch in Masken zur Gesichtsreinigung, besonders bei Akneproblematik.

Zeichen der Aluminiumvergiftung

Nach Max Daunderer (Daunderer 2005) wird verschlucktes Aluminium fast vollständig wieder ausgeschieden. Bei erhöhter Zufuhr komme es aber zu Ablagerungen, vor allem in Leber, Zähnen, Gehirn und Hoden. Eingeatmetes Aluminium könne eine Staublunge hervorrufen und sich im Gehirn ablagern. Wo Amalgam ist oder war, werde Aluminium eingelagert. Amalgam störe die Aluminiumentgiftung durch Verbrauch der gleichen Entgiftungsenzyme. Vom Zahn werde es jedoch rasch über den Kieferspiegel ins Gehirn weitergeleitet.

Leitsymptom einer chronischen Aluminiumvergiftung seien **Gedächtnisstörungen**. Je höher der Aluminiumspiegel, desto stärker die Gedächtnisstörungen. Durch ins Körpergewebe eingewandertes Aluminium könne **Elektrosensibilität** entstehen. Zahlreiche Studien zeigen, dass sogar kleine Mengen aluminiumhaltiger Antazida **Knochenschwund** verursachen, indem sie die körpereigenen Phosphor-Speicher entleeren und die essenziellen Calzium/Phosphor-Wechselwirkungen, die den Knochen erhalten, stören (Colgan 2002).

12.5 Biochemische Wirkungsbeschreibung

Erstarrung, Lähmungen und Absonderungen

Für Schöpwinkel ist Kalium aluminium sulfuricum eine dem menschlichen Organismus homogene, wasserlösliche Verbindung zwischen schwefelsaurem Kali (biochemisch Kalium sulfuricum) und schwefelsaurem Aluminium (schwefelsaure Tonerde). Diese Funktionsstoffe fänden sich in den mit glatter Muskulatur ausgestatteten unwillkürlichen Organen, vornehmlich in den Blut- und Lymphgefäßen, dem Magen, dem Darm, der Harnblase, der Gebärmutter sowie in den Sarkoplasmen und den Fibrillen der Muskeln (Schöpwinkel 1930).

Schöpwinkel erklärt, das Funktionsmittel reguliere Funktionsstörungen, die mit **Zerfalls-, Lähmungs- und Erstarrungsscheinungen** in den betreffenden Organen einhergingen und alle möglichen Arten von Absonderungen zur Folge haben könnten. Das Funktionsmittel wirke sekretionshemmend, blutstillend und fäulniswidrig und habe eine „zentripetale“ Wirkung (Schöpwinkel 1930). Joachim Broy bezeichnet Kalium aluminium sulfuricum Nr. 20 als wichtigen **Regulator der Membrandurchlässigkeit**, der die Zelle vor Mineral- und Wasserverlust schütze (Broy 2000).

Regulierende, entgiftende Wirkung

Schöpwinkel betont auch den Nutzen von Kalium aluminium sulfuricum Nr. 20 als polar-biochemisches Mittel bei allen Folgen einer Vergiftung mit großen Dosen von Aluminiumsalzen, was heute aktueller ist denn je. Das Funktionsmittel Kalium aluminium sulfuricum Nr. 20 ist daher gerade in Anbetracht der Kombination des reinigenden Kalium sulfuricums mit Aluminium ein wichtiger Regulator des Aluminiumbestandes des Körpers. Nach den uns vorliegenden Erfahrungsberichten hat Kalium aluminium sulfuricum Nr. 20 generell eine reinigende, entgiftende Funktion, nicht nur für Aluminium, sondern auch für Schwermetalle und andere belastende Stoffe.

12.6 Beziehung zu anderen biochemischen Erweiterungsmitteln

Nr. 18 Calcium sulfuratum

Dieser Mineralstoff unterstützt die Ausscheidung metallischer Verbindungen. In der Biochemie nach Dr. Schüßler wird er eingesetzt, wenn die Ausscheidungsvorgänge träge sind und schwer ausscheidbare Ablagerungen abgebaut werden sollen. Siehe auch Hinweise zu Hepaxen siehe Seite 56.

Nr. 19 Cuprum arsenicosum

Dieser Mineralstoff ist antioxidativ wirksam und bindet Schwermetalle. Er unterstützt die Ausscheidung aller metallischen Belastungen. Es ist ein wichtiges Funktionsmittel des Gehirns.

Nr. 21 Zincum Chloratum

Ähnlich wie Cuprum arsenicosum unterstützt auch dieser Mineralstoff die Metallausscheidung aus dem Körper.

Beide biochemischen Erweiterungsmittel, Nr. 19 und Nr. 21, sind bedeutsam im Hinblick auf den Bindegewebsaufbau und wirken entzündlichen Prozessen im Bindegewebe entgegen.

Nr. 26 Selenium

Dieser Mineralstoff bindet Schwermetalle und kann daher in der Kombination eine Entlastung von metallischen Belastungen unterstützen.

12.7 Beziehung zu den Basismineralstoffen

Calcium fluoratum Nr. 1 und Calcium phosphoricum Nr. 2

Geht es um die Sklerosierung im Bereich des ZNS oder um die Anreicherung von Fluorid im Gehirn, dann ist als Basismittel an Calcium fluoratum Nr. 1 und Calcium phosphoricum Nr. 2 zu denken.

Kalium sulfuricum Nr. 6

Als Ausscheidungsmittel hat es besondere Beziehung zu Kalium sulfuricum Nr. 6, welches im Doppelsalz Kalium aluminium sulfuricum enthalten ist.

Natrium chloratum Nr. 8

Da es um Metallausscheidung geht, ist immer auch Natrium chloratum Nr. 8 als Basismineralstoff angesprochen.

12.8 Bewährte Indikationen

12.8.1 Entgiftung

Das Funktionsmittel Kalium aluminium sulfuricum Nr. 20 hilft dem Körper, übermäßige Anreicherungen mit Aluminiumsalzen abzubauen. Aufgrund der von M. Daunderer beschriebenen Zusammenhänge ist die zusätzliche Gabe des Funktionsmittels auch bei der Amalgamausleitung zu erwägen.

In diesem Zusammenhang erscheint es bedeutend, dass bereits bei Kleinkindern zur **Impfbegleitung** auch an die Gabe von Kalium aluminium sulfuricum Nr. 20 gedacht werden sollte, da die Impfstoffe meistens Aluminiumverbindungen enthalten

- Calcium phosphoricum Nr. 2 (D 6, 7 Tabl.)
- Ferrum phosphoricum Nr. 3 (D 12, 10 Tabl.)

- Kalium chloratum Nr. 4 (D 6, 7 Tabl.)
- Kalium aluminium sulfuricum Nr. 20 (D 12, 7 Tabl.)

12.8.2 Senile Demenz

Insgesamt kann festgestellt werden, dass bei einer Alzheimer Demenz ein gestörtes Gleichgewicht des Haushaltes verschiedener Mineralstoffe vorliegt. Wenn in der Biochemie nach Dr. Schüßler davon ausgegangen wird, dass die angebotenen Mineralstoffverbindungen dem Organismus unterstützend zur Seite stehen, den Mineralstoffhaushalt zu regulieren, dann kann gerade in dem angeführten Bereich der Demenz bzw. von Alzheimer zumindest mit einiger Hoffnung auf Stillstand bzw. sogar Linderung ausgegangen werden. Allerdings wird hier nicht nur Kalium aluminium sulfuricum Nr. 20 zur Anwendung kommen, sondern wiederum eine Kombination eine genauere Besprechung finden Sie auf der Seite 134.

12.8.3 Gedächtnisstörungen, Vergesslichkeit

Gedächtnisstörungen können erstes Zeichen für eine **Gehirnbelastung mit Aluminiumverbindungen** sein, hier hilft das Funktionsmittel Kalium aluminium sulfuricum Nr. 20.

12.8.4 Irritationen des Nervensystems

Die traditionell in der Biochemie nach Dr. Schüßler beschriebenen Anwendungsgebiete von Kalium aluminium sulfuricum, wie Irritationen des Nervensystems, Schwindel, Blähkoliken oder auch **Koliken** von Magen und Darm stehen wahrscheinlich mit Aluminiumbelastungen in Zusammenhang.

12.8.5 Trockenheit der Schleimhäute, Rhinitis sicca, trockener Husten, Mund- und Halstrockenheit, Obstipation, trockene spröde Haut

Entsprechend den Zusammenhängen, dass Nr. 20 die Zellen vor Mineralstoff- und Wasserverlust schütze, sind die Trockenheitszustände zu erklären, und vor allem in Kombination mit Natrium chloratum Nr. 8 zu sehen.

Fallbeispiel 1

In der Ausbildung zum Mineralstoffberater war eine Referentin anwesend, die über vermehrte Vergesslichkeit klagte. Es wurde ihr geraten, diesen Mineralstoff einige Zeit einzunehmen. Die erste Zeit trat Metallgeschmack im Mund auf, jedoch schon nach einer Woche besserte sich die Gedächtnisleistung erheblich.

Fallbeispiel 2

Immer wieder sind in Ausbildungskursen Teilnehmer aus der ehemaligen DDR. Sie berichten, dass es bei ihnen Aluminiumgeschirr und -besteck gab. Wie im vorangegangenen Beispiel erzählen auch sie, dass sie mit Vergesslichkeit kämpfen. Allerdings zeigen sich zusätzlich sehr häufig die antlitzanalytischen Zeichen von Calcium sulfuratum Nr. 18, was auf eine weitere große Belastung an Schadstoffen deutet. Insofern zeigt sich wiederum die Notwendigkeit von Kombinationen, die hilfreich sind.

12.9 Charakterliche Strukturen

Zusammenhänge zwischen Kalium aluminium sulfuricum Nr. 20 und bestimmten charakterlichen Strukturen

Was kennzeichnet die Störung des unmittelbaren Lebens?

Umso mehr wird das Einfühlungsvermögen, das Verständnis, die wache Aufmerksamkeit eines lieben Menschen dann vermisst, wenn sie sich nicht mehr ereignen, denn von so einer Einstellung kann man ganz schön verwöhnt werden.

Allerdings kann die Wachheit, Präsenz und Aufmerksamkeit durch widrige Umstände verloren gehen. Je größer die Belastungen sind, umso weniger kann die Orientierung nach außen aufrechterhalten werden. Es ist wie das In-sich-selbst-Hineinkriechen einer Schnecke. Letztlich kann durch die starken Belastungen, Krisen, Verunsicherungen und Verletzungen nicht mehr zwischen den von außen herankommenden Impulsen unterschieden werden, was gut tut und was nicht. Es wird rigoros abgeschottet. Allerdings nistet sich diese Einstellung in der Haltung des Menschen ein.

Erstarrte Haltungen setzen sich im Menschen fest, Erlebnisse, die schon viele Jahre zurückliegen, haben große Bedeutung, verzeihen ist nicht möglich. Erst unter großen Schmerzen und gesundheitlichen Belastungen zieht auch die Barmherzigkeit in die Betrachtung des Lebens, der Mitmenschen und des eigenen Lebens ein.

Immer mehr fällt auf, dass einem so manche Daten nicht zur Verfügung stehen, nicht einmal die vor ein paar Minuten verwendeten Namen. Hilfe suchend geht der Blick zum anderen, er soll einem doch aus der Patsche helfen, er wird doch das gerade Erzählte noch präsent haben.

Das Hier und Jetzt wird unerträglich. Es wird ausgeblendet und das Bewusstsein angenehmeren früheren Zeiten zugewendet.

Wie ist es, wenn es gut ist?

Wahrnehmen, was die Menschen bewegt, was sie beschäftigt, woran sie leiden, das sind wichtige Aspekte im Leben. Im Gespräch da zu sein, präsent, dem Gegenüber das Gefühl zu geben, ich bin da für dich. Denn mit einer Gummiwand, mit einer Schutzschicht oder gar einer Rücksichtsstruktur sich unterhalten zu müssen, ist unbefriedigend. Am schlimmsten ist der so genannte „Small talk", in dem man sich bemüht, in möglichst vielen unverbindlichen Wörtern, viel zu reden, aber nichts zu sagen. Erfrischend dagegen der Austausch von Gedanken, das Gespräch über Themen, die anrühren und nicht nur akademisch sind, die Diskussion bzw. das Streitgespräch über eine Frage, die bewegt.

Wie angenehm sind doch Menschen, von denen ein Einfühlungsvermögen ausgeht, bei denen man spürt, dass sie einen verstehen, nicht nur Verständnis zeigen. Die wache Aufmerksamkeit eines Gesprächspartners, eines Weggefährten, eines Partners ist ein großes Geschenk.

13 – Zincum chloratum Nr. 21

Zinkchlorid, $ZnCl_2$
Empfohlene Potenzierung: D 12

Überblick

Zincum chloratum Nr. 21 ist Funktionsmittel im zentralen und peripheren **Nervensystem** sowie in den **Keimdrüsen**. Als Bestandteil von **Haut und Schleimhäuten**, einschließlich der Sinnesepithelien beeinflusst es die **Immunabwehr** und die Regulation des **Säure-Basen-Gleichgewichts** und wirkt an der **Schwermetallausleitung** mit. Dabei steuert es auch den Zinkgehalt des Organismus. Anwendung

- bei Infertilität,
- bei nervösen Zuständen, stärkt alle Sinnesfunktionen,
- beeinflusst Veränderungen der Haut und wird bei Haarausfall eingesetzt,
- unterstützt die Immunfunktion und ist Zusatzmittel bei Allergien und
- wirkt unterstützend bei Diabetes mellitus.

Antlitzanalytische Zeichen

- Ein heller Streifen – die Lippen umrahmend.
- Dieser helle Streifen fällt sehr unterschiedlich aus. Manchmal umrahmt er nur die Oberlippe, dann wiederum nur die Unterlippe und dann wiederum nur die rechte oder linke Seite der Lippen und da auch wieder abwechselnd.

13.1 Chemische Eigenschaften, Vorkommen

Zink (Zn) ist ein bläulichweißes **Schwermetall** aus der zweiten Nebengruppe des Periodensystems, der Zinkgruppe, mit einer ungewöhnlichen Gitterstruktur. Bei Raumtemperatur ist das Element ziemlich spröde, wird aber bei 100°–150°C weich und dehnbar. An der Luft ist Zink beständig, da es sich mit einer festhaftenden Schutzschicht von Zinkoxid (ZnO) oder Zinkcarbonat ($ZnCO_3$) überzieht. Zink verbrennt beim Erhitzen an der Luft bis zum Siedepunkt mit hellleuchtender grünlichblauer Flamme zu Zinkoxid. Bei Rotglut wird Zink auch durch Wasserdampf und Kohlendioxid oxidiert. Mit zahlreichen Metallen bildet es Legierungen (Zinklegierungen). Nichtoxidierende Säuren, wie Salz- oder verdünnte Schwefelsäure, lösen Zink unter Wasserstoffentwicklung auf.[19]

Zinkverbindungen

25% der Weltförderung an Zink kommen aus den USA, in Europa werden Zinkerze z.B. in Polen (Oberschlesien), im Harz, im Rheinland, in Jugoslawien, Sardinien, Spanien und Schweden abgebaut. Zink wird als Rostschutzmittel für Eisenteile verwendet, die verzinkt werden, aber ebenso zu Herstellung von Zinklegierungen wie Messing, Rotguss

[19] Lexikon der Chemie > Zink: www.wissenschaft-online.de; Stand: Juli 2008

und Neusilber. Chlorid und Sulfat sind wohl die wichtigsten Zinksalze. Unter den Zinkverbindungen spielt Zinkoxid eine Rolle als Pigment (Zinkweiß), als Zusatzstoff in Gummimischungen, Kunststoffen und Druckfarben sowie als Grundstoff zur Herstellung von Pulvern und Salben in der Pharmazie und Kosmetik. Anstelle des Zinkoxids wird für solche Anwendungen auch Zinkstearat eingesetzt (Biesalski et al. 2002).

13.2 Traditionelle Heilanwendungen

Zinkverbindungen im Altertum

Schon der ca. 1500 vor Christus entstandene Papyrus Ebers enthält Hinweise auf die Verwendung zinkhaltiger Stoffe. Es ist hier die Rede von Galmei, das dem Zinkkarbonat entspricht. Obwohl das Metall Zink den Römern unbekannt war, stellten sie doch Zinkoxyd in Form von Kadmia, einem Stoff aus Zinkoxid und Zinkkarbonat her. Römer, Griechen und Bewohner Kleinasiens benutzten Kadmia zur Herstellung von Münzen, deren Zinkgehalt 27% betrug (Zumkley u. Kisters 1990).

Zink als Gehirnmittel

Zink galt den früheren Ärzten oft als „Gehirnmittel", das bei **Nervenkrämpfen** zum Beispiel bei Chorea, krampfhaftem Schluckauf, Zahnkrämpfen, Epilepsie, Asthma bronchiale usw. eingesetzt wurde. Es sollte besonders gut geeignet sein für Krämpfe infolge unterdrückter Hautausschläge oder bei Infektionskrankheiten, bei denen sich das betreffende Exanthem nicht richtig entwickelte und sich stattdessen Symptome vonseiten des Nervensystems einstellten, oder auch bei Durchfallkrankheiten mit ähnlichen Erscheinungen. Für Rademacher ein Organmittel, besonders für die Denkfähigkeit des Gehirns, er nennt Zink auch „metallisches Opium" in Bezug auf seine **beruhigende Wirkung** (Mezger 1991).

13.3 Zincum chloratum im menschlichen Körper – heutiger Wissenstand

Zink ist ein essenzielles Spurenelement

Das essenzielle Spurenelement Zink ist direkt an der **körperlichen Entwicklung**, an Wachstum und Reifung, dem Kohlenhydrat-, Lipid-, Protein-, Porphyrin-, DNA-, RNA-, und dem Hormonstoffwechsel (im Insulin enthalten) beteiligt. Als Metallprotein-Aktivator ist Zink unentbehrlich für den Säure-Basen- und Enzymhaushalt, es ist wahrscheinlich an mehr als **200 Enzymfunktionen** beteiligt (Schmidt u. Schmidt 2004). Der Zinkgehalt der Zellen ist im Wachstum des Organismus am größten. Kinder und Jugendlichen nutzen Zink stärker aus, ebenso findet man in rasch wachsenden Geschwülsten höhere Zinkkonzentrationen (Mezger 1991). Ungefähr 25% des Körper-Zinkbestands liegt im Plasma an Albumin und andere Transportproteine gebunden vor. Ein Großteil des Plasma-Zinks wird von der Leber aufgenommen und an Metallothioneine gebunden. Diese stellen Zink für seine vielfältigen Funktionen bereit. Im Falle von Krankheit oder anderen Belastungen können Katecholamine und Glukokortikoide eine Umverteilung von Zink in jedes beliebige Organ bewirken. Unter physiologischen Bedingungen wird Zink mit dem Stuhl ausgeschieden (Schmidt u. Schmidt 2004).

Zinkbedarf

Säuglinge und Kleinkinder benötigen 5–7 mg Zink täglich, Kinder ab 10 Jahren, Jugendliche und Erwachsene 2–15 mg und Stillende täglich 22 mg Zink. Die therapeutische Dosis bewegt sich zwischen 10–150 mg. Zink sollte immer zeitversetzt zu Präparaten wie Eisen, Kalzium, Kupfer und Magnesium und eher am Abend eingenommen werden.

Einen hohen Zink-Gehalt haben (pro 100 g)

- Roggenkeime (20 mg)
- Weizenkeime (12 mg)
- Bierhefe (8,4 mg)
- Sonnenblumen (5 mg)
- Vollkornweizen (4,5 mg)
- Sojabohnen (4 mg)
- Schweine- und Kalbsleber (6–8 mg)
- andere Fleischsorten (2–4 mg)

Bei den Meeresfrüchten gelten **Austern** mit ca. 5 mg/100 g als besonders reich an Zink (Fuchs 2001).

Zinkmangel weitverbreitet

Die Nationale Verzehrsstudie in der Bundesrepublik Deutschland mit 23000 Teilnehmern zeigte, dass kaum ein Bundesbürger auf die ohnehin niedrigen Minimalwerte der DGE für Zink kam. Auch vergleichende Blutuntersuchungen bei Wiener Schulkindern ergaben Zinkmängel (Schmidt u. Schmidt 2004). **Alte Menschen** weisen besonders häufig eine Unterversorgung mit Zink auf, was wiederum die altersbedingte Immunschwäche verstärken und die Entwicklung degenerativer Erkrankungen fördern kann (Gröber 2002).

Zeichen eines Zinkmangels

Zu Zinkmangelzuständen kann es kommen bei längeren Fastenkuren oder Unterernährung, **starkem Alkoholgenuss**, extremem Schwitzen (Sauna) und bei verschiedenen Krankheitszuständen, zum Beispiel **Diabetes**. Die Folgen sind verzögertes Wachstum, schlechte Wundheilung, Neigung zu chronischen Infektionen sowie Geschmacks- und Geruchsstörungen. Zinkmangel kann sich auch in weiß gefleckten Fingernägeln oder im vorzeitigen Ergrauen der Haare zeigen. Zink steht in einem labilen Gleichgewichtsverhältnis zu anderen Spurenelementen, wie zum Beispiel Kupfer, Mangan u.a., und kann durch diese aus dem Körper verdrängt werden (Burgerstein 1994).

Zink reguliert den Blutzucker

Zink ist Bestandteil eines **Zink-Insulin-Komplexes** der Bauchspeicheldrüse, der dem Körper als Insulinspeicher zur Regulation des Blutzuckers dient. Sinkt der Zinkbestand im Organismus, reduzieren die Beta-Inselzellen des Pankreas ihre Insulinproduktion. Außerdem scheiden Diabetiker im Vergleich zum Gesunden häufig 2–3-fach höhere Zink-Mengen über die Nieren aus (Fuchs 2001).

Zink ist wichtig für Wachstum und Entwicklung

Eine Unterversorgung mit Zink kann bei Kindern zu **Wachstumsstörungen** und zu verzögerter sexueller Entwicklung führen, bei Erwachsenen kann es zu verminderter Testosteronproduktion, reduzierter Spermienzahl, eingeschränkter Spermienbeweglichkeit, verzögerter Eireifung, mangelnder Libido und eventuell sogar zu Infertilität und Impotenz kommen. Auch andere **Hormone** wie Wachstumshormone, Gonadotropine und Sexualhormone sind auf eine ausreichende und regelmäßige Zinkzufuhr angewiesen. Zink aktiviert verschiedene RNA- und DNA-Polymerasen. Zellen mit hoher Teilungsrate, z.B. jene der reproduktiven Organe, reagieren besonders sensibel auf eine Zink-Unterversorgung. Bereits innerhalb weniger Wochen kann die Aktivität der hormonproduzierenden Enzyme um die Hälfte sinken (Fuchs 2001).

Zink und die Schwermetallentgiftung

Zink ist darüber hinaus auch Bestandteil der zinkhaltigen **Superoxid-Dismutase (SOD)**, eines wichtigen, antioxidativen, zellschützenden Enzyms. Die Tatsache, dass Zink auch kompetitiv toxische Schwermetalle wie Blei, Quecksilber und Cadmium aus dem Organismus verdrängt, bedeutet jedoch auch, dass unter Schwermetallbelastungen vermehrt Zink verbraucht wird (Fuchs 2001).

Zinkmangel beeinflusst die Hell-Dunkel-adaption des Auges

Zink und Vitamin A sind am Stoffwechsel des Auges beteiligt. Das retinolbindende Protein (RBP) setzt **Vitamin A** aus den Leberspeichern frei. Bei Zink-Mangel sind die RBP-Spiegel erniedrigt und Vitamin A kann nur ungenügend freigesetzt werden. Für die Hell-Dunkel-Adaption des Auges ist die zinkabhängige Alkoholdehydrogenase (ADH) verantwortlich. Zink-Defizite können daher Vitamin-A-Mangelsymptome wie Nachtblindheit und eingeschränkte Dunkeladaption verstärken (Fuchs 2001).

Zink stärkt das Immunsystem

Zink ist lebensnotwendig für die Ausbildung der Lymphozyten, die Antikörperproduktion, die Aktivität der natürlichen Killerzellen sowie für die Leistungen der Thymusdrüse (Fuchs 2001). Daher ist bei einem Zinkmangel die gesamte immunologische Abwehr deutlich reduziert, und es kommt in Folge zu erhöhter Anfälligkeit für **virale und allergisch bedingte Erkrankungen**. Zink besitzt auch antiallergische und antientzündliche Eigenschaften, da es in physiologischen Konzentrationen die Histaminausschüttung aus basophilen Granulozyten und Mastzellen hemmt. Es kommt daher bei Zinkmangel vermehrt zu allergischen Hauterkrankungen, allergischer Konjunktivitis und Asthma bronchiale. Patienten mit AIDS und Krebserkrankungen profitieren von einer Zinksubstitution (Gröber 2002).

Zink ist wichtig für Haare und Nägel

Zink spielt eine wesentliche Rolle im Stoffwechsel von Cystein, der wichtigsten Aminosäure für den Aufbau des Haarkeratins. Bei Zinkmangel ist das Haar häufig dünn, farblos und brüchig. Neben den Haaren können sich auch Veränderungen an den Nägeln in Form **weißer Flecken** bemerkbar machen. Ein bei jungen Müttern nach der Geburt auftretender **Haarausfall** kann mit einem Zinkdefizit in Zusammenhang stehen. Da eine ausreichende Proteinsynthese Voraussetzung für alle Zellteilungs- und Wachstumsvorgänge ist, sind bei einem Zinkmangel vor allem Zellsysteme mit hoher Zellteilungsrate wie Hautzellen, Haarwurzelzellen und immunkompetente Zellen betroffen (Gröber 2002).

Zink fördert die Funktion des Nervensystems

Bei Zinkmangel treten verstärkt Depressionen, Psychosen, Schizophrenie, Lethargie, Aggressivität, Hyperaktivität und Lernschwäche auf (Schmidt u. Schmidt 2004).

Zink reguliert den Säure-Basen-Haushalt

Zink ist struktureller Bestandteil des Enzyms **Carboanhydrase**, die in den Erythrozyten vorkommt, in den Magenzellen die Salzsäure und Bikarbonat-Produktion ermöglicht und in den Nierenkanälchen für die Bikarbonat-Rückresorption verantwortlich ist. Zinkdefizite schränken die Aktivität der Carboanhydrase ein (Fuchs 2001).

13.4 Vergiftungssymptome

Trotz der lebenswichtigen Funktion von Zink können Zink und Zinkverbindungen in größeren Mengen schädlich wirken. Fein verteilter Zinkstaub oder Zinkoxid können zu Erkrankungen der Atemwege führen.[20] Eine Zinkvergiftung zeigt sich sehr vielgestaltig (Mezger 1991)

- motorische Unruhe
- Tremor
- Lidflattern
- Müdigkeit und Abgeschlagenheit
- Kopfschmerzen
- Schlaflosigkeit
- Schüttelfrost mit Fieber
- grünlicher Schweiß
- Herabsetzung der Potenz
- Neuralgien
- entzündliche Veränderungen der Atmungsorgane
- grünlicher Belag am Zahnhals
- Magendruck und Erbrechen
- kolikartige Oberbauchschmerzen
- hartnäckige Stuhlverstopfung
- evtl. auch Durchfälle
- Zystitis
- Nierenschädigung
- im Blutbild eine geringe Lymphozytose
- Retikulozytenvermehrung bis zu 35%
- Akne
- Psoriasis
- Haarausfall

13.5 Biochemische Wirkungsbeschreibung

Nerven

Nach Schöpwinkel erstreckt sich der Wirkungsbereich von Zincum chloratum auf „... *den ihm wahlverwandten Elektrolytgehalt der Häute der cerebralen und spinalen Nerven und der Gehirn- und Rückenmarkshäute, ferner des Blutes und dessen Serum, der Leber, der Galle und der peripheren weißen Nerven, die meistens neben den Blutgefäßen verlaufen, aus dem Gehirn- und Rückenmark entspringen und in den Muskeln, Drüsen, den Sinnesapparaten und Nervenzellen der Haut, der Schleimhäute, der Augen und der Ohren enden*". (Schöpwinkel 1930)

Das Funktionsmittel wirke **beruhigend, schmerzstillend**, es könne einen erhöhten Puls

[20] Lexikon der Chemie > Zink: www.wissenschaft-online.de; Stand: Juli 2008

und eine erhöhte Herztätigkeit herabsetzten und unterstütze in dieser Hinsicht das Funktionsmittel Magnesium phosphoricum Nr. 7. Auch eine Einwirkung auf das vegetative Nervensystem wird von ihm beschrieben, vor allem auf den Parasympathikus. Wir würden es vorziehen, die Wirkung auf ein Auffüllen eines Mangels an Zink-Ionen, besonders im Nervensystem zurückzuführen.

Das Funktionsmittel reguliert „*… die Füllung der Gefäße und Drüsen, alle aktiven Bewegungen – die Sinnesempfindungen, das Geistes- und Seelenleben.*" (Schöpwinkel 1930)

Steuerung des Zinkhaushaltes

Schöpwinkel betrachtet sowohl Störungen, die durch einen Mangel des Funktionsmittels entstanden sind, als auch Zustände, die Ergebnisse einer Vergiftung mit großen Mengen verschiedener zinkhaltiger Chemikalien sind: *„Erleidet der diesem Mittel wahlverwandte Körperelektrolyt eine negative oder positive Störung, dann treten nachstehend aufgeführte krankhafte Erscheinungen im Organismus auf … Eine plötzlich starke oder auch fortgesetzte und längere Behandlung eines Kranken mit allopathischen Zinkpräparaten, wie: schwefelsaurer Zink (Zincum sulfuricum), Zinkoxyd (Zincum oxydatum), essigsaurer Zink (Zincum aceticum) etc. wirkt polar energetisch negativ, dem Körper die lebensnotwendigen Zinkionen entziehend.*" (Schöpwinkel 1930)

Nach heutigen Erkenntnissen können wir die Angaben Schöpwinkels bestätigen und mit den neuesten Forschungsergebnissen erweitern. Zincum chloratum Nr. 21 steuert den Zinkhaushalt der Zellen und kann daher sowohl zur **Ausleitung großer Zinkmengen** eingesetzt werden, als auch zur Steuerung der Zinkversorgung der Zelle aus dem über die Nahrung aufgenommenen Zink.

Ergänzung durch orthomolekulare Zinkgaben

Dabei werden in vielen Fällen Gaben des fein verteilten Funktionsmittels Zincum chloratum Nr. 21 in der D 12 ausreichend sein. Führt dies nicht zu befriedigenden Ergebnissen, kann es notwendig werden, Zinkpräparate als Nahrungsergänzung zusätzlich einzunehmen. Aufgrund der breiten Anwendung von Zink ist dieses Spurenelement in mehreren Adler Ortho-Nummern enthalten.

Kombinierbar mit allen anderen biochemischen Mittel

In der Biochemie nach Dr. Schüßler gibt es im Gegensatz zur medizinisch wissenschaftlichen Empfehlung, Zink nicht mit z.B. Kupfer zu kombinieren, keine gesonderten Einnahmeempfehlungen. Auf der Makro-Ebene der orthomolekularen Dosierung kommt die gegenseitige Beeinflussung zum Tragen. Hier gibt es nachgewiesene Beeinflussungen zwischen Eisen und Zink, und Kalzium und Zink. Vom Gesichtspunkt der Makro-Ebene sollte an ein Zink-Präparat in Kombination mit Vitamin C gedacht werden. Kupfer und Zink sollten tageszeitlich getrennt eingenommen werden. Achtung! Eine hohe Dosierung von Zink auf der Makroebene führt zu sekundären Defiziten von Kupfer, Eisen, Kalzium und Magnesium.

13.6 Beziehung zu den Basismineralstoffen

Kalium sulfuricum Nr. 6

Im Bezug zum Aufbau des Zink-Insulin-Speichers in der **Bauchspeicheldrüse** ist dieser Mineralstoff als Betriebsstoff der Bauchspeicheldrüse von großer Bedeutung.

Natrium chloratum Nr. 8

Der wichtigste Basisbezug ist das Zusammenspiel von Natrium chloratum Nr. 8 und Zincum chloratum Nr. 21. In vielen Funktionen und biochemischen Zusammenhängen zeigen diese beiden Mineralstoffe ein enges Zusammenspiel bei

- Allergien
- Schleimhautaufbau
- Schwermetallausleitung
- reduziertem Geruchs- und Geschmackssinn

Natrium phosphoricum Nr. 9

Als Basismineralstoff der Säureregulation ist dieser Mineralstoff ein wichtiger Partner im **Säure-Basen-Haushalt.**

13.7
Bewährte Indikationen

13.7.1 Augen

Lichtempfindlichkeit und Störung der **Hell-Dunkel-Adaption**
- Zincum chloratum Nr. 21
- Silicea Nr. 11

13.7.2 Dermatologie

Ekzeme

Zur Behandlung von Ekzemen finden sich auf Seite 137 nähere Angaben.

Schleimhautprobleme, -veränderungen

Siehe Seite 137.

Akne

Siehe Seite 140.

Schlechte Wundheilung

- Calcium fluoratum Nr. 1 (Elastizität der Epidermis)
- Ferrum phosphoricum Nr. 3
- Kalium phosphoricum Nr. 5
- Natrium chloratum Nr. 8
- Kalium sulfuricum Nr. 6 (Schadstoffe, Bildung der Oberhaut, gemeinsam mit Nr. 1)
- Natrium phosphoricum Nr. 9 (übersäuerte Menschen, haben eine schlechte Wundheilung)
- Natrium sulfuricum Nr. 10
- Zincum chloratum Nr. 21

Furunkel, Abszesse

Auf Seite 138 finden sich hierzu nähere Angaben.

Haarausfall

Neben Silicea Nr. 11 ist auch Zincum chloratum Nr. 21 wichtig, vor allem ist meist der Haarboden übersäuert, weshalb vor allem Natrium phosphoricum Nr. 9 als Säureregulator genommen werden sollte.

Alopezia areata

Hier liegt in der Biochemie nach Dr. Schüßler das Hauptaugenmerk auf Kalium phosphoricum Nr. 5. Auch Natrium chloratum Nr. 8 und Zincum chloratum Nr. 21 sollten in der Mischung nicht fehlen. Schöpwinkel sieht vor allem auch Kalium arsenicosum Nr. 13 bei dieser Indikation als eines der Hauptmittel und Nr. 16 und Nr. 20 als Ausscheidungs- und Entgiftungsmittel (Schöpwinkel 1930).

Nägel

Brüchig, gerillt und mit weißen Flecken behaftete Nägel, siehe Seite 139.

13.7.3 Wachstum

Wachstumsstörungen bei Kindern werden auf Seite 120 besprochen.

13.7.4 Infertilität unbestimmter Genese bei Mann und Frau

Nähere Informationen siehe Seite 143.

13.7.5 Sinnesfunktionen

Geruchs- und Geschmacksempfinden sind bei einem Zinkmangel reduziert (betrifft vor allem die Schleimhäute)
- Ferrum phosphoricum Nr. 3
- Kalium phosphoricum Nr. 5
- Natrium chloratum Nr. 8
- Zincum chloratum Nr. 21

13.7.6 Bauchspeicheldrüse und Diabetes

Eine umfassende Mineralstoffmischung für Diabetes allgemein sollte folgende Nummern umfassen
- Kalium sulfuricum Nr. 6
- Natrium sulfuricum Nr. 10
- Manganum sulfuricum Nr. 17
- Zincum chloratum Nr. 21
- Selenium Nr. 26 (Insulinaufbau, Antioxidans)
- Kalium bichromicum Nr. 27

Bei Typ I Diabetikern steht vor allem Kalium sulfuricum Nr. 6 in der Gewichtung im Mittelpunkt, da es hier um die Funktion der Bauchspeicheldrüse geht, aber auch Manganum sulfuricum Nr. 17 und Zincum chloratum Nr. 21 sind bei Typ I Diabetes besonders zu beachten. Zincum chloratum Nr. 21 ist bedeutend für den Aufbau des Zink-Insulin-Speichers, es ist für Diabetiker jedoch auch hinsichtlich des Augenstoffwechsels und der vermehrt auftretenden Wundheilungsstörungen von Bedeutung.

Beim Typ II Diabetiker ist die in Frage kommende Schüßler-Mischung gleich zusammengesetzt, aber mit anderer Gewichtung. Bei dieser Gesamtmischung steht vor allem Natrium sulfuricum Nr. 10 im Mittelpunkt und von den Erweiterungsmitteln vor allem Kalium bichromicum Nr. 27.

Das Thema Diabetes wird ab Seite 124 näher besprochen.

13.7.7 Leber

Für eine verbesserte Alkoholentgiftung

- Kalium sulfuricum Nr. 6
- Natrium sulfuricum Nr. 10
- Zincum chloratum Nr. 21
- Selenium Nr. 26 (Leberentgiftung)

13.7.8 Schilddrüse

Gemeinsam mit anderen Funktionsmitteln ist Zincum chloratum Nr. 21 an der Schilddrüsenregulierung beteiligt. Die erforderliche Mineralstoffkombinationen siehe Seite 153.

13.7.9 Immunsystem

Bei Infektionsanfälligkeit

- Zincum chloratum Nr. 21
- Ferrum phosphoricum Nr. 3
- Selenium Nr. 26

Diese drei Mineralstoffe sind auch Bestandteile der Antioxidanzienmischung in der Biochemie nach Dr. Schüßler (vgl. Seite 112).

13.7.10 Nervensystem

Dazu gehören

- apathisches Verhalten
- depressive Stimmung
- Antriebslosigkeit
- Trigeminusneuralgie
- Zahnschmerzen
- andere Nervenschmerzen
- Unruhe
- Schlaflosigkeit

Zincum chloratum Nr. 21 kann auch bei Nervenlähmungen hilfreich sein.

Fallbeispiel

Im Rahmen der Ausbildung zur Mineralstoffberaterin wurde einer 20-jährigen PKA die Einnahme der Diabetesmischung für Typ I Diabetiker empfohlen, wie dies im speziellen Teil ausgeführt ist. Bereits am nächsten Seminarwochenende berichtete sie, dass sie deutlich weniger Insulin bräuchte und die Werte stabiler seien. Diese Reduktion des Insulins blieb bestehen.

13.8 Charakterliche Strukturen

Zusammenhänge zwischen Zincum chloratum Nr. 21 und bestimmten charakterlichen Strukturen

Was kennzeichnet die Störung des unmittelbaren Lebens?

Durch vielerlei Belastungen war der Mensch irgendwann bereit, lebensfeindliche Formulierungen über sich selbst zu akzeptieren.

„Für das bist du zu dumm!" – „Das wirst du nie lernen!" – „So hässlich wie du bist, da wirst du nie einen Freund bekommen!" – „Du dumme Kuh!" – „Du Nichtsnutz!" – „So ein schlechter Mensch wie du!"

Auf subtile Art: „Dazu bist du noch nicht alt genug!" – „Wird schon werden!" (oft genug gesagt).

Wenn sich Bilder zu solchen Aussagen in die Seele des Menschen einnisten, dann ist das wie mit einem Virus im Computer. Dieser zerstört von innen her Strukturen, Dateien, Verknüpfungen usw. Die eingenisteten Bilder vom eigenen Unvermögen, vom eigenen Unwert, von der tatsächlichen Fähigkeit, sich selbst Schaden zuzufügen, was einen Gewinn bringen könnte, schwächen das Innenleben. Selbstzweifel breiten sich aus. Gedanken, bei unangenehmen, belastenden und verletzenden Ereignissen, dass man sowieso bestraft hat werden müssen, breiten sich aus.

Die Abwehr wird von innen her geschwächt, sie geht deshalb besonders tief. Die Ausscheidung belastender Stoffe gelingt nicht mehr, durch den inneren Stress, doch noch bestehen zu wollen, entsteht u.U. die Diabetes Typ I.

Manchmal will man die so tief sitzenden selbstschädigenden Bilder nicht hochkommen lassen und ertränkt sie. Säuren und Basen kommen durcheinander, die Haut zeigt „symbolisch verstanden" die Durchlässigkeit für die Belastungen in kleinen weißen Flecken.

Wie ist es, wenn es gut ist?

Durch ein Leben, das von einer ermutigenden Erziehung gekennzeichnet ist, ist der Mensch in der Lage, eine innere Ausgeglichenheit zu leben. Die verschiedenen Bereiche wie Denken, Fühlen und Spüren sind in Balance und balancieren sich nach stärkeren Ausschlägen in die eine oder andere Richtung wieder ein.

Es besteht ein Vertrauen in die eigene Lebenskräftigkeit und die eigene Bewältigungskompetenz. In übersteigerter Formulierung würde das heißen: „Komme, was da wolle, wir werden das Kind schon schaukeln!"

Der Blick ist auf die lebensförderlichen Inhalte ausgerichtet (Augen).

Einer der wesentlichsten Bereiche in diesem Zusammenhang ist eine gute Psychohygiene, die ein robustes Abgrenzungsvermögen zur Folge hat (Haut).

Ungesunde Belastungen werden auf Dauer gemieden und extreme Stressbelastungen ausgeglichen (Säure/Basen, Diabetes).

14 – Calcium carbonicum Nr. 22

Kalziumkarbonat, kohlensaures Kalzium, Kalk, Calcium carbonicum, $CaCO_3$
Empfohlene Potenzierung: D 12

Überblick

Calcium carbonicum Nr. 22 hat einen tiefgreifenden Einfluss auf den **Säure-Basen-Haushalt**, den **Knochenaufbau**, das **Lymphsystem** sowie **Haut und Schleimhäute.** Es ist besonders wichtig für den Aufbau eines gesunden Körpers, insbesondere gesunder Knochen bei Kindern. Dieses Funktionsmittel wird verstärkt verbraucht bei **körperlicher Verausgabung** und sein Mangel zeigt sich dann in vorzeitigen Alterungsprozessen. Anwendungsmöglichkeiten bei

- Entwicklungsrückständen bei Kindern,
- chronischen Hautausschlägen (unterstützend),
- Neurodermitis,
- chronischen Katarrhen der Schleimhäute,
- Erschöpfungszuständen und
- vorzeitigem Altern.

Antlitzanalytische Zeichen

- Das Oberlid verliert durch hohe Beanspruchungen des Menschen seine Substanz und verkümmert im Extremfall bis zu einer Haut, die auf dem Augapfel liegt und über die Wimpern bis vor die Pupille hängen kann. In solchen extremen Fällen wird eine Operation nicht mehr zu umgehen sein. Aber nicht nur im Bereich der Gesundheit, aber vor allem auch da ist der Leitsatz gültig: „Wehret den Anfängen".
- Zu Beginn der Entwicklung des Schlupflides beginnt sich das Oberlid langsam zurückzubilden und wenn der zu Betrachtende die Augen schräg nach oben zu richten beginnt, schlüpfen die Wimpern unter das ermüdete, erschlaffte Lid zurück. Augen, die von dem Schlupflid gekennzeichnet sind, haben einen unglaublich müden Ausdruck. Besonders sensible Menschen spüren den Druck, der dabei auf den Augenlidern liegt, eine gewisse Schwere.

14.1 Chemische Eigenschaften, Vorkommen

Beim Kalziumkarbonat handelt es sich um ein weißes Pulver, das unlöslich in Wasser und Ethanol ist, sich aber in Säuren unter Bildung von Salzen und unter Freigabe von CO_2, löst und etwas in CO_2-haltigen Wasser unter Bildung von Kalziumhydrogenkarbonat. Die Karbonate sind die Salze der Kohlensäure H_2CO_3. Als zweibasige Säure bildet die Kohlensäure zwei Reihen von Salzen: die Hydrogenkarbonate (früher Bikarbonate), denen das HCO_3^--Ion zugrunde liegt, und die neutralen Karbonate, die das CO_3^{2-}-Ion enthalten. In Gegenwart von Wasser und überschüssigem Kohlendioxid werden die neutralen Karbonate in Hydrogenkarbonate überführt.[21]

In der Natur finden wir Kalziumkarbonat als Kalkstein, Kreide, Marmor, Aragonit, Kalkspat, in Mu-

[21] Lexikon der Chemie > Aluminium: www.wissenschaft-online.de; Stand: Juli 2008

schelschalen, Eierschalen, Korallen, in Krebssteinen und auch in den Knochen des Tintenfisches (Sepia) (Hunnius u. Ammon 2004).

Beim Calcium carbonicum, das wir in der Biochemie nach Dr. Schüßler verwenden, handelt es sich um **reines Kalziumkarbonat**; es darf nicht verwechselt werden mit Calcium carbonicum Hahnemanni, das aus zerbrochenen Austernschalen gewonnen wird und Spuren organischer Substanzen sowie anderer Elemente z.B. Mangan enthält. Leider gibt es Hersteller, die Calcium carbonicum Hahnemanni als biochemisches Funktionsmittel Nr. 22 anbieten.

14.2 Traditionelle Anwendungen

Früher war der Gebrauch von „Kalkwasser" (Kalziumhydrogenkarbonat) verbreitet. Pfarrer Kneipp empfahl Calcium carbonicum als Kreidemehl gegen Schwächezustände, Katarrhe der Schleimhäute, schwache Verdauung und Bleichsucht. Nach anderen Quellen soll es ein Mittel gegen Rachitis und Skrophulose, eine Form der Hauttuberkulose, sein. Kalziumkarbonat wird auch heute noch medizinisch bei Gastritis und Durchfallerkrankungen innerlich angewandt. Es wirkt aufgrund seiner hohen Säurebindungskapazität als Antazidum und gleichzeitig obstipierend. In kosmetischen Produkten dient Kalziumkarbonat als Hilfsstoff und ist auch in Zahnpulvern und -pasten enthalten.

14.3 Kalziumkarbonat im menschlichen Körper – heutiger Wissensstand

Kalziumbedarf – aktuelle Versorgung

Milch und Milchprodukte sind bekanntlich gute Nahrungsquellen für Kalzium, ein hoher Konsum von Milchprodukten ist aus naturheilkundlicher Sicht abzulehnen. Häufig wird vergessen, dass auch **Fische**, **Sesam**, **Nüsse** und **Gemüse** beachtliche Mengen an Kalzium enthalten. Die DGE gibt einen Tagesbedarf von 800–1200 mg (0,8–1,2 g) für Kalzium an. Untersuchungen haben aber gezeigt, dass die tatsächliche Kalzium-Versorgung in den Industrieländern mit 0,5–0,7 g Kalzium deutlich unterhalb der Zufuhrempfehlung liegt. Das ist auch im Hinblick auf die verbreitet protein- und weißmehlreiche Ernährung bedenklich, die den Kalziumstoffwechsel zusätzlich belastet, wahrscheinlich sind hier auch die Gründe dafür zu suchen, dass die Osteoporose heute eine der weitest verbreiteten Volkskrankheiten ist. Die europäischen Ernährungsbehörden geben als tägliche Langzeitmaximaldosis für Kalzium eine Zufuhrmenge von 2500 mg (2,5 g) an (Fuchs 2001).

Bestandteil der Knochen

Kalziumkarbonat ist im menschlichen Körper vor allem im Knochengewebe nachweisbar. Die Interzellularsubstanz des Knochens besteht zu 35% aus organischen und zu 65% aus anorganischen Bestandteilen. Die anorganischen Bestandteile bestehen zu 85% aus Kalziumphosphat (als Hydroxylapatit), zu **10% aus Kalziumkarbonat** und zu 1% aus Magnesiumphosphat. Der Knochen enthält rund 99% des im Körper vorhandenen Kalziums und 75% des Phosphats, aber auch 80% des Carbonats, 70% des Citrats, 60% des Natriums und 50% des Magnesiumbestandes (Fuchs 2001; Moll u. Moll 1997). Eine mangelhafte Versorgung mit Kalzium und Vitamin D kann bei Kindern zu Rachitis und bei Erwachsenen zu Osteomalazie und Osteoporose führen.

Kalziumhaushalt wird hormonell gesteuert

Der Kalziumbestand (ca. 1,5% des Körpergewichts) wird durch das Zusammenwirken von **Parathormon** aus der Nebenschilddrüse und dem Schilddrüsenhormon **Calcitonin** im Zusammenwirken mit **Calcitriol**, dem eigentlichen Wirkstoff des Vitamin D_3 normalerweise in engen Grenzen konstant gehalten. Im Serum liegt Kalzium zu ca. 55% in ionisierter Form als Ca^{2+} (funktionell wichtig) und zu ca. 40% an Plasmaproteine sowie zu ca. 5% an organische Säuren gebunden vor. Azidose führt zu Zunahme des ionisierten Kalziums im Blut, Alkalose zu Abnahme und zu Tetanie (Pschyrembel 2007).

Kalzium hat im Körper vielfältige Aufgaben

Kalzium hat vielfältige Aufgaben im Körper, es ist u.a. an der Blutgerinnung beteiligt, sorgt für die normale Erregbarkeit von Nerven- und Muskelgewebe und ermöglicht die Muskelkontraktionen. Teilweise antagonistisch zu Kalzium verhalten sich Kalium-, Magnesium- u. Phosphationen (Pschyrembel 2007). Kalziumkarbonat hat wie alle Karbonate im Körper **Säuren zu puffern**. Besonders bedeutsam ist in diesem Zusammenhang das Natriumhydrogenkarbonat (Natriumbikarbonat).

14.4 Vergiftungssymptome

Eine übermäßige Einnahme von Kalzium über längere Zeit, zum Beispiel als Kalziumkarbonat gegen Magensäure kann zu gefährlichen Ablagerungen in den Augen, der Lunge, den Nieren, auch in den Arterien und anderen Geweben führen. Zudem verursacht es die vermehrte Ausscheidung von Magnesium, mit allen üblen Folgen des Magnesium-Mangels (Burgerstein 1994). In diesem Zusammenhang ist auch vor der Überdosierung von Vitamin-D-Präparaten zu warnen, da hier die gleichen Folgen auftreten können.

14.5 Biochemische Wirkungsbeschreibung

Dr. Schüßler lehnte es ab, die Karbonate als Funktionsmittel zu betrachten. Er schreibt: „*Die kohlensauren Salze gehören nicht in diese Cellular-Therapie, weil sie nicht Funktionsmittel sind. Sie müssen, um für die Gewebe functionell nutzbar zu werden, in phosphorsaure resp. schwefelsaure Salze sich verwandeln; so wie der Schwefel und der Phosphor ihrerseits so lange für die Gewebe in funktioneller Hinsicht nutzlos sind, bis sie durch Zutritt von Sauerstoff in Schwefel- resp. Phosphorsäure verwandelt, sich mit den Basen der kohlensauren Salze verbunden haben.*“ (Schüssler 1874)

Diese Ansicht gilt heute als überholt. Neben ihrer Bedeutung für den **Knochenaufbau** spielen Karbonate eine herausragende Rolle im **Säure-Basen-Haushalt**. Nach Joachim Broy kommt dem kohlensauren Kalk eine außerordentliche Wirkung auf den Stoffwechsel zu. Calcium carbonicum begünstigt die Eliminierung intrazellulärer Stoffwechselrückstände, wirkt der Azidose im intrazellulären Raum entgegen, wirkt entsäuernd auf die Kolloide der humoralen Gewebsanteile, beschleunigt den dissimilatorischen Stoffwechsel und erhöht den Grundumsatz (Broy 2000).

Die Bedeutung für die kindliche Entwicklung

Besonders im Kindesalter ist eine ausreichende Kalziumversorgung sehr wichtig. Die Erfahrungen der letzten Jahrzehnte mit hohen Gaben von Vitamin D, insbesondere von Vitamin D_2, zur Rachitisprophylaxe haben gezeigt, dass es hierbei zu **gefährlichen Kalkablagerungen** kommen kann, weil der kindliche Körper nicht mit den zugeführten Kalkmengen umgehen kann. Es ist interessant, dass Muttermilch viel weniger Kalzium als die Kuhmilch enthält. Daher können wir davon auszugehen, dass dem Organismus des Kindes oftmals weniger das Kalzium als Baustoff im Sinne Dr. Schüßlers fehlt, sondern das Problem vielmehr in einer ausreichenden Kalzium-Verwertung, gerade auch für den Einbau in die Knochen, besteht.

Wir würden im Sinne der Biochemie Dr. Schüßlers sagen, dass ihm das entsprechende Funktionsmittel dazu fehlt. Die Erfahrung hat gezeigt, dass hier die Gabe von **Calcium phosphoricum Nr. 2 nicht immer ausreichend** ist und zusätzlich oft Calcium carbonicum Nr. 22 in D 12 erforderlich ist. Kinder, die auf Calcium carbonicum Nr. 22 gut reagieren, leiden auch unter Infektanfälligkeit, geschwollenen Lymphknoten, Milchschorf, nässenden Ekzemen, Schweißneigung und Schleimhautkatarrhen. Manchmal ist ein säuerlicher Körper- bzw. Schweißgeruch feststellbar, was auch auf ein Ungleichgewicht im Säure-Basen-Haushalt schließen lässt. Neben Calcium phosphoricum Nr. 2 steuert auch Calcium carbonicum Nr. 22 die Kalziumaufnahme und -verwertung und den Aufbau der Knochen und darüber hinaus die gesamte körperliche Entwicklung. Die Gabe dieses Mineralstoffs in der D 12 führt zu einer **tiefgreifenden konstitutionellen Umstimmung** und beeinflusst die körperliche und seelische Entwicklung. Im Gegensatz zur Anwendung in der Homöopathie bleiben wir in der Biochemie Dr. Schüßlers bei materiellen Dosen, da wir die Speicher von Calcium carbonicum Nr. 22 auffüllen wollen, damit gewährleistet ist, dass der Heranwachsende auch im späteren Leben ausreichende Mengen dieses Funktionsmittels zur Verfügung hat. Erfahrungsgemäß wirkt dieser Mineralstoff sehr langsam und anhaltend.

Frühzeitiges Altern

Wir haben in Hunderten von Beratungsgesprächen immer wieder die Erfahrung gemacht, dass sich ein Mangel an Calcium carbonicum Nr. 22 oft bei Menschen zeigt, die ihre körperlichen Grundlagen freiwillig oder unfreiwillig ausbeuten, ohne sich genügend Erholungsphasen zu gönnen. Dies zeigt sich dann in den sogenannten **Schlupflidern**. Auch Menschen, die frühzeitig altern, bei denen das biologische Alter und das Lebensalter auseinanderklaffen, haben einen Bedarf an Calcium carbonicum Nr. 22. Ebenso Menschen, die zu chronischen Schleimhautkatarrhen der Augen, Ohren und Luftwege neigen, und einen schwächlichen Körperbau und schlechten Ernährungszustand aufweisen.

Gefühle der Überforderung

Oftmals erlebt die betreffende Person in Verbindung mit der Überforderung auch entsprechende Gefühle, die sich bis in die tiefen Schichten des Gemütes einsenken können, wie Unruhe – verursacht von oder verbunden mit Ängsten – Niedergeschlagenheit, Weinerlichkeit (kann auch mit Kalium phosphoricum zusammenhängen), Verdrießlichkeit und Hoffnungslosigkeit, besonders die eigene Genesung betreffend.

Calcium carbonicum, ein Aufbausalz

Da Calcium carbonicum-Mangelzustände antlitzanalytisch über die Schlupflider gut einzuordnen sind, die bei ausreichender Einnahme tatsächlich besser werden, hat dieses Mittel seine Berechtigung in der Biochemie sehr wohl als **Substitutionsmittel**. Es stärkt die Grundkonstitution und kann zu den aufbauenden Kalziumsalzen gezählt werden.

14.6 Beziehung zu den Basismineralstoffen

Calcium fluoratum Nr. 1 und Calcium phosphoricum Nr. 2

Der wichtigste Basismineralstoff hierzu ist Calcium phosphoricum Nr. 2 als Mittel der Regeneration, der inneren Substanz und des Knochenaufbaus und Calcium fluoratum Nr. 1 als Basismineralstoff der Knochenhüllen und der Elastizität.

14.7 Bewährte Indikationen

14.7.1 Tiefgreifende Wirkung auf die Konstitution

Calcium carbonicum wirkt auf das vegetative Nervensystem und steuert Nahrungsaufnahme und Ausscheidungen. Als bedeutendes Mittel zur Beeinflussung der Konstitution wirkt es unterstützend bei Störungen des Knochenaufbaus, insbesondere bei **Rachitis** und **Osteoporose** sowie bei **dyspeptischen Beschwerden**, vor allem bei Kindern mit Sodbrennen, Magendruck, Durchfall und Bauchkrämpfen.

14.7.2 Chronische Katharrhe

Bei Neigung zu chronischen Schleimflüssen, Schleimhautkatarrhen der Augen, Ohren und Luftwege, bei Durchfällen, schwächlichem Körperbau und schlechter Ernährung, bei Anlage zum Dick- und Fettwerden in jungen Jahren ist an dieses Mittel zu denken.

14.7.3 Neigung zu chronischen Hautveränderungen

Chronische Hauterkrankungen, die mit Störungen im Säure-Basen-Gleichgewicht des Körpers zusammenhängen können, wie Milchschorf, Ekzeme und urtikarielle Ausschläge.

14.7.4 Frühzeitiges Altern

Frühzeitiges Altern, wenn ein Mensch wenig Rücksicht auf seine körperlichen Grundlagen nimmt.

Menschen, die im Gebirge leben, haben anscheinend einen erhöhten Bedarf an diesem Mineralstoff; das Leben im Gebirge scheint diesen Mineralstoff im Körper zu erschöpfen, weil dieser sich permanent gegen die starke Strahlung der Berge abschirmen muss.

Fallbeispiel 1

Es bedeutet für einen Rutengeher eine große Anstrengung, in den verschiedenen Wohnungen und Häusern die Energiezonen sowie die guten Plätze für die Menschen zu finden. Es zehrt auch an seiner körperlichen Substanz, was sich unter anderem auch in einem Mangel an Calcium carbonicum Nr. 22 zeigen kann. Das Kennzeichen für diesen Mangel sind Schlupflider, das heißt, wenn das Oberlid über der Wimper hängt, bzw. wenn die Wimpern unter das Oberlid „schlüpfen".
Diese Schlupflider waren bei einem Rutengeher, welcher bei einem Mineralstoffberater Hilfe suchte, besonders deutlich zu sehen. Er wurde auf den Zusammenhang zwischen seiner Arbeit und dem spezifischen Mineralstoffverbrauch aufmerksam gemacht. Außerdem wurde überlegt, wie viele Begehungen er sich überhaupt zumuten sollte. Nach der Einnahme von Calcium carbonicum Nr. 22 über einen längeren Zeitraum konnte er über das Zurückgehen seiner Schlupflider berichten. Außerdem hatte er den unmittelbaren Zusammenhang zwischen seiner Belastung und dem Verbrauch von Calcium carbonicum Nr. 22 entdecken können. So wurde diese Mineralstoffverbindung für ihn ein unentbehrlicher Begleiter bei seiner Arbeit.

Fallbeispiel 2

Der Rutengeher, mit dem wir zusammenarbeiten, hatte auch diese Schlupflider. Er hatte oft genug über seine Leistungsfähigkeit hinaus sich für seine Mitmenschen eingesetzt und ihnen gute Schlafplätze gesucht. Als wir ihn darauf aufmerksam machten, war er sofort bereit, Calcium carbonicum Nr. 22 einzunehmen, um diese Erschöpfung abzubauen, die sich in seinem Körper schon aufgebaut hatte. Es hat nicht lange gedauert, dann hat er uns den Rückgang der Schlupflider bestätigt. Was aber noch viel bedeutungsvoller war, das war die Bestätigung, dass die „unendliche Müdigkeit", die ihn manchmal verfolgt hatte, auch zurückgegangen war.
Er hat uns dann später berichtet, dass er viel behutsamer mit seinen Kräften umgegangen ist und immer, wenn er nur den Druck auf den Oberlidern verspürt hatte, schon zum Calcium carbonicum Nr. 22 gegriffen hat.

14.8 Charakterliche Strukturen

Zusammenhänge zwischen Calcium carbonicum Nr. 22 und bestimmten charakterlichen Strukturen

Was kennzeichnet die Störung des unmittelbaren Lebens?

Als Kind gab es einmal die Erfahrung, wenn man sich wirklich anstrengt, dann konnte das Ziel erreicht werden. So hatten es auch die Eltern immer wieder „vorgebetet", dass alles geht, denn „Wo ein Wille, da ein Weg!" Wenn sich solche Erfahrungen verfestigen, und sie werden auch von den Eltern kräftig unterstützt, indem so manches möglich gemacht wird, was eigentlich nicht gegangen wäre, dann wird daraus eine Lebenserfahrung und ein entsprechendes Programm „destilliert".

„Es geht, wenn man nur will." Denn immer, wenn es einmal nicht funktioniert hat, gab es einen harten Satz zu hören, der eigentlich keine Wahl gelassen hat: „Wenn du nur gewollt hättest!"

Später im Leben: Unterstützt durch manchmal doch sehr naive Auslegungen einer positiven Einstellung, im positiven Denken wird die einmal gelernte Struktur noch einmal bestätigt. „Du brauchst nur positiv denken und alles ist dir möglich: Reichtum, Liebe, Glück und alles, was da noch dazu gehört. Solltest du all dies tatsächlich nicht erreichen, dann hast du eben nicht richtig positiv gedacht." Der „Schwarze Peter" bleibt dann immer bei einem selbst.

Mit einem „eisernen Willen" ist es auch möglich, über die Grenzen des eigenen, vor allem körperlichen Lebens hinwegzugehen. Aber nicht nur über die Grenzen hinwegzugehen, sondern auch belastende, selbstverletzende, auf Dauer die Vitalität und das Leben vermindernde Strukturen und Modelle zu leben.

Die dabei entstehende Erschöpfung wird verdrängt, einfach nicht mehr wahrgenommen.

Wie ist es, wenn es gut ist?

Der Mensch kann seine drei Ebenen Gedanken, Gefühle, Gespür in gutem Ausgleich einsetzen. Der Wille als wichtiger Bereich auf der personalen Ebene wird für lebensförderliche Ziele eingesetzt. Aber die Grenzen des Wollens werden akzeptiert und entsprechend in den jeweiligen Ereignissen des Lebens umgesetzt.

Der Wille mit seinen Möglichkeiten ist ein unverzichtbarer Anteil des Menschen und hat mit der aktiven Hemisphäre (linke Kopfseite, rechte Körperseite) einen innigen Zusammenhang, deshalb auch mit der Ratio. Daraus folgt die Tendenz des Rationalisten, seinen Willen durchzusetzen.

Wenn der Wille in guter Balance zum „Geschehen-lassen-Können“ steht, gibt es einen guten Fluss im Leben. Die passive Seite im Menschen (rechte Kopfseite, linke Körperseite) mit ihrer Intuition, den Gefühlen, der musischen Seite hat eher ein Wollen zum Inhalt, das weniger ein konkretes Ziel hat, als eine nicht fertig ausformulierte Sehnsucht.

15 – Natrium bicarbonicum Nr. 23

Natriumhydrogencarbonat, Natrium hydrocarbonicum, primäres Natriumcarbonat, Natriumbicarbonat, doppelkohlensaures Natron, Speisesoda, $NaHCO_3$

Empfohlene Potenzierung: D 12

Überblick

Dieses Funktionsmittel reguliert im Zusammenwirken mit Natrium phosphoricum Nr. 9, Zincum chloratum Nr. 21 und Nr. 22 Calcium carbonicum das **Säure-Basen-Gleichgewicht** des Organismus. Außerdem wirkt es anregend auf den gesamten Stoffwechsel und fördert die **Ausscheidung von Stoffwechselrückständen**. Das Funktionsmittel kann daher zusätzlich eingesetzt werden bei

- allen Problemen, die auf Übersäuerung beruhen,
- Hyperurikämie, Gicht,
- rheumatischen Erkrankungen,
- Schlaffheit, Mattigkeit aufgrund eines trägen Stoffwechsels,
- Dickleibigkeit, Neigung zu Ablagerungen und Steinbildung sowie bei
- Verdauungsbeschwerden, insbesondere einer gestörten Regulation der Bauchspeicheldrüse.

Antlitzanalytische Zeichen

- Zu diesem Mineralstoff liegen noch keine antlitzanalytischen Zeichen vor.

15.1 Chemische Eigenschaften, Vorkommen

Natriumhydrogencarbonat ist ein farbloses, laugig schmeckendes, an trockener Luft beständiges, monoklines Kristallpulver, das oberhalb 270 °C in Natriumcarbonat (Soda) übergeht.[22] Das Salz kommt häufig in Mineral- und Heilwässern vor („Hydrogencarbonat-Säuerling").

15.2 Traditionelle Anwendungen

Natron aus natürlichen Quellen kennt die Menschheit schon seit dem frühen Altertum. Die alten Ägypter gewannen es aus den Seen des Tales Natron (Wadi Natrun) in Ägypten, wo es auch heute noch natürlich vorkommt. Auch in den USA gibt es große Vorkommen eines Salzes namens Trona, aus dem sich auf einfache Weise Natron gewinnen lässt.

In Europa gewinnt man Natron heute aus natürlichem Kochsalz, bei dem man Chlor gegen Karbonat=Kohlensäure austauscht. (Solvay-Verfahren). Die Anwendungsmöglichkeiten sind vielfältig, weswegen Speisesoda in den meisten Drogerien zu erhalten ist. Beispiele sind Fußbäder, Mundspülun-

[22] Lexikon der Chemie > Natriumhydrogenkarbonat: www.wissenschaft-online.de; Stand: Juli 2008

gen zur Neutralisierung saurer Speisereste im Mund und damit zur Kariesprophylaxe, Zusatz beim Kochen und Backen oder als Hilfsmittel zum Beseitigen von Gerüchen beim Geschirrspülen[23].

Traditionell gehört Natriumbikarbonat zu den Antazida, den magensäurebindenden Pharmaka. Die Verwendung in der Schulmedizin bei Magen- und Zwölffingerdarmgeschwüren oder zur Prophylaxe eines Stressulcus ist obsolet. Mittel der Wahl bei diesen Indikationen sind heute Magnesium- und Aluminiumsalze. Studien belegen, dass Natriumhydrogencarbonat im Gegensatz zu Natriumchlorid (Kochsalz) nicht blutdrucksteigernd wirkt und darüber hinaus positive Auswirkungen auf den Säure-Basen-Haushalt hat.

Orale Gaben dieses Salzes sollen einer Hypokaliämie entgegenwirken und die Calciumausscheidung über den Urin vermindern. Natriumhydogencarbonat soll auch die Leistungsfähigkeit bei sportlicher Aktivität steigern, da es der Laktatazidose im Muskel (Übersäuerung des Muskels) entgegenwirkt.[24]

15.3 Natriumbicarbonat im menschlichen Körper – heutiger Wissensstand

Regulator des Säure-Basen-Haushaltes

Natriumbicarbonat $(HCO_3)^-$ reguliert den pH-Wert im Blut als **Kohlendioxid(CO_2)/Bicarbonatpuffer**. Durch das zinkhaltige Enzym Carboanhydrase wird die Bildung von CO_2 und H_2O zu Kohlensäure (H^+ HCO_3^-) reversibel ermöglicht. Dabei läuft die Reaktion $H_2CO_3 \leftrightharpoons H_2O + CO_2$ ab. Im Plasma besteht ein Verhältnis von 20:1 zwischen Bikarbonat und CO_2. Das im Blut gelöste CO_2 steht mit dem in den Lungenalveolen gasförmigen CO_2 im Gleichgewicht. Eine Verschiebung des pH-Wertes ist durch vermehrte oder verminderte Abatmung des CO_2 möglich. Es kommt dann im Extremfall zur respiratorischen Alkalose oder Azidose.

Neben der Lunge dient auch die Niere der Konstanterhaltung des pH-Wertes im Blut. In den Nierentubuli wird das Bikarbonat mit Hilfe der Carboanhydrase aus CO_2 und Wasser zurückgewonnen und gelangt wieder ins Plasma, wobei die H^+-Ionen (Säure) im Austausch gegen Na^+-Ionen in den Urin abgegeben werden. Diese H^+-Ionen wiederum reagieren mit Bikarbonat zu Wasser und CO_2, welches wieder über den Vorgang der Diffusion ins Blut gelangt. Damit ist ein wichtiger Regelkreis der pH-Werterhaltung und -regulierung gegeben. Das Blut enthält mehrere Puffersysteme, die anteilmäßig etwa wie folgt aufgeteilt werden können (Glaesel 1994)

- Phosphat 5%
- Proteine 7%
- Hämoglobin 35%
- Bikarbonat 53%

Bildung der Salzsäure im Magen

Nach Sander produzieren die Belegzellen gleichzeitig Salzsäure und Natriumbicarbonat aus Kochsalz gemäß der Formel $NaCl + CO_2 + H_2O = HCl + NaHCO_3$, wobei Wasser, Kochsalz und CO_2 im Blut für diese Reaktion immer reichlich vorhanden sind (Sander 1999). Während die so gebildete Salzsäure in den Magen abgegeben wird und die Speisen säuert, gelangt das Natriumbicarbonat in Leber, Pankreas, Galle und Darmdrüsen und sorgt dort für die betreffenden basischen Sekrete, die dann, nachdem der saure Speisebrei vom Magen in den Darm gelangt ist, wieder neutralisiert werden. Auf diese Weise entsteht ein **„Kochsalzkreislauf"**.

Das bei jeder Mahlzeit gebildete Bikarbonat sorgt in regelmäßigen Abständen für eine Durchspülung des Bindegewebes mit alkalischen, bicarbonatreichen Säften, was dazu führt, das saure Abbauprodukte, die hier zwischengelagert wurden, wieder abtransportiert und über die Nieren ausgeschieden werden können. Aus diesen Ausführungen wird die zentrale Rolle des Natriumbicarbonats für den Säure-Basen-Haushalt des Körpers und alle Störungen leicht ersichtlich, die damit in Verbindung stehen, sowie für die geregelte Funktion des gesamten Verdauungsvorgangs.

---

[23] Kaiser Natron: www.holste.de; Stand: Februar 2009

[24] Lexikon der Ernährung > Natriumhydrogenkarbonat: www.wissenschaft-online.de; Stand: Juli 2008

15.4 Vergiftungssymptome

Als Nebenwirkungen der Einnahme größerer Mengen von Natriumbikarbonat über längere Zeiträume gelten das Auftreten einer metabolischen Alkalose, Hypernatriämie, Hypervolämie, Gasentwicklung (CO_2) mit Magendehnung und reaktive Hypersekretion von Magensäure (Karow 2008). Denn die Einnahme bewirkt zwar vorerst, dass die Magensäure abgepuffert wird, später kann es aber zu umso stärkerer Sekretion von Säure kommen und dabei wird auch Bikarbonat vermehrt ins Blut abgegeben. Auf diese Weise kann die Bauchspeicheldrüse irritiert werden, da ein niedriger pH-Wert im Dünndarm eine verminderte Stimulation der Abgabe von Bauchspeicheldrüsensekret und Gallensaft zur Folge hat.

So ist die Erfahrung vieler Anwender zu erklären, die nach längerer Einnahme von Basenpulvern unter **Verdauungsbeschwerden** litten. Daher empfehlen wir die Einnahme von Basenpulvern nicht. Zum Ausgleich latenter Übersäuerungen sind neben den biochemischen Funktionsmitteln diätetische Maßnahmen, das Trinken von geeigneten Teemischungen und Adler Ortho-Präparate besser geeignet.

15.5 Biochemische Wirkungsbeschreibung

Zur Ausscheidung von Säure werden in der Biochemie nach Dr. Schüßler die Mineralstoffe Natrium phosphoricum Nr. 9, Calcium sulfuricum Nr. 12 und Natrium bicarbonicum Nr. 23 angewendet. Die fein verteilten Funktionsmittel helfen dem Körper langfristig, ohne irgendwelche Nebenwirkungen den Säure-Basen-Haushalt zu regulieren. Wir gehen davon aus, dass das Fehlen einer ausreichenden Menge, insbesondere der erwähnten fein verteilter Mineralstoffe, ursächlich der wichtigste Faktor bei der Entstehung von Störungen im Säure-Basen-Haushalt ist. Natürlich sollte auf eine geregelte Lebensführung und vollwertige basenüberschüssige Ernährung geachtet werden.

Natrium phosphoricum Nr. 9 ist nach Dr. Schüßler das wichtigste Mittel zum Abbau überschüssiger Säuren, auch der Harnsäure, aus dem Körper.

Es steht auch in Beziehung zum Lymphsystem und zum Abbau der Fette. Zur Auflösung harnsaurer Ablagerungen hat sich das Funktionsmittel Silicea Nr. 11 bewährt. In der Anwendung zeigt sich immer wieder, dass zusätzlich oft Natrium phosphoricum Nr. 9 erforderlich ist, um die freiwerdende Säure auszuleiten. Calcium sulfuricum Nr. 12 kann Säuren aus dem Bindegewebe ableiten. Auch dieses Funktionsmittel wirkt eng mit Natrium phosphoricum Nr. 9 zusammen. Natrium bicarbonicum Nr. 23 wirkt übergeordnet säure-/basenregulierend und stoffwechselanregend.

Nach Broy verhindert Natriumbicarbonat, dass **abbauende Stoffwechselvorgänge** gehemmt werden und es hierdurch zu unphysiologischen Ablagerungen von Glykogen und Fett in den Zellen sowie einem verminderten Eiweiß- und Purinabbau kommt, was die Vermehrung von Harnstoff und Harnsäure zur Folge habe. Da die Abgabe von CO_2 über die Lungen abhängig von der gleichzeitigen O_2-Aufnahme sei, führten alle Krankheitsprozesse, welche die Atmung beeinträchtigen, zur CO_2-Überladung des Blutes. Derartige chronische Krankheitsbilder mit ganz unterschiedlicher Entstehungsgeschichte seien früher in der Medizin als **„Kohlensäurevergiftung"** bezeichnet und der „carbogenoiden Dyskrasie" zugeordnet worden. Verbreitete Symptome derartiger Störungen seien Mattigkeit, Schlaffheit, Schwäche, vermehrtes Atmungsbedürfnis, allgemeines Kältegefühl, insbesondere der Extremitäten (Broy 2000). Auch hier kann das Funktionsmittel unterstützend wirken.

Gleichzeitig unterstützt Natrium bicarbonicum Nr. 23 die **Bauchspeicheldrüse**, indem es die Abgabe des im Pankreassaft vorhandenen Bikarboanteils reguliert. Davon wiederum hängt vom Milieu im Dünn- und letztlich auch im Dickdarm ab, was entscheidend für den Ablauf der Verdauungsprozesse ist. Ein unphysiologisches Milieu im Darm kann die Entstehung einer Dysbiose mit all ihren unangenehmen Folgen begünstigen.

15.6
Beziehung zu den Basismineralstoffen

Natrium phosphoricum Nr. 9

Als wichtigster Basismineralstoff des Säure-Basen-Gleichgewichtes ist Natrium phosphoricum Nr. 9 zu erwähnen.

Silicea Nr. 11

Auflösung harnsaurer Ablagerungen aus dem Gewebe.

Calcium sulfuricum Nr. 12

Leitet Säuren aus dem Bindegewebe ab. Macht „Wege frei".

15.7
Bewährte Indikationen

15.7.1 Beschwerden durch vermehrte Säurebildung

Bei allen Beschwerden, die mit starker Säurebildung einhergehen oder auf Störungen des Säure-Basen-Gleichgewichts zurückzuführen sind, auch bei starker **sportlicher Betätigung**, empfehlen wir zusätzlich Natrium bicarbonicum Nr. 23.

15.7.2 Beschwerden der Verdauungsorgane

Natrium bicarbonicum wird bei einer starken **Übersäuerung im Magen** gegeben, es kommt aber auch infrage bei **Störungen der Gallebildung** und **-absonderung** (Cave: Steinbildung!), deren Ursache in latenter Azidose zu suchen ist und hat direkten Einfluss auf die Tätigkeit der Bauchspeicheldrüse in Bezug auf das basische Bikarbonat.

15.7.3 Rheumatische Erkrankungen und Steinleiden

Nach naturheilkundlichen Erfahrungen gehen rheumatische Erkrankungen wie Gelenkentzündungen (Arthritis), aber auch degenerative Veränderungen von Gelenken (Arthrosen) sowie degenerative Wirbelsäulenveränderungen (Spondylosen, Osteochondrose) sehr häufig mit latenter Übersäuerung und verlangsamten Stoffwechselprozessen einher. Hier ist Natrium bicarbonicum Nr. 23 neben weiteren Funktionsmitteln einzunehmen.

15.7.4 Osteoporose

Im Falle einer besonderen Übersäuerungsproblematik ist die zusätzliche Anwendung des Natrium bicarbonicum Nr. 23 zusätzlich zur Osteoporose-Mischung zu empfehlen.

15.7.5 Erhöhte Harnsäurewerte (Hyperurikämie) und Gicht

Bei der harnsauren Diathese mit vermehrter Produktion und verminderter Ausscheidungskapazität von Harnsäure wirkt das Funktionsmittel Natrium bicarbonicum Nr. 23 regulierend. Die regelmäßige Einnahme kann der Entstehung von **schmerzhaften Gichtanfällen** vorbeugen helfen.

15.7.6 Unterstützung der Leber

Auch die Ammoniakentgiftung in der Leber kann mit Natrium bicarbonicum Nr. 23 angeregt bzw. reguliert werden. Die in der Leber stattfindende Harnstoffsynthese benötigt Hydrogencarbonat (Bikarbonat) und Ammonium-Ionen. Dabei wird, um das Ammoniak aus dem Organismus zu entfernen, der nicht giftige Harnstoff erzeugt und über die Nieren ausgeschieden. Ein Mangel an Natrium bicarbonicum Nr. 23 zeigt sich in ungenügender Ausscheidung von Schlacken. Die **Harnsäureüberladung** des Blutes und der Gewebe steigt und der Stoffwechsel wird träge. Die Folge können Übergewicht und Fettleibigkeit sein.

Hinweise aus der Praxis

Bei einer schwerwiegenden Belastung des Körpers mit Säure mit den entsprechenden dazugehörenden Zeichen und Beschwerden, wird Natrium phosphoricum Nr. 9 relativ hoch dosiert. Es ist aber anzunehmen, dass die Belastung sich bis in das Gewebe hinein festgesetzt hat. Aus diesem Grund wird in der Praxis bei einer notwendigen hohen Dosierung von Natrium phosphoricum Nr. 9 zusätzlich Natrium bicarbonicum Nr. 23 gegeben. Außerdem ist in einem solchen Fall auch an die Ausscheidungsmöglichkeit von Säuren über die Haut zu denken, was mit einem basischen Bad sehr gut möglich ist.[25]

15.8
Charakterliche Strukturen

Zusammenhänge zwischen Natrium bicarbonicum Nr. 23 und bestimmten charakterlichen Strukturen

Was kennzeichnet die Störung des unmittelbaren Lebens?

Wenn in Folge vieler verletzender und belastender innerer Strukturen und äußerer Erlebnisse das innere Gleichgewicht, in der Medizin spricht man von der Homöostase[26], gestört wird, ein Ungleichgewicht in Richtung unverarbeiteter Erlebnisse entsteht, dann können die damit verbundenen Spannungen nicht mehr verarbeitet werden. Sie werden dann in tiefere Schichten der Psyche verdrängt. Damit beginnt ein unseliger Prozess der inneren Belastung des psychischen Puffersystems bis hin zu einer völligen Überladung mit unverarbeiteten Erlebnissen.

Als Folge ist eine unbeteiligte Haltung und apathisch resignierende Auslieferung den Ereignissen des Lebens gegenüber denkbar, weil ein weiteres Nach-innen-Nehmen von Erlebnissen nicht mehr möglich ist. Vom Temperament her wäre das die passive Einstellung. Bei der aktiven Einstellung wird ein Abweichen von den eigenen, leider aber auch lebensfeindlichen Strukturen nicht geduldet.

Wie ist es, wenn es gut ist?

Wenn ein ausreichendes Gleichgewicht zwischen allen lebensbestimmenden Strukturen vorhanden ist, ist auch das Verhältnis der Säuren zu den Basen ein optimales. Es bleiben im Inneren auf Grund der Erlebisse und Erfahrungen keine sogenannten „unverdauten Reste“. Spannungen bauen sich rasch ab und der Mensch trägt sich selbst nichts nach.

Im Zuge einer guten Psychohygiene schafft es der Mensch, in seinem Innenleben belastende und eventuell verletzende Erlebnisse abzupuffern und angemessen zu verarbeiten.

---

[25] Siehe dazu auch Hinweise im Anhang.

[26] Selbstregulation eines – biologischen – Systems im dynamischen Gleichgewicht, z.B. eines Organismus durch neurohumorale Regelmechanismen (Wörterbuch der Medizin, dtv, 1994).

16 – Arsenum iodatum Nr. 24

Arsentriiodid, AsI_3, Arsen(III)-iodid
Empfohlene Potenzierung: D 12

Überblick

Aufgrund seiner beiden Bestandteile Arsen und Iodid kann das Funktionsmittel Arsenum iodatum Nr. 24 als **„Turboreiniger"** der Zelle mit ausgesprochen reinigender und den Zellstoffwechsel regulierender Wirkung angesehen werden. Es ergeben sich Anwendungsmöglichkeiten

- als Akutmittel bei Allergieschüben,
- zur Entgiftung,
- bei nässenden Ekzemen und jugendlicher Akne,
- als Zusatzmittel bei Erkrankungen der Lungen und der Schleimhäute sowie
- bei Schwächezuständen.

Antlitzanalytische Zeichen

- Zu diesem Mineralstoff liegen noch keine antlitzanalytischen Zeichen vor.

16.1
Chemische Eigenschaften, Vorkommen

Arsenum iodatum ist ein Salz der Iodwasserstoffsäure. Es bildet braunrote Kristalle und ist in Wasser, Ethanol, Äther, Chloroform und Schwefelkohlenstoff löslich.

16.2
Traditionelle Anwendungen

Arsenum iodatum wurde früher bei syphilitischen Ausschlägen, Lepra und Impetigio medizinisch verwendet. In homöopathischer Zubereitung wird es z.B. bei Lungenerkrankungen und Heuschnupfen verwendet (Hunnius u. Ammon 2004).

16.3
Arsentriiodid im menschlichen Körper – heutiger Wissenstand

Es gibt keine wissenschaftlich fundierten Aussagen über die Anwesenheit dieser ionogenen Verbindung im menschlichen Körper, wohl aber solche, die sich auf die Anwesenheit von Arsen und Iod im Organismus beziehen.

16.4
Vergiftungssyptome

Als Vergiftungssymptome sind jene des Arsens und des Iods anzusehen, die schon bei Kalium arsenicosum Nr. 13 und Kalium iodatum Nr. 15 ausgeführt wurden (siehe Seite 25 und 38).

16.5

Biochemische Wirkungsbeschreibung

Es erscheint auf den ersten Blick erstaunlich, Arsentriiodid in der Reihe körpereigener Substanzen zu finden, und es gehört zu den offenen Fragen in der Biochemie nach Dr. Schüßler, ob es sich bei dieser Verbindung tatsächlich um ein Funktionsmittel der Zellen handelt. Allerdings steht es heute außer Frage, dass die Komponenten Arsen und Iod zum ständigen Bestand des Körpers gehören. Arsenum iodatum Nr. 24, das wahrscheinlich von dem Nachfolger Dr. Schüßlers in Oldenburg, Dr. Reiff, als Funktionsmittel eingeführt wurde, bewährt sich immer wieder in der Praxis und sollte daher auch als Funktionsmittel beibehalten werden.

Allerdings hängt der Nutzen dieses Mittels davon ab, ob man es im Sinne einer Substitution der Zelle gebraucht oder nur von einem homöopathischen Reiz in der Biochemie spricht. Aus diesem Grunde ist es für uns nicht tragbar, es ausschließlich gemäß dem homöopathischen Arzneimittelbild einzusetzen. Wir müssen versuchen, anstelle der Aufzählung einzelner Symptome oder Indikationen die Wirkungsweise, oder um mit Dr. Schüßler zu sprechen, die Charakteristik des Mittels zu verstehen.

Ausgehend von der Tatsache, dass die Bestandteile Arsen und Iod beide ein hohes entgiftendes und antioxidatives Potenzial besitzen und sowohl Iod als auch Arsen den Stoffwechsel regulierend beeinflussen, sind entsprechende Wirkungen des Funktionsmittels zu erwarten. Gleichzeitig wirkt das Mittel generell stärkend und **den Stoffwechsel regulierend**. Wir bezeichnen das Funktionsmittel als „Turboreiniger" der Zelle, allerdings ist es hierbei besonders wichtig, gleichzeitig auch den Mangel anderer Funktionsmittel wie Natrium sulfuricum Nr. 10, Calcium sulfuratum Nr. 18 und Selenium Nr. 27 mit zu berücksichtigen

16.6

Beziehung zu den Basismineralstoffen

Natrium chloratum Nr. 8

Der Basismineralstoff für alle Allergien und den Aufbau aller Schleimhäute ist Natrium chloratum Nr. 8.

Natrium sulfuricum Nr. 10

Die ausreichende Entlastung der Leber, welche vor allem bei Allergien größte Bedeutung hat, ist Natrium sulfuricum Nr. 10.

16.7

Bewährte Indikationen

16.7.1 Akutmittel bei Allergieschüben

Die immer wieder zu beobachtende gute Wirkung von Arsenum iodatum Nr. 24 bei **Allergien** wie Heuschnupfen, die wir als Folge massiver Vergiftungen ansehen, sein deutlicher Bezug zur Haut, den Schleimhäuten und dem Lymphsystem erklären sich aus der Wirkrichtung der beiden Spurenelemente. Im akuten Anfall lindert Arsenum Iodatum Nr. 24 die Beschwerden, wenn es **in hoher Dosierung** eingesetzt wird. Allerdings ist es nach Abklingen der akuten Ausbrüche erforderlich, über Wochen, Monate und Jahre die Mineralstoffspeicher aufzufüllen, um den Organismus soweit zu entgiften, dass es zur Auflösung oder deutlichen Besserung der allergischen Disposition kommen kann.

16.7.2 Allergie- und Heuschnupfenmischung

Weiterführende Informationen siehe Seite 152.

Grundsätzlich ist im Zusammenhang mit Allergien eine weitmögliche Reduzierung der Eiweißzufuhr empfehlenswert.

Hinweise aus der Praxis

Dieser Mineralstoff kann als „Turboreiniger" verstanden werden. Es ist möglich, allein mit diesem Mineralstoff in einer akuten Phase von Heuschnupfen oder anderen Allergien zurecht zu kommen. Wie sich aber gezeigt hat, wird bei der Einnahme dieses Mineralstoffes der Organismus offenbar von so vielen Schadstoffen be-

freit, dass die Leber, von der Beanspruchung durch diese Schadstoffe entlastet, die belastenden Allergene abbauen kann, sodass sie nicht mehr extreme Reaktionen auslösen. Allerdings werden keine Speicher bezüglich der Allergie aufgebaut, sodass ein Jahr später z. B. der Heuschnupfen wieder in alter Stärke zuschlägt, wenn nicht entsprechende Maßnahmen ergriffen werden.
In diesem Fall ist unbedingt darauf hinzuweisen, dass es mit den Mineralstoffen nach Dr. Schüßler möglich ist, Speicher aufzubauen, die als Puffer für aktuelle Belastungen dienen. Gerade diese Speicher sind es, die eine stabile Grundkonstitution bringen, eine erfreuliche Robustheit, die das Durchhaltevermögen für die heutigen vielfältigen Belastungen bringt.

16.7.3 Stärkende Wirkung bei Schwächezuständen

Arsenum iodatum Nr. 24 wirkt stärkend bei allen chronischen Erkrankungen, besonders wenn sie mit **Abmagerung**, **Schwäche** und **Nachtschweiß** einhergehen, auch in Begleitung einer erforderlichen schulmedizinischen Therapie. Besonders sind hier zu erwähnen

- Erkrankungen des Lymphsystems
- Erkrankungen der Lungen und Bronchien mit schwerlöslichem Auswurf

Des Weiteren chronische Hauterkrankungen, wie

- nässende Ekzeme
- jugendliche Akne
- Kinderkrankheiten mit chronischen Durchfällen und Abmagerung

16.7.4 Entgiftung

Minimale Gaben von Arsen mobilisieren bereits in den Geweben fixiertes Gift und im Zusammenwirken mit Iod wird die Ausscheidung stimuliert. Hierin liegt eine große Chance für die Anwendung des Funktionsmittels Arsenum iodatum Nr. 24. Wir betonen in diesem Zusammenhang noch einmal die Wichtigkeit der geeigneten Potenzierung dieses Funktionsmittels. Es wird von der Zelle nur dann optimal eingesetzt, wenn es ausreichend verdünnt wurde, daher empfehlen wir, es – wie grundsätzlich alle Erweiterungsmittel – unbedingt in D 12 zu verwenden.

16.7.5 Haut und Schleimhäute

Bei einem Mangel ist die Stoffwechselaktivität zur Ausscheidung von Schadstoffen vermindert. Die Schadstoffe sammeln sich im Bindegewebe der Haut und treten in Form von nässenden Ekzemen nach außen. Die Schadstoffbelastung kann durchaus auch mit allergischen Reaktionen in Zusammenhang gebracht werden, wie es sich im MCS **(Multiple Chemical Sensitivity Syndrom)** zeigt.

In den Schleimhäuten treten die Ausscheidungen als Katarrhe auf.

Eine innere und äußerliche Anwendung ist zu beachten.

16.8 Charakterliche Strukturen

Zusammenhänge zwischen Arsenum iodatum Nr. 24 und bestimmten charakterlichen Strukturen

Was kennzeichnet die Störung des unmittelbaren Lebens?

Wenn die innere Robustheit leidet und die Balance zwischen innerem Erleben und Geschehen und äußerem Erscheinungsbild nicht mehr nach eigenen Wünschen gestaltet werden kann, beginnt sich die innere Belastung nach außen zu zeigen. Einerseits wird auf bestimmte Begegnungen oder Ereignisse ablehnend, vielleicht sogar überraschend schroff reagiert, was die aktive Haltung repräsentieren würde.

Andererseits werden die Verletzungen, die nicht mehr wegdrückbaren inneren Verdrängungen sichtbar. Sie können nicht mehr verborgen bleiben, sie treten nach außen, ob es der Mensch will oder nicht. In diesem Fall kommt es dann eventuell auch zu Problemen der Haut.

Da sind wir mehr auf der passiven Seite. Der Mensch ist dann seinen Prozessen genau so ausgeliefert wie der, der aktiv reagiert. Es bleibt in beiden Fällen eine Reaktion. In beiden Fällen ist es im Innern sehr eng, der Atem fließt nicht mehr richtig, die Atemwege sind belastet, körperlich wie psychisch.

Insgesamt sind die ablaufenden Prozesse von Anbeginn an sehr erschöpfend, körperlich, sowohl emotional als auf der Ebene des Charakters.

Wie ist es, wenn es gut ist?

Auch wenn es belastende Erfahrungen gibt, belastende innere Strukturen oder gar Blockaden, die innere Organisationsfähigkeit des Menschen schafft es, all das auszugleichen bzw. abzupuffern. Die innere Stärke ist immer noch groß genug, das, was sich innen abspielt, nicht nach außen kommen zu lassen. Es kostet zwar Mühe, vielleicht sogar schon große Mühe, alles „auf die Reihe zu kriegen", aber es gelingt.

Immer wieder begegnen einem Menschen, die helfen, Verletzungen, Verwundungen, die sich in sehr belastenden Strukturen und Blockaden manifestieren können, im Zuge einer Versöhnung ins rechte Licht zu rücken, wodurch sich Verbitterung und Unversöhnlichkeit abschwächen bzw. auflösen beginnen können. Die Erlebnisse selbst können nicht ungeschehen gemacht werden, jedoch die schicksalshafte Verkettung bzw. Fesselung gelöst werden. Die Qualität der Erlebnisse kann durch die lebendige Auseinandersetzung damit verändert werden.

17 – Aurum chloratum natronatum Nr. 25

Aurum muriaticum natronatum, Natriumtetrachloroaurat(III), Chlorgoldnatrium, Goldchlorid-Natrium, Natrium-Gold(III)-chlorid, Gold(III)-chloridchlornatrium, Gozzi-Goldsalz, $NaAuCl_4 \times 2\ H_2O$
Empfohlene Potenzierung: D 12

Überblick

Aurum chloratum natronatum Nr. 25 ist Funktionsmittel der **Epiphyse** und der Produktion von **Melatonin.** Es beeinflusst rhythmische, sich zeitlich wiederholende Prozesse im Organismus wie den Menstruationszyklus, den Schlaf-Wach-Rhythmus und die Schlafqualität. Darüber hinaus spielt das Funktionsmittel eine Rolle im Herz-Kreislauf-System, der Leber, dem Bewegungsapparat und im Immunsystem. Hieraus leiten sich die einzelnen Anwendungsmöglichkeiten ab

- bei Frauenbeschwerden, wie Endometriose, Polypen, Zysten, Menstruationsstörungen,
- bei rheumatischen Beschwerden,
- bei depressiven Verstimmungen in der dunklen Jahreszeit,
- zur Unterstützung bei Angina pectoris, Herzschwäche, Herzrhythmusstörungen, Hypertonie,
- bei Schlafstörungen besonders im Alter und
- bei Jetlag (Umstellungsprobleme bei Reisen in andere Zeitzonen).

Antlitzanalytische Zeichen

- Zu diesem Mineralstoff liegen noch keine antlitzanalytischen Zeichen vor.

17.1 Chemische Eigenschaften, Vorkommen

Aurum chloratum natronatum ist ein gelbes kristallines, wasserlösliches Pulver. Gold ist in der Erdkruste weit verbreitet, jedoch in der extrem geringen Konzentration von 3,5–5,0 ng/g. In Goldadern liegt es in metallischer Form vor, häufig eingebettet in Quarzflöße. Gold liegt in Nahrungsmitteln in Konzentrationen von wenigen Nanogramm pro Gramm vor. Die durchschnittliche Aufnahme mit der Nahrung liegt bei 7 µ/d (Biesalski et al. 2002).

17.2 Traditionelle Heilanwendungen

Medizinische Anwendung schon im alten Ägypten

Schon um 2500 vor Christus nutzten die Chinesen Gold als Allheilmittel, man verwendete „Goldwasser“, welches durch Kochen von Wasser mit Gold hergestellt wurde, und dem reinen Yang-Prinzip zugeordnet wurde. Die Perser schrieben dem Gold eine herzstärkende Wirkung zu. Die mittelalterlichen Alchimisten arbeiteten mit diesem Element, um es als Heilessenz aufzubereiten. Eines dieser Lebenselixiere war das „Aurum potabile“, welches Körper, Geist und Seele in Einklang bringen und dadurch auf allen Ebenen heilen sollte. Im Mittelalter wurde Gold auch bei Herz-, Hirn-,

Leber-, Milz-, und Magenerkrankungen sowie bei Gicht, Flechte und Aussatz verabreicht.

Um 1500 findet man erstmals Hinweise darauf, dass Gold möglicherweise bei Tbc hilfreich sein könnte. Im 18. und 19. Jahrhundert fanden Goldpräparate Anwendung bei Syphilis, Hautkrankheiten, Wassersucht und Angina pectoris. 1890 beobachtete Robert Koch die Hemmung des Tuberkelwachstums durch Gold.

Goldpräparate wurden 1913 bei der Polyarthritis eingesetzt und die offizielle Einführung von Gold in die Rheumabehandlung erfolgte 1929 durch Forestier. Goldpräparate wurden eine Zeit lang auch beim Reiter-Syndrom, bei Morbus Bechterew, Hauttuberkulose, Lepra, Psoriasis, Epilepsie sowie bei der Behandlung von Asthma verwandt. Ägyptische Funde deuten darauf hin, dass möglicherweise schon um 1500 v. Christus in der Zahnmedizin Goldfäden zur Befestigung locker gewordener Zähne verwandt wurden.

Goldpräparate in der modernen Medizin

Goldverbindungen werden heute, außer in der Zahnmedizin, nur noch in der Basistherapie der **chronischen Polyarthritis** und gelegentlich bei Psoriasisarthritis und Spondylarthritis ankylosans (Morbus Bechterew) eingesetzt. Als orales Goldpräparat wird nur Auranofin (als Präparat Ridaura) eingesetzt. Dabei verabreicht man 6 mg/d Auranofin (17 mg Gold) wovon etwa 25% resorbiert werden (Biesalski et al. 2002).

Kolloidales Gold

Heute kennt man auch kolloidales Gold, welches als Goldtropfen gehandelt wird. Kolloidales Gold hat eine Teilchengröße von 0,126 µm und ist mikroskopisch klein. Dadurch kommt es zu einer enormen Oberflächenvergrößerung und aufgrund der kleinen Teilchengröße wird das Gold vom Körper aufgenommen. Die Aufnahme erfolgt über die Mundschleimhaut. Es soll allgemein aktivieren und harmonisieren und wird bei Gelenksentzündungen, Drüsenerkrankungen, Herz-Kreislauf-Erkrankungen, Gebärmuttererkrankungen usw. in der Erfahrungsheilkunde empfohlen.

17.3

Gold im menschlichen Körper – heutiger Wissensstand

Gold gilt (noch) nicht als essenzielles Spurenelement

Bis jetzt hat man wissenschaftlich gesehen für Gold keine essenzielle Funktion erkannt. Die Resorption von Gold über den Magen-Darm-Trakt oder über die Haut ist äußerst gering und kann im Gewebe nur sehr schwer bestimmt werden. Die größte Goldanreicherung im Organismus finden wir in **Leber, Gehirn und Herz**. Besonders hohe Konzentrationen finden sich im retikuloendothelialen Gewebe der Lymphknoten. Gold reichert sich außerdem im Knochenmark, den kalzifizierten Knochen, der Haut und in der Muskulatur an. Man nimmt an, dass Gold gefäßabdichtend ist und denkt auch an eine goldinduzierte Quervernetzung des Kollagens (Biesalski et al. 2002). Nach Mezger beträgt der Gehalt an Gold im Körper durchschnittlich 0,7–2.0 µg/g, im Gehirn 0,5–0,8 µg/g, in der Aorta 0,1–0,8 µg/g, in allen anderen Organen weniger (unter 0,1 µg/g) (Mezger 1991).

Gold und die Zirbeldrüse (Epiphyse)

Es ist wissenschaftlich zwar nicht erwiesen, aber schon die alten Alchimisten, auch die heutige Naturheilkunde, die traditionelle chinesische Medizin (TCM) und auch die alte indische Medizin gehen davon aus, dass Gold die **Zirbeldrüse aktiviert**. Das ist sehr interessant, da sich darauf auch die Anwendungen in der Biochemie nach Dr. Schüßler zu einem Großteil aufbauen. Deshalb ist es sinnvoll, wenn wir uns die Epiphyse genauer anschauen. Diese Drüse liegt im Zentrum des Kopfes und ist ein bedeutsamer Faktor für unser Bewusstsein. In der indischen Chakrenlehre wird sie dem „Dritten Auge“ zugeordnet.

Die Zirbeldrüse (Epiphyse)

Die zentral gelegene Drüse ist im Laufe der Evolution von etwa 3 cm auf 5–8 mm Länge und 3–5 mm Breite geschrumpft, sie hat ein durchschnittliches Gewicht von 100 mg, ist rötlich-grau und hat die Form eines kleinen Zapfens. Beim Erwachsenen haben die Epiphyse versorgende Blutgefäße keine Blut-Hirn-Schranke mehr, während diese bei Kindern noch vorhanden ist. Die Epiphyse besteht zu

95% aus endokrin aktiven Zellen, den Pinealozyten (ca. 5%) sowie den Gliazellen (bedeutendste Zellart).

Die Pinealozyten haben einen sehr großen Zellkern. Man unterscheidet helle, hormonaktive Pinealozyten, und dunkle, die inaktiv und dem Absterben nahe sind. In der Nähe der Zellmembran findet man zahlreiche synaptische Bänder, die „synaptic ribbons (SR)", wie sie die Lichtsinneszellen der Retina oder des Cortiorgans im Innenohr aufweisen. Diese Ribbons sind kennzeichnend für Sinneszellen, ihre Anzahl erhöht sich in der Dunkelphase, was für den zirkadianen (täglich wiederkehrenden) Rhythmus von Bedeutung ist.

Eine weitere Zellenart sind die Gliazellen, diese enthalten viele Kalziumionen. Sie aktivieren die Pinealozyten durch die Weiterleitung rhythmischer Kalziumwellen. Andererseits ist die Epiphyse anfällig für **Kalkablagerungen**, vor allem innerhalb des Organs (50% aller Menschen), es bildet sich der sogenannte Hirnsand (Spruch im Volk: „Es rieselt der Kalk").

Melatonin

Die Epiphyse sezerniert einen wichtigen Botenstoff, das Melatonin (nachts 10–100 Mal mehr). Aus Tryptophan (eine, in den meisten Eiweißstoffen enthaltene Aminosäure) wird über einige Zwischenstufen Serotonin (ein Neurotransmitter des ZNS), dann Melatonin gebildet. Die Epiphyse ist das zentrale Regulationsorgan für die **Synchronisation des 24-Stunden-Rhythmus**. Das von der Zirbeldrüse produzierte Hormon Melatonin wird heute als „oberste Kontrollinstanz" angesehen, denn es sorgt auf sichere Weise für langes Leben und Lebensqualität. Melatonin reguliert die biologische Uhr des Körpers und reguliert die Ausschüttung aller wichtigen Hormone.

So steuert Melatonin den Alterungsprozess insgesamt. Melatonin fördert den Schlaf und ist auch zu großen Teilen für die **Schlafqualität** mit verantwortlich. Es wirkt gegen Schlaflosigkeit, kurbelt das Immunsystem an und wirkt **antioxidativ** gegen freie Radikale (diese Wirkung entfaltet es vor allem auch im Gehirn). Melatonin hat einen günstigen Einfluss auf das Herz-Kreislaufsystem. Melatonin ist ein, in Deutschland nicht zugelassenes Arzneimittel (Chronobiotikum) bei sekundären Schlafstörungen, Jetlag und Schichtarbeit, das als Nebenwirkungen Bauchkrämpfe, Müdigkeit und depressive Verstimmung nach sich ziehen und eventuell eine wachstumsfördernde Wirkung auf maligne Melanome haben kann (Pschyrembel 2007).

Im Alter sinkt der Melatoninspiegel

Der Melatoninspiegel hat seinen Höhepunkt in der Kindheit und fällt im Jugendalter langsam ab, wodurch die Erhöhung von anderen Hormonen ausgelöst wird, die dafür dem Körper signalisieren, dass er in die Pubertät kommt. Während wir altern, nimmt unser Melatoninspiegel weiter ab, wobei der steilste Abfall ungefähr vom **50. Lebensjahr** an eintritt. Mit 60 Jahren produziert unsere Zirbeldrüse nur noch halb so viel Melatonin wie mit 20 Jahren. In dem Maß, wie der Melatoninspiegel absinkt, beginnen sich teilweise ernstzunehmende Zeichen des Alterns zu zeigen.

17.4 Vergiftungssymptome

Thrombozytopenie und Blutungsneigung

Bei der medizinischen Verwendung organischen Goldverbindungen beobachtet man in 20–30% der Fälle toxische Reaktionen wie Hautveränderungen, Blutungsneigung, Leber- und Nierenschäden, Bronchitis und häufig allergische Reaktionen mit Thrombozytopenie (Hunnius u. Ammin 2004).

Nach Daunderer sind erste Symptome der Goldvergiftung Gereiztheit, Aggressivität und Kopfschmerzen. Bluthochdruck ist als Ausdruck einer Goldallergie anzusehen.Wenn die Vergiftungsquelle beibehalten werde, komme es zur Autoimmunerkrankung, wobei die Entstehung nicht dosisabhängig, sondern genetisch fixiert sei (Daunderer 2005).

Zahngold kann zahlreiche Erkrankungen hervorrufen

Wichtigste Quelle einer chronischen Goldvergiftung seien **Goldkronen**, wobei sich die toxische Wirkung verstärke, wenn zusätzliche toxische Belastungen wie Amalgam, Belastung durch Pestizide oder eingeatmete Lösungsmittel hinzukämen. Auch Krankheitsbilder bzw. Symptome wie Bluthochdruck, Herzinfarkt, Herzrhythmusstörungen, Schlaganfall, Rheuma, Haarausfall, Schilddrüsenüber- bzw. -unterfunktion, Gedächtnisstörungen,

Depressionen bis zur Selbstmordneigung, Nierenfunktionsstörungen, chronische Darmleiden und Muskelerkrankungen könnten mit einer Goldvergiftung in Zusammenhang stehen (Daunderer 2005).

17.5 Biochemische Wirkungsbeschreibung

Die Einführung von Nr. 25 Aurum chloratum natronatum geht auf Schöpwinkel zurück (Schöpwinkel 1929). Allerdings spielte das Mittel lange Zeit in der Biochemie nach Dr. Schüßler keine große Rolle. Noch im Jahre 1998 wusste niemand so recht, wie es einzusetzen war, es hieß damals – anwendbar bei unspezifischen Frauenleiden – was auch immer das heißen sollte. Seit damals hat sich vieles in der Biochemie nach Dr. Schüßler verändert. Die Anwendungen von Nr. 25 Aurum chloratum natronatum haben sich in der Praxis immer mehr spezifiziert, sodass wir heute über ein ganz gutes und treffsicheres Einsatzgebiet für diesen Mineralstoff verfügen.

Da Epiphyse und Hypophyse eng zusammenarbeiten, wird verständlich, dass eine Kombination der Funktionsmittel **Kalium arsenicosum Nr. 13 und Aurum chloratum natronatum Nr. 25** empfehlenswert ist. Wir dürfen in diesem Zusammenhang aber auch nicht das Basismittel Calcium phosphoricum Nr. 2 vergessen, da die freien Kalziumionen der Gliazellen in der Epiphyse eine Botenstofffunktion haben und diese Drüse zu Verkalkung neigt. Für die Epiphyse als Drüse hat Kalium chloratum Nr. 4 als Funktionsmittel eine große Bedeutung, zumal bei älteren Menschen die Epiphyse einen größeren Anteil dunkler Pinealozyten mit Anzeichen einer Fibrose zeigt, die widerum ein deutliches Zeichen für einen Mangel an Kalium chloratum Nr. 4 ist.

Über den Zusammenhang mit Melatonin als **„Rhythmushormon"** reguliert es das rhythmische Geschehen im Menschen, was besonders für Frauen bedeutsam ist. Es ist daher sehr oft als **„Frauenmittel"** bezeichnet worden. Die Verteilung von Gold im Körper legt auch Funktionen von Aurum chloratum natronatum Nr. 25 im Herz/Kreislaufsystem, der Leber, im Immunsystem und am Bewegungsapparat nahe. Wir gehen davon aus, dass die Zufuhr des hoch verdünnten Funktionsmittels Aurum chloratum natronatum Nr. 25, das unbedingt in der D 12 zu verabreichen ist, einen Mangelzustand im Körper auszugleichen hilft, der es ihm ermöglicht, toxisch wirkende Goldablagerungen in Bewegung zu bringen und auszuscheiden. Im Einzelfall kann es dazu allerdings u.U. auch erforderlich sein, Zahnersatz aus Gold gegen verträglichere Materialien auszutauschen.

17.6 Beziehung zu den Basismineralstoffen

Calcium phosphoricum Nr. 2

Das Basismittel der Hormonausschüttung ist Calcium phosphoricum Nr. 2. Dieser Mineralstoff ist auch hinsichtlich der **Kalkbelastung der Zirbeldrüse** im Alter interessant.

Kalium chloratum Nr. 4

Als Drüsenbetriebsstoff ist Kalium chloratum Nr. 4 angesprochen.

Natrium chloratum Nr. 8

Hinsichtlich der Bedeutung für die Schleimhäute ist dieser Mineralstoff das entsprechende Basisfunktionsmittel der Biochemie nach Dr. Schüßler.

17.7 Bewährte Indikationen

17.7.1 Beschwerden, die mit gestörten Rhythmen zu tun haben

Melatonin hat eine Funktion als circaanuales (jährlich wiederkehrendes) Hormon und wirkt auf den circamensilen (monatlich wiederkehrenden) Rhythmus der Frau und wird bei **unregelmäßigen Perioden** in folgender Zusammensetzung empfohlen

- Calcium phosphoricum Nr. 2
- Kalium chloratum Nr. 4 (Zirbeldrüse)
- Kalium arsenicosum Nr. 13
- Kalium bromatum Nr. 14 (Hypophyse)
- Kalium iodatum Nr. 15 (Schilddrüse)

- Zincum chloratum Nr. 21 (Hormonproduktion)
- Aurum chloratum natronatum Nr. 25

Bei hormonellen Schwankungen, wie z.B. **Wechseljahrsbeschwerden** und bei einer, den Wechsel begleitenden depressiven Verstimmung sowie **Stimmungsschwankungen** im Zusammenhang mit dem weiblichen Zyklus, wird eine Kombination empfohlen, wie auf Seite 143 erläutert wird.

Einfluss auf die Fruchtbarkeit der Frau

Siehe Seite 144.

Menstruationsbeschwerden

Siehe Seite 144.

PMS – prämenstruelles Syndrom

Siehe Seite 145.

Jetlag

- Ferrum phosphoricum Nr. 3 (Durchblutungsmittel)
- Kalium phosphoricum Nr. 5 (Energie)
- Natrium chloratum Nr. 8 (Flüssigkeitshaushalt)
- Aurum chloratum natronatum Nr. 25 (Umstellung des Tagesrhythmus)

Flugthrombose

- Ferrum phosphoricum Nr. 3 (Ladung der Erythrozyten)
- Kalium chloratum Nr. 4 (Blutviskosität)
- Aurum chloratum natronatum Nr. 25 (nur, wenn Zeitumstellung dabei ist)
- Selenium Nr. 26 (Flugthrombosevorsorge)

Schwere Schlafstörungen

Weitere Informationen hierzu siehe Seite 150.

Nachtarbeit und Schichtarbeit

Siehe Seite 151.

17.7.2 Allgemeine Frauenbeschwerden

Endometriose

Weitere Informationen hierzu siehe Seite 132.

Zysten (Ovarialzysten, Zysten in der Brust)

Weitere Informationen hierzu siehe Seite 133.

Zysten (Endometriosezysten – mit altem Blut gefüllt)

Weitere Informationen hierzu siehe Seite 133.

Myome

Weitere Informationen hierzu siehe Seite 132.

Pap-Werte positiv

Weitere Informationen hierzu siehe Seite 132.

Entzündungen und Verhärtungen der weiblichen Geschlechtsorgane

Weitere Informationen hierzu siehe Seite 132.

17.7.3 Beschwerden von Knochen, Gelenken, Muskeln und Bändern

Skoliose/Kyphose bei entsprechender charakterlicher Konstitution

- Calcium fluoratum Nr. 1 (Elastizität)
- Calcium phosphoricum Nr. 2 (Stabilität des Gewebes und der Knochen)
- Natrium sulfuricum Nr. 10 (Dickdarm ist mit betroffen)
- Aurum chloratum natronatum Nr. 25
- als Nährstoffergänzung Adler Ortho Nr. 1

Rheumatische Gelenkentzündungen

Zur Zusammenstellung, siehe Seite 116.

17.7.4 Herz-Kreislauf-Beschwerden

Begleitend bei Angina pectoris (Brustenge, Herzenge), Herzrhythmusstörungen

- Calcium phosphoricum Nr. 2
- Magnesium phosphoricum Nr. 7
- Kalium bromatum Nr. 14
- Aurum chloratum natronatum Nr. 25

Begleitend bei hohem Blutdruck

Weitere Informationen hierzu siehe Seite 122.

17.7.5 Einfluss auf die Psyche

Viele Menschen leiden gerade in der dunklen Jahreszeit unter depressiver Verstimmung und Melancholie. Wegen seines Einflusses auf die Melatoninausschüttung, aber auch wegen des Vorkommens in der Leber, die traditionell mit solchen seelischen Veränderungen in Zusammenhang gebracht wird, ist hier auch an Aurum chloratum natronatum zu denken.

Fallbeispiel 1

Eine Teilnehmerin litt an Endometriose, die sie sehr belastete. Als sie hörte, dass Aurum chloratum natronatum Nr. 25 ein Mineralstoff ist, der in diesem Bereich wirkt, nahm sie diesen regelmäßig und über längere Zeit ein. Freudestrahlend berichtete sie noch im Verlauf des Kurses, dass sie nicht nur gespürt hat, dass die Beschwerden geringer wurden, sondern ihr auch der Arzt bestätigt hat, dass keine Endometriose mehr feststellbar sei.

Fallbeispiel 2

Auf einem Beraterkongress waren die Erweiterungsmittel das Thema. Als Aurum chloratum natronatum Nr. 25 im Verlauf der Referate besprochen wurde, teilte eine Teilnehmerin ganz spontan mit, dass sie, weil sie keine Kinder bekam, die Kombination für den hormonellen Steuerungskreis inklusive dieses Mineralstoffes drei Monate eingenommen hatte und jetzt schwanger sei.

17.8 Charakterliche Strukturen

Zusammenhänge zwischen Aurum chloratum natronatum Nr. 25 und bestimmten charakterlichen Strukturen

Was kennzeichnet die Störung des unmittelbaren Lebens?

Durch all zu starke äußere Einflussnahme, die das Innenleben des Menschen nicht berücksichtigt, durch eine, also unnatürliche Einflussnahme wie Erziehung, soziales Umfeld, Schule, berufliches Umfeld, wirtschaftliche Umstände, wird der selbstverständliche Fluss im Leben des Menschen gestört: Lockerheit, Vertrauen in die eigene Wahrnehmung und Empfindung, Gespür, Lebendigkeit, usw.

Der Bezug zu den natürlichen Rhythmen im Leben wird ausgedünnt und verliert sich mit der Zeit. Das Leben muss sich nach einem unnatürlichen Ablauf ausrichten, der vernünftig ist, brav, angepasst, anständig, praktisch, ökonomisch und vor allem zweckmäßig.

Diese Person schafft den Zugang zu ihrer eigenen Tiefe nicht mehr. Die Orientierung ist eher künstlich als natürlich. Aber mit der Zeit wird auch die Person verschüttet und der Mensch depersonalisiert, wie Viktor Frankl, der Begründer der Existenzanalyse, es formuliert. Immer mehr wird der Mensch ein Spielball in den Gezeiten der menschlichen Mode- und Trendbewegungen. Für das unnatürliche Leben wird sehr viel Energie verbraucht, Herz und Hirn leiden daran schwer.

Wie ist es, wenn es gut ist?

Wenn die Energie im Menschen gut fließt, Herz und Kopf zusammenarbeiten, sodass das Gespürte angemessen verarbeitet und nach innen genommen werden kann, internalisiert – wie der Fachausdruck heißt – dann ist ein vitales, lebendiges Leben möglich. Es wird auch von Intuition geleitet. Der Mensch hat gelernt, sich auf die in seinem Inneren aus der Tiefe aufsteigenden Bilder, auftauchende das Verstehen fördernde Einblicke in Zusammenhänge einzulassen, ihnen nachzugehen und, wenn sie durch eine gute Empfindung begleitet werden, sie Gestalt werden zu lassen, sie auch ins Leben umzusetzen.

Die Person als die letztlich handelnde Ebene im Menschen kann mit dem ihrem eigenen Temperament zu den sich ereignenden Situationen und Gegebenheiten Stellung nehmen und angemessen handeln. Sie kann sich im Hier und Jetzt orientieren, hat eine gute Übersicht, einen guten Überblick und ist im Rhythmus des Lebens (Altersstufen, Menstruation, Menopause), des Organismus (Biorhythmus), des jahreszeitlichen Wechsels und der Tagesrhythmen verankert.

18 – Selenium Nr. 26

Selen, Selenium, Se
Empfohlene Potenzierung: D 12

Überblick

Selenium Nr. 26 unterstützt zusammen mit Natrium sulfuricum Nr. 10 die Ausscheidungs- und Entgiftungsleistung der **Leber**. Selenium Nr. 26 ist wichtig für die **Schilddrüse**, wirkt **antioxidativ** und schützt daher die Gefäßwände vor oxidativer Schädigung durch Lipidperoxide. Es stärkt das **Immunsystem**, wirkt allgemein stärkend und reguliert den Selenbestand des Körpers und wirkt

- schützend im Rahmen der biochemischen Antioxidantienmischung vor oxidativem Stress,
- unterstützend bei Störungen, die mit Arteriosklerose und Thrombosegefahr einhergehen,
- unterstützend bei Störungen der Schilddrüse,
- unterstützend bei Infektanfälligkeit besonders gegen Virusinfektionen und
- unterstützend bei Neurasthenie und Impotenz.

Antlitzanalytische Zeichen

- Grübchen im inneren Augenwinkel.
- Das Grübchen im inneren Augenwinkel ist meistens auf den beiden Gesichtshälften verschieden ausgeprägt. Es ist von besonderer Bedeutung, das Grübchen, wenn es sich stark ausweitet, von der Lidhöhle zu differenzieren.
- Sportler haben einen besonders starken Mangel, der sich in einer starken Ausprägung des Grübchens niederschlägt.
- Bei Einnahme von ergänzenden Selenpräparaten verstärkt sich das Grübchen, geht aber dann bei zusätzlicher Einnahme von Selenium Nr. 26 wiederum zurück.
- Wenn es bei der Betrachtung des Mangels zu Einschätzungsunsicherheiten kommt, dann sollte der zu Betrachtende aufgefordert werden, die Augen zu schließen.

18.1 Chemische Eigenschaften, Vorkommen

Selen ist ein **Halbmetall** und chemisch dem Schwefel ähnlich. Das für den Menschen essenzielle Spurenelement kommt in der Erdkruste in sehr unterschiedlichen Konzentrationen vor. Wie Schwefel tritt auch Selen in der Natur in unterschiedlichen Formen (Modifikationen) auf: als amorphes, glasurartiges schwarzes oder rotbraun bis blauschwarzes Selen, als rotes amorphes oder kristallines rotes Selen und als graues metallisches Selen. Biologisch verfügbare Formen sind **Natriumselenit** (**Na_2SeO_3**) und **Natriumselenat** (**Na_2SeO_4**), wobei Selenat im Körper schnell zur stabilen Selenitform reduziert wird (Biesalski et al. 2002; Hunnius u. Ammon 2004).

In Nahrungsmitteln ist Selen u.a. in **Selenomethionin** und **Selenocystein** eingebaut. Eiweißreiche Nahrung ist in der Regel selenreicher als rein vegetarische Kost. Selenomethionin ist in Eiern enthalten. Tierische Proteine enthalten Selenocystein und Selenomethionin. Selenreiche Lebensmittel sind

Kokosnüsse (810 µg), Pistazien (450 µg), verschiedene Fische wie Brasse, Hering, Bückling, Hummer und Tunfisch (130–160 µg), aber auch pflanzliche Lebensmittel wie Weizenkleie, Steinpilze, Sojabohnen und Vollwertgetreide (50–100 µg pro 100 g). Hierbei ist jedoch anzumerken, dass bei pflanzlichen Lebensmitteln der Selengehalt abhängig vom Selengehalt der Böden und der Bodenbeschaffenheit ist. So ist Selen aus sauren und schwermetallbelasteten Böden nur schlecht für die Pflanzen verfügbar. Allgemein gelten die Böden Mitteleuropas als selenarm (Fuchs 2001).

18.2 Traditionelle Anwendungen

1818 untersuchte J.J. Berzelius rote Rückstände, die sich in schwefelhaltigen Pyriten zeigten. Er bemerkte, dass sie zum Teil mit blauer Flamme brannten und einen starken Geruch nach Rettich oder verfaultem Kohl aufwiesen. Berzelius benannte die entdeckte Substanz nach dem griechischen Namen für Mond „selene". Die Zusammenhänge zwischen Selenmangel und dem Auftreten von Erkrankungen blieben zweifelhaft bis zur Beobachtung der sogenannten **Keshan-Erkrankung** in China. Hierbei handelt es sich um das klassische Bild einer selenbedingten Erkrankung. Es traten Kardiomyopathien, Herzrhythmusstörungen und schließlich Herzinsuffizienz, mit einer Letalität von 50%, vornehmlich bei Frauen in gebärfähigem Alter und bei Kindern, auf.

Die Krankheitsfälle konnten eindeutig mit der Abnahme des Selengehalts im Boden und in der Nahrung in Verbindung gebracht werden und die Todesfälle ließen sich durch eine Selensubstitution bei Millionen von Müttern und Kindern, die in dieser Gegend lebten, auf praktisch 0% senken (Zumkley u. Kisters 1990). Auch die **Kashin-Beck-Erkrankung**, eine Osteochondropathie, die zu schweren Gelenkdeformationen und Arthrose führt, kommt gehäuft in Gegenden mit Selenmangel vor, allerdings sollen hier noch weitere Faktoren, wie ein gleichzeitiger schwerer Iodmangel, eine Rolle spielen (Biesalski et al. 2002).

Selenium wird auch in der Homöopathie verwendet, die erste Arzneimittelprüfung geht wohl auf C. Hering zurück (Mezger 1991).

18.3 Selen im menschlichen Körper – heutiger Wissensstand

Aufnahme und Wirksamkeit von Selen

Selen aus pflanzlichen Nahrungsquellen wird vorwiegend in Form der Aminosäure Selenomethionin im Duodenum in Proteinform aufgenommen und durch den vollständigen Abbau von Selenomethionin bioverfügbar gemacht, stellt also keine akut verfügbare Selenform dar. Selenit und Selenat werden über die Darmschleimhäute resorbiert, wobei Vitamin C in normalen Dosen die Selenaufnahme fördert, während sehr hohe Dosen von Vitamin C (> 1 g) diese hemmen. Nach der Aufnahme organifiziert die Leber Selen und sezerniert ein selenreiches Protein (SeP) ins Plasma. Der Bestand an Selen im Körper liegt bei 10–15 mg, wobei proteingebundene Formen vorherrschen.

Den höchsten Selengehalt weisen die **endokrinen Organe**, die **Fortpflanzungsorgane**, insbesondere die Hoden sowie **Gehirn**, **Thrombozyten** und das rote **Muskelgewebe** auf. Es gibt Hinweise darauf, dass bei einem Selenmangel Leber und Muskelgewebe Selen schnell zugunsten der endokrinen Gewebe, der Gonaden und des ZNS mobilisieren können. Der hohe Selengehalt der Niere ist anscheinend auf die nicht bioverfügbaren Ablagerungen unlöslicher Quecksilber- oder Cadmiumselenide bei damit kontaminierten Personen zurückzuführen.

Die verschiedenen Selenverbindungen haben, wie schon erwähnt, eine jeweils unterschiedliche Bioverfügbarkeit, wobei Selen in Selenomethionin bzw. selenomethioninhaltigen Proteinen erst nach einem vollständigen Abbau der Proteine oder des Senomethionins freigesetzt wird und weiter verwendet werden kann. Der Selenomethioninpool des Körpers von 2–10 mg dient vermutlich als Selenspeicher (Biesalski et al. 2002). Für die langfristige Selenversorgung eignet sich Selenomethionin aus Selenhefe, das nach und nach aus den Speichern für die Bedürfnisse des Körpers abgerufen werden kann.

Bedarf und Versorgungssituation

Die Selenversorgung in Österreich und in Deutschland scheint durch die übliche Ernährung **nicht ausreichend gewährleistet** zu sein. Die DGE gibt als Selen-Tagesbedarf für Säuglinge einen Schätzwert von 5–30 µg, für Kinder, je nach Lebensalter, von 10–100 µg und für Erwachsenen 20–100 µg an, wobei manche Ernährungsmediziner die Auffassung vertreten, dass der tägliche Selenbedarf für Erwachsene bis zu 300 µg betragen kann (Fuchs 2001).

Selen ist Bestandteil der Glutathionperoxidase

Selen ist funktioneller Bestandteil vieler Enzyme und Proteine. Hervorzuheben ist das Enzym Glutathionperoxidase, ein Schlüsselenzym der körpereigenen Radikalabwehr, bei dem Selenocystein ein wichtiger Baustein ist. Jedes Molekül Glutathionperoxidase enthält vier Atome Selen. Bei der Glutathionperoxidase geht es um den **antioxidativen Zellschutz**, insbesondere der Erythrozyten, Phagozyten, Thrombozyten, der Leber und der Augenlinse. Selen wird als Antioxidanzienbegleitschutz eingesetzt.

Selenmangel kann das Immunsystem schwächen

Selen verbessert die Fähigkeiten der Phagozyten und erhöht die Antikörperbildung der B-Lymphozyten sowie die Interferonbildung der T-Lymphozyten. Außerdem steigert es die Zahl zytotoxischer T-Lymphozyten und natürlicher Killerzellen, die für die Krebsabwehr eine wichtige Rolle spielen. Bei Selenmangel kann es zu einer erhöhten Anfälligkeit für Virusinfektionen, wie Influenza und Herpes kommen.

Selen beugt Herz-Kreislauf-Erkrankungen vor

Als Bestandteil der Glutathionperoxidase und der Phospholipid-Hydroperoxid-Glutathionperoxidase schützt Selen die Gefäßwände der Arterien, indem es die Akkumulation von Lipidperoxiden und die Aktivierung von Phospholipiden verhindert, die das Gefäßendothel oxidativ schädigen und damit zur Bildung **arteriosklerotischer Plaques** beitragen. Selen wirkt **antithrombotisch** und stimuliert die Mikrozirkulation des Gefäßsystems. Bei einem Selenmangel kann es zu gesteigerter Thrombozyten-Aggregation kommen. Fast die Hälfte aller Herzinfarktpatienten hat einen Selenmangel. Studien haben gezeigt, dass eine ausreichende Selenversorgung das Risiko für Herz-Kreislauf-Erkrankungen deutlich senken kann.

Selen und Schilddrüsenfunktion

Eine Unterfunktion der Schilddrüse kann nicht nur auf einem Iodmangel, sondern auch auf einem Selenmangel zurückzuführen sein, da sie den höchsten Gehalt an Selen und Selenoproteinen aufweist. Denn Selen ist Bestandteil der **Deiodasen** und steuert damit indirekt die Umwandlung des Tetraiodthyronins (Thyroxin) in das biologisch aktive Triiodthyronin. Damit hat das Selen einen Einfluss auf die Schilddrüse und auch auf den Grundumsatz und die Zellaktivität. Bei der Bildung der Schilddrüsenhormone entstehen in der Schilddrüse größere Mengen an freien Radikalen, die bei Fehlen selenabhängier Schutzsysteme das Gewebe der Schilddrüse auf Dauer schädigen können. Auch das Auftreten der Thyreoiditis (Hashimoto) kann durch einen Selenmangel begünstigt werden.

Selen und Krebserkrankungen

Eine Unterversorgung mit Selen wird mit einer erhöhten Krebsrate in Verbindung gebracht. Selen wirkt einer unkontrollierten Vermehrung bösartiger Tumorzellen entgegen und wird daher zur Vorbeugung von Krebserkrankungen empfohlen.

Schwermetallentgiftung

Selen wirkt entgiftend und fördert die Ausscheidung von Schwermetallen. Dabei schützt es vor allem die **Leber** bei Ihrer Entgiftungstätigkeit. Stoffwechselstörungen der Leber und Bauchspeicheldrüse gehen häufig mit einem Selenmangel einher. Selen wird in der Leber organifiziert und von dort ins Plasma abgegeben.

Selen und Zeugungsfähigkeit

Selen ist ein Wachstumsfaktor für fast alle Zellen, es ist auch für die Entwicklung der Spermien und damit für die Zeugungsfähigkeit wichtig (hier spielt auch Zink eine besondere Rolle).

Selen und Diabetes

Studien haben ergeben, dass Diabetiker einen geringfügig erhöhten Selenspiegel aufweisen, und ein Zusammenhang zwischen der Zufuhr von Selen im Makrobereich und dem Auftreten von Diabetes Typ II ist nicht ganz ausgeschlossen.[27]

Ursachen für einen Mangel

Durch den Verzehr heißer, sauerer Speisen oder Kaugummikauen wird vermehrt Quecksilber (Hg) aus Amalgamfüllungen freigesetzt. Dieses Quecksilber wird mit Selen gebunden zu Quecksilberselenit. Dadurch wird ein wertvoller Immunstoff dem Körper entzogen. Raucher sind bekanntlich einer vermehrten Kadmiumbelastung ausgesetzt. **Quecksilberselenit** und **Kadmiumselenit** werden vor allem in den Nieren, aber auch anderen Organen abgelagert, weil sie praktisch unlöslich sind. Deshalb haben Raucher auch meist einen Selenmangel. Auch Chemotherapien und Sauerstoff-Ozontherapien bewirken einen Anstieg an freien Radikalen, wodurch der Selenhaushalt strapaziert, d.h. reduziert wird.

18.4 Vergiftungssymptome

Selen gehört zu jenen Spurenelementen, die ohne ärztliche Aufsicht nicht hoch dosiert zugeführt werden sollten. Bereits bei länger andauernder Selen-Zufuhr von 750 µg täglich kommt es laborchemisch zu einer Verlängerung der Blutungszeit sowie zu einer Erhöhung der Leukozytenzahl. Eine tägliche Selenzufuhr über einen längeren Zeitraum von 2 mg führt zu metallischem Geschmack im Mund, knoblauchartigem Atemgeruch, Rötungen und Schwellungen der Haut sowie zu Gewichtsabnahme, Erbrechen und Durchfällen. Bei Inhalation von Selenstaub kann es zusätzlich zu Übelkeit, Erbrechen, Leberzirrhose, Herzinsuffizienz, Reizung der Atemwege, Dyspnoe, Zyanose und Lungenödemen kommen.

[27] Selen-info: www.selen-info.de; Stand: Juli 2008.

18.5 Biochemische Wirkungsbeschreibung

Selen kommt in der Natur immer gemeinsam mit Schwefel vor und ist daher als **Ausscheidungsmittel** zu betrachten, ebenso wie die Mineralstoffe Kalium sulfuricum Nr. 6, Natrium sulfuricum Nr. 10, Calcium sulfuricum Nr. 12, Calcium sulfuratum Nr. 18 und Kalium Aluminium sulfuricum Nr. 20.

Spezielle Bedeutung als Entgiftungs- und Ausscheidungsmittel hat Selen für die Leber.

Außerdem ist es ein allgemeines Stärkungsmittel, welches auch bei Neurasthenie und Impotenz eingesetzt wird.

18.6 Beziehung zu den Basismineralstoffen

Natrium sulfuricum Nr. 10

Der Basismineralstoff zu Selenium Nr. 26 ist Natrium sulfuricum Nr. 10 als zentraler Funktionsstoff der Leberentgiftung.

18.7 Bewährte Indikationen

18.7.1 Leberentgiftung

Selenium Nr. 26 wird häufig in Kombination mit Natrium sulfuricum Nr. 10 gegeben, besonders um die oxidative Schädigung der Leber zu entlasten bzw. die Leberstoffwechselsituation in Hinblick auf die Entgiftung zu verbessern. Auch bei einer durch Alkohol belasteten Leber (vgl. Zincum chloratum Nr. 21) ist Selenium Nr. 26 zusätzlich zu geben.

18.7.2 Krebsvorsorge

Es bietet sich an, Selenium Nr. 26 zur Krebsvorsorge und nach durchgemachter Krebserkrankung regelmäßig einzunehmen, gerade auch zusätzlich zu einer eventuell erforderlichen Therapie im Makrobereich. Allerdings ist es sehr empfehlenswert, bei einem, in der Antlitzanalyse feststellbaren großen Bedarf an Selenium Nr. 26 auch nach den Ursachen zu suchen, beispielsweise nach einer Schwermetallbelastung.

18.7.3 Arteriosklerose und Thromboseneigung

Bei Selenmangel kommt es in besonderem Maße zur erhöhten Thrombozytenaggregation und übersteigerten Blutgerinnung, deshalb wird Selenium Nr. 26 besonders zur Thrombosevorbeugung eingesetzt.

18.7.4 Schilddrüsenregulativ

Selenium regt die Schilddrüsentätigkeit an und fördert dabei die Überführung von Tetraiodthyronin in Triiodthyronin (Thyroxin); Selenium Nr. 26 sollte gemeinsam mit Zincum chloratum Nr. 21 gegeben werden, das es die Synthese von T_3 und T_4 reguliert. Selenium Nr. 26 sollte bei Schilddrüsenstörungen immer auch zusätzlich zum Kalium iodatum Nr. 15 in Betracht gezogen werden, besonders bei Vorliegen einer Schilddrüsenunterfunktion.

18.7.5 Antioxidanzienmischung

Weitere Informationen hierzu siehe Seite 114.

18.7.6 Geschwächte Immunabwehr

Selenium Nr. 26 wirkt, gerade auch wegen seiner antioxidativen Funktionen, immunstärkend.

18.7.7 Netzhautschädigungen

Netzhaut und Iris sind sehr selenreich, daher kann auch bei diabetischer Netzhautschädigung, Makuladegeneration und Katarakt an Selenium Nr. 26 gedacht werden. Zusätzlich ergänzend sollte verordnet werden

- Natrium chloratum Nr. 8
- Natrium sulfuricum Nr. 10
- Silicea Nr. 11
- Zincum chloratum Nr. 21
- Selenium Nr. 26

18.7.8 Schwermetallvergiftungen

Selenium Nr. 26 in Kombination mit

- Kalium chloratum Nr. 4
- Natrium chloratum Nr. 8
- Cuprum arsenicosum Nr. 19
- Zincum chloratum Nr. 21

18.7.9 Neurasthenische Beschwerden

Leichte Erschöpfbarkeit, Nachlassen der körperlichen und geistigen Leistungsfähigkeit sowie Menschen, deren Probleme von Schwäche bestimmt sind. Hier bietet sich Selenium Nr. 26 ebenfalls an.

18.7.10 Selen in der Makroebene

Selenpräparate können – in Kombination mit anderen Spurenelementen – auf Makroebene zusätzlich bei allen Indikationen, die zuvor angeführt wurden, empfohlen werden. Besteht antlitzanalytisch ein Grübchen im inneren Augenwinkel und reicht die Einnahme von Natrium sulfuricum Nr. 10 und Selenium Nr. 26 nicht aus, sollte ein höher dosiertes Selenpräparat zusätzlich eingenommen werden. Andererseits haben wir bei Menschen, die ausschließlich ein Makro-Selenpräparat genommen haben, eine Verstärkung des antlitzanalytischen Zeichens festgestellt, was die Empfehlung naheliegen lässt, Selen sowohl im Mikro- als auch im Makrobereich gleichzeitig einzunehmen. Als Radikal-**Abwehrkombination** ist auf der Makroebene die folgende Kombination einsetzbar: Vitamin C, Vitamin E, Betacarotin, Coenzym Q10 und Selen. Eine Wechselwirkung zwischen Vitamin C und Selen gibt es nur in wässrigen Lösungen.

Hinweise aus der Praxis

Da Sportler, vor allem Hochleistungssportler, einen hohen Mangel an Selen haben, nehmen diese auch häufig ein entsprechendes Präparat im hoch dosierten Bereich ein. Es zeigt sich, dass sich dabei das antlitzanalytische Zeichen für Selen verstärkt. Wird parallel dazu Selenium Nr. 26 eingenommen, geht diese Zunahme des Zeichens für einen Mangel an Selen wieder zurück. Grundsätzlich sollten Sportler wegen des Anfallens von freien Radikalen, die auch die Leber belasten, diesen Mineralstoff zu ihrer Einnahmeempfehlung von Mineralstoffen nach Dr. Schüßler nehmen.

18.8
Charakterliche Strukturen

Zusammenhänge zwischen Selenium Nr. 26 und bestimmten charakterlichen Strukturen

Was kennzeichnet die Störung des unmittelbaren Lebens?

Wenn der innerste Schirm der Abwehr, also die sich gegen die belastenden Umstände stellende Person nachgibt, dann kann es so weit gehen, dass das eigene Leben als unwert aufgegeben wird. Der Mensch geht gegen sich selbst vor, u.U. als autoaggressives Verhalten zu deuten.

Schädigende Bilder breiten sich im Innenraum aus. Der Glaube an die eigene Lebensfähigkeit schwindet immer mehr.

Irgendwann gibt sich der Mensch auf und es braucht eine starke Umgebung, starke Menschen, die einen an dieser Mutlosigkeit leidenden Menschen durchtragen. So lange, bis er sich wieder regenerieren kann.

Wie ist es, wenn es gut ist?

Es besteht eine starke Zustimmung zum eigenen Leben und allen begleitenden Umständen. Trotz des Erkennens von starken inneren Blockaden, von belastenden Strukturen, von Ereignissen, wo man sich selbst im Weg gestanden ist, oder sich selbst geschadet hat, sinkt der Lebensmut nicht. Im Gegenteil, durch das Vertrauen in die Fähigkeit der Psyche, sich eigenständig zu organisieren, sich zu strukturieren, trotz all der widrigen Umstände bleibt die Lebensfähigkeit erhalten. Durch eine noch immer aufrecht erhaltene Psychohygiene gelingt es, eine noch größere Not in Schranken zu weisen.

Es besteht große Freude darüber, unter welch belasteten Umständen das Leben immer noch gelingen kann. Es besteht immer noch die Fähigkeit, sich gegen bestimmte Umstände abzugrenzen, sodass sie das Innenleben nicht noch mehr belasten. Noch ist das Leben im Fluss, obwohl schon große Gefahr besteht, dass sich irgendwo Blockaden so auswirken könnten, dass die Lebendigkeit noch mehr beeinträchtigt wird. Doch der Mut verlässt den Menschen nicht.

19 – Kalium bichromicum Nr. 27

Rotes Kaliumchromat, Kalium dichromicum, Kalium bichromicum, Kalium chromicum rubrum; $K_2Cr_2O_7$

Empfohlene Potenzierung: D 12

Überblick

Kalium bichromicum Nr. 27 wirkt regulierend auf den **Kohlenhydrat-, Fett, Eiweiß-** und **Purinstoffwechsel**, außerdem fördert es die **Aufnahme von Eisen** und hat Einfluss auf die Schleimhäute Die Hauptanwendungsgebiete für dieses biochemische Funktionsmittel sind unterstützend bei

- Diabetes mellitus,
- Eisenmangelanämie,
- hohen Cholesterinwerten,
- Metabolischem Syndrom,
- erhöhten Harnsäurewerten im Blut und
- Schleimhautkatarrhen mit sehr zähem Sekret.

Antlitzanalytische Zeichen

- Senkrechte Wülstchen am unteren äußeren Rand des oberen Augenlids.
- Am auffälligsten der drei Mangelzeichen an Kalium bichromicum Nr. 27 sind die senkrechten Wülstchen am unteren äußeren Rand des oberen Augenlides. Sie sind nicht immer senkrecht, sondern können auch im schiefen Winkel auf den Wimpernrand des oberen Augenlids aufsetzen. Sie sind verschieden stark ausgeprägt. Sie dürfen auf keinen Fall mit den manchmal vorhandenen senkrechten Falten im inneren Augenwinkel verwechselt werden, die in Zusammenhang mit einem Mangel an Calcium fluoratum Nr. 1 entstehen.
- Fetteinlagerungen (Talg) rund um das Auge.
- Wenn Fetteinlagerungen im Bereich der Augen beobachtet werden können, sollte eine der nächsten Fragen in der Beratung heißen: „Haben Sie erhöhte Cholesterinwerte?" In den meisten Fällen wird die Frage positiv beantwortet.
- Die Talgeinlagerungen sind verschieden groß und sollten weder mit Hautgrieß, Mitessern bzw. Pickeln verwechselt werden.

19.1

Chemische Eigenschaften, Vorkommen

Chrom (Cr) ist ein silberweißes, in reiner Form zähes, dehn- und schmiedbares, im kubischraumzentrierten Gitter ein kristallisierendes Schwermetall. Das wichtigste Chromerz ist Chromit (Chromeisenstein) $FeCr_2O_4$. Ein seltenes Chrommineral ist Krokoit (Rotbleierz) $PbCrO_4$. Chrom kommt in Boden und Pflanzen als Spurenelement in wechselnden Mengen (um 200 bzw. 2 ppm) vor. Chrom dient zum Verchromen anderer Metalle und zur Herstellung von Chromlegierungen.[28] Nach der Entdeckung des Elements benutzte man zunächst die chromhaltigen Verbindungen in der Maler- und Emaillierkunst, in der Ledergerberei, in der Fototypie und im Tiefätzdruck sowie zur Holzkonservierung (Zumkley u. Kisters 1990). Kalium bichromi-

[28] Lexikon der Chemie > Chrom: www.wissenschaft-online.de; Stand: Juli 2008

cum ist ein Salz der Chromsäure und bildet große dunkelgelbrote Kristalle, die beim Erhitzen zu einer braunroten Flüssigkeit verschmelzen (Hunnius u. Ammon 2004). Reich an Chrom sind Fleisch, Vollkornprodukte, Pflanzenöle und Bierhefe. Dabei ist die stabile Form im lebenden Organismus Chrom (III). Chrom (VI) ist giftig (Biesalski et al. 2002).

19.2 Traditionelle Anwendungen

Der Name Chrom leitet sich von dem griechischen Wort für Farbe „chroma" ab. Erste Studien über chromhaltiges Mineralwasser erfolgten wahrscheinlich von Lehmann 1766. Vauqelin (1763–1829) gelang vermutlich erstmals im Jahre 1797 der Nachweis von Chrom. Busnen erhielt 1854 durch ein elektrolytisches Verfahren relativ reines Chrom (Biesalski et al. 2002). Kalium bichromicum wurde früher äußerlich als Ätzmittel bei Kondylomen und syphilitischen Geschwüren angewendet (Hunnius u. Ammon 2004). Der Einsatz in der Homöopathie beruht auf den Prüfungen von Arneth (Österreich) und Drydale (Liverpool; Mezger 1991)

19.3 Chrom im menschlichen Körper – heutiger Wissensstand

Bedarf und Versorgungssituation

Die DGE empfiehlt eine tägliche Chromzufuhr bei Kindern von 20–100 µg und bei Erwachsenen von 30–100 µg. Einen erhöhten Bedarf an Chrom haben Menschen, die sehr **zuckerhaltig essen**, viele raffinierte Kohlenhydrate zuführen und kaum Vollkornprodukte zu sich nehmen, weiterhin Schwangere, ältere Menschen und Patienten, die paenteral ernährt werden (Schmidt u. Schmidt 2004).

Aufnahme und Transport

Chrom wird, gebunden an Aminosäuren, über die Darmschleimhaut des Dünndarms aufgenommen. Es kommt als Bioelement beim Menschen physiologisch in geringen Mengen im Serum und Gehirn und pathologisch in Tumorgewebe (Leber, Lunge, Niere) vor. Als Spurenelement ist lediglich das dreiwertige Chrom relevant. Sechswertige Chromverbindungen sind toxisch und krebserregend.

Das Spurenelement wird im Plasma zu 95% an Transferrin gebunden transportiert. Hauptspeicherorgane sind **Leber, Nieren, Milz, Lunge und Knochen**. Die Halbwertzeit für Chrom beträgt im menschlichen Organismus drei Monate. Die Ausscheidung erfolgt über Darm und Nieren (Schmidt u. Schmidt 2004).

Chrom ist Bestandteil des Glukosetoleranzfaktors (GTF)

Chrom ist zusammen mit Glycin, Glutaminsäure und Nikotinsäure Bestandteil des **Glukosetoleranzfaktors**. Hier liegt Chrom III organisch gebunden als Aminosäurechelat vor.

Der GTF aktiviert Insulin und verbessert dadurch die Glukosetoleranz. Ohne den Glukosetoleranzfaktor wird erheblich mehr Insulin benötigt. Bei Patienten mit Diabetes mellitus wurde ein niedriger Chromspiegel nachgewiesen (Schmidt u. Schmidt 2004). Eine ausreichende Zufuhr von Chrom führt bei 50-70% von Typ II Diabetikern (Altersdiabetiker) zur Verbesserung der Glukosetoleranz (Fuchs 2001). Chrom ist also am Stoffwechsel der Glucose selbst, an der biologischen Wirkung von Insulin in den Zielgeweben, aber auch am Lipidmetabolismus beteiligt. Es scheint auch einen Zusammenhang zwischen dem Chromhaushalt im Körper und Herz-Kreislauf-Erkrankungen zu geben.

Lipidsenkung

Chrom soll die Lipidkonzentration des Gesamt- und des LDL-Cholesterins senken, und gleichzeitig HDL-Cholesterin erhöhen. Somit beugt es der Bildung der Arteriosklerose vor. Allerdings gibt es hier widersprüchliche Meinungen (Schmidt u. Schmidt 2004). Störungen des Fettspiegels im Blut gehen häufig gleichzeitig einher mit Übergewicht, Bluthochdruck und Diabetes mellitus; man spricht in diesem Zusammenhang vom **„tödlichen Quartett"**, da bei Vorliegen dieser vier Belastungen ein sehr hohes Risiko besteht, an Arteriosklerose zu erkranken (Pschyrembel 2007).

Chrom und Schilddrüse

Bei der Schilddrüse wird ein Einfluss auf die Schilddrüsenfunktion mit Stimulierung der Proteinsynthese und des Nucleinsäurestoffwechsels vermutet. Das würde bedeuteten, das Chrom für den **Substanzaufbau** des Organismus wichtig ist (Schmidt u. Schmidt 2004).

Chrom und Akne

Chrom wird auch bei Akne wegen der Beeinflussung des Fettstoffwechsels angewendet.

Am Entstehen einer Akne ist u.a. ein gestörter Fetthaushalt im Bereich der Talgdrüsen beteiligt, es bildet sich ein seborrhoeisches Hautbild. In weiterer Folge verstopfen die Talgdrüsen. Es kommt zur Ausbildung von Komedonen und den aknetypischen entzündeten Pusteln.

Chrom und Sport

Bei intensivem Training steigt der Glukoseverbrauch erheblich, die Chromausscheidung nimmt im Gegenzug ebenfalls zu. Chrom wird für das Muskelwachstum benötigt, da das Insulin den Transport von Aminosäuren in die Muskeln erleichtert. Daher ist für den Muskelaufbau bei Sportlern Chrom von besonderer Bedeutung (Fuchs 2001).

Chromverluste über den Harn (Chromurie)

Eine verstärkte Ausscheidung von Chrom über die Nieren besteht vor allem bei erhöhtem oder chronischem Stress, bei Diabetikern mit einer Nephropathie und bei Spitzensportlern (Schmidt u. Schmidt 2004).

Orthomolekulare Chromeinnahme

Organische Chromverbindungen aus Chromhefe oder in Form von Chrompolynicotinat sind gegenüber Chrompicolonat oder Chromchlorid besser verwertbar. Es ist empfehlenswert, Chrompräparate etwa 45 Minuten vor den Mahlzeiten und in mehreren Einzeldosen über den Tag verteilt einzunehmen (Schmidt u. Schmidt 2004).

19.4 Vergiftungssymptome

Chrom ist vor allem in seinen sechswertigen Verbindungen **äußerst giftig**. Chrom(VI)-oxid, Chromsäure, Chromylchlorid, Chromate, Dichromate und auch Chromstaub rufen eine tiefgreifende, chronische Verätzung der Schleimhäute und der Haut hervor. So treten bei häufigem Hantieren mit Chromatlösungen schwer heilende Hautgeschwüre (Chromgeschwüre, Chromekzeme) auf. Durch eingeatmeten Chrom- oder Chromatstaub werden Geschwüre in der Nasenschleimhaut, Katarrhe der tieferen Atemwege und Lungengeschwüre hervorgerufen. Beim Verschlucken von Chromatlösungen treten schwere Verätzungen des Magen-Darm-Kanals und Nierenschädigungen ein. 0,6 g vom Magen aufgenommenes Chrom(VI)-oxid wirken tödlich.[29]

19.5 Biochemische Wirkungsbeschreibung

Schon Schöpwinkel hat mit Kalium bichromicum als biochemisches Funktionsmittel gearbeitet (Schöpwinkel 1929).

Er empfahl, dieses Mittel zur Vermehrung der Chromoproteide im Blut, zwecks Reinigung und Erneuerung des Blutes, besonders bei Anämie und Diabetes mellitus; ferner auch zur Behandlung der Basedow-Krankheit und von Erkrankungen der Nebennieren und deren Begleiterscheinungen. Die im homöopathischen Mittelbild aufgeführten Schleimhautschäden und chronisch rheumatischen Beschwerden führte er auf die oben aufgeführten Normabweichungen zurück (Broy 2000). Im Licht neuer Forschungen und praktischer Erfahrungen haben sich seine Angaben im Wesentlichen bestätigt. Für uns steht heute sicherlich die regulative Wirkung von Kalium bichromicum Nr. 27 auf den Chromhaushalt des Organismus, insbesondere seine regulierenden Einwirkungen auf den Kohlenhydrat-, Fett-, Eiweiß- und Purinstoffwechsel im Mittelpunkt. Daraus ergibt sich ein positiver Einfluss auf das **Gefäßsystem** und den **Aufbau des Organismus**. Diese Wirkungen sind aus dem homöopathischen Arzneimittelbild bisher nicht erklärbar.

---

[29] Lexikon der Chemie > Chrom: www.wissenschaft-online.de; Stand: Juli 2008

19.6 Beziehung zu den Basismineralstoffen

Natrium phosphoricum Nr. 9

Natrium phosphoricum Nr. 9 ist der Basisfunktionsstoff der Fettregulation.

Natrium sulfuricum Nr. 10

Natrium sulfuricum Nr. 10 steuert die Cholesterinbildung in der Leber.

19.7 Bewährte Indikationen

19.7.1 Diabetes mellitus

Siehe auch Seite 124.

Bei Übergewicht, gestörter Glukosetoleranz, Bluthochdruck und erhöhten Blutfetten (Metabolisches Syndrom) sollte dieser Mineralstoff vermehrt gegeben werden.

19.7.2 Eisenaufnahme

Eine indirekte Förderung des **Eisenhaushaltes** kann mit Chrom zuträglich sein, wobei in der Biochemie nach Dr. Schüßler die Kombination, die im Kapitel „Spezielle Themen – Energiehaushalt" genannt wird, hier angewendet wird.

19.7.3 Hohe Cholesterinwerte

Einen weiteren Anwendungsbereich gibt es bei Cholesterinbelastung, vor allem bei Anstieg des **Gesamtcholesterins** und der **Triglyceride** und bei einem Abfall des HDL-Cholesterins (siehe Seite 149).

19.7.4 Arteriosklerose

Weitere Informationen hierzu siehe Seite 149.

19.7.5 Dauerstress

Dauerstress führt zu Cortisonausscheidung und Chromverlusten. Siehe Seite 149.

19.7.6 Sport

Kalium bichromicum Nr. 27 sollte Spitzensportlern zur Begleitung verabreicht werden, denn sie verlieren über Schweiß und Urin mehr als das Doppelte an Chrom als Nichtsportler, dazu

- Kalium sulfuricum Nr. 6 (anaerobe Energiegewinnung – Muskelkater)
- Magnesium phosphoricum Nr. 7 (Muskelregeneration)
- Natrium phosphoricum Nr. 9 (Muskelübersäuerung – Lactat)

Biochemische Antioxidanzien

- Manganum sulfuricum Nr. 17
- Cuprum arsenicosum Nr. 19
- Zincum chloratum Nr. 21
- Selenium Nr. 26
- Adler Ortho Nr. 5 und Nr. 7

Zusätzlich ist es ratsam, die biochemische Powermischung dazu zunehmen.

19.7.7 Akne

Weitere Informationen hierzu siehe Seite 140.

19.7.8 Schilddrüse

Es wird eine Beeinflussung der Schilddrüsenfunktion vermutet, bei extremem Gewichtsverlust ist daran zu denken.

19.7.9 Schleimhautkatarrhe

Es ist ein Mittel bei allen Schleimhautkatarrhen, besonders bei sehr zäh-strähnigen Schleimabsonderungen sollte daran gedacht werden. Anzuraten ist die Kombination aus

- Kalium chloratum Nr. 4
- Natrium chloratum Nr. 8
- Kalium bichromicum Nr. 27

Handelt es sich um Frauen mit entsprechenden Beschwerden im Genitalbereich, zusätzlich Kalium arsenicosum Nr. 13 und eventuell auch Aurum chloratum natronatum Nr. 25. Bei **Katarrhen mit chronischen Eiterungen** sollte an eine Kombination gedacht werden von

- Kalium bichromicum Nr. 27
- Calcium sulfuricum Nr. 12

- Natrium chloratum Nr. 8
- Natrium phosphoricum Nr. 9
- Silicea Nr. 11
- ergänzend Adler Ortho Nr. 9

19.7.10 Beeinflussung des Hunger-Sättigungs-Mechanismus

Chrom beeinflusst den Hunger-Sättigungs-Mechanismus und fördert so die Gewichtsabnahme (Essbremse). Laut Rückmeldungen kann es sein, dass es nach Einnahme von Kalium bichromicum Nr. 27 nach dem Modell Mikro-Makro zur Entwicklung von Hunger nach Süßem kommen kann.

Fallbeispiel

Ein Apotheker hatte einer Diabetikerin ausschließlich Kalium bichromicum Nr. 27 in einer Dosierung von 7 bis 10 Tabletten täglich empfohlen. Nach einigen Wochen musste sie nicht mehr, wie vorher 12 Einheiten spritzen, sondern nur noch 6. Das war nicht nur für den Apotheker ein eindrucksvolles Beipiel für die Wirksamkeit dieses Mineralstoffes, sondern für die Frau selbst höchst erfreulich, haben doch Diabetiker immer die Spätfolgen ihrer Belastung vor Augen.

19.8 Charakterliche Strukturen

Zusammenhänge zwischen Kalium bichromicum Nr. 27 und bestimmten charakterlichen Strukturen

Was kennzeichnet die Störung des unmittelbaren Lebens?

Wird die eigene Leistungsfähigkeit überschätzt, wird sie durch äußere Anforderungen im Beruf, der Familie oder im sozialen Umfeld überbeansprucht, kommt es zu einer Ausbeutung der Reserven und schließlich zu einem Zusammenbruch der intrapersonalen Aussteuerungsmechanismen. Dies muss nicht unmittelbar sichtbar werden. Das kann über längere Zeit verborgen bleiben, weil der betroffene Mensch es nicht nach außen dringen lassen will.

Wie ist es, wenn es gut ist?

Auch wenn die Belastungen hoch sind, es steht genug Energie zur Verfügung. Außerdem kommt es durch die Fähigkeit, seine persönliche Leistungsmöglichkeit gut abschätzen und einteilen zu können, zu keinen übermäßigen Schädigungen. Die Rastpausen zwischen den anstrengenden Zeiten werden optimal genutzt und führen zur notwendigen Regeneration.

Manchmal ist es notwendig, wenn die Belastung schon sehr groß ist, die eine oder andere Arbeit zu verschieben, oder gar nicht anzunehmen. Dadurch werden auch die Ressourcen so weit geschont, dass die Gratwanderung zwischen Absturz und Erfolg gelingt.

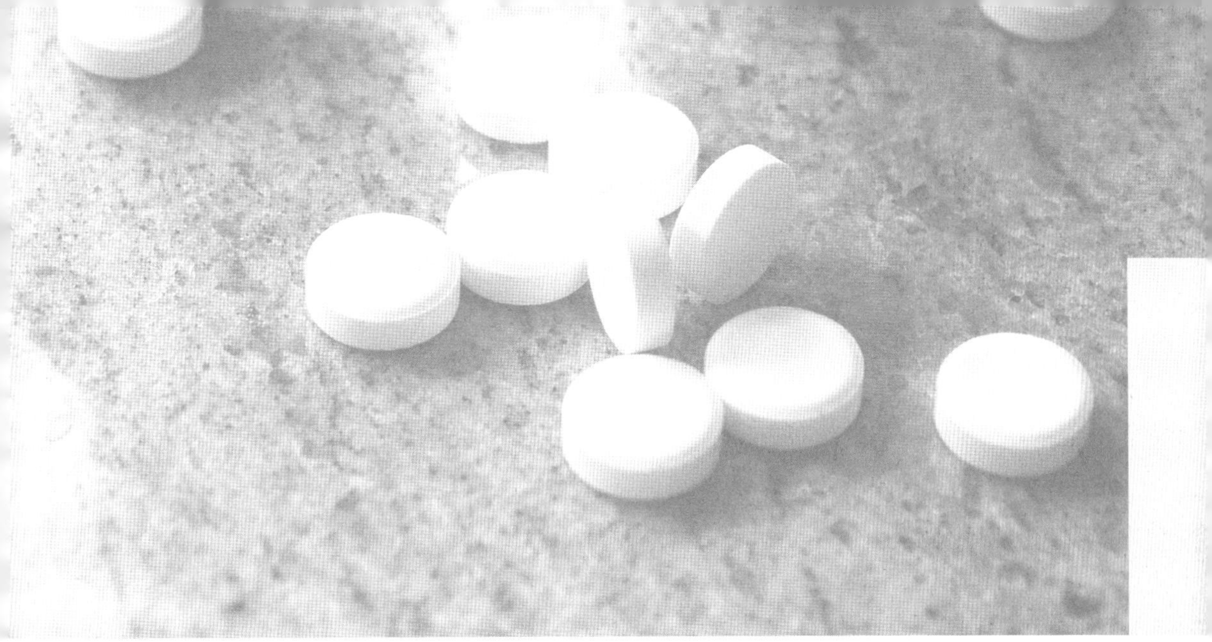

Teil 3
Anwendung

20 – Spezielle Themen

In diesem Teil werden Zusammenstellungen der Erweiterungsmittel für spezielle Themen besprochen. Die Themenauswahl kann im Sinne eines Repertoriums nicht vollständig sein, aber sie ermöglicht die Schau auf die biochemischen Zusammenhänge, vor allem im Zusammenhang mit den Basismineralstoffen der Biochemie nach Dr. Schüßler.

20.1 Alkoholabusus

Bei Alkoholabusus kann man sich keinesfalls nur auf die Wirkung der Schüßler-Salze verlassen. Diese eignen sich hier bestenfalls zur Begleitung von **medizinischen und psychotherapeutischen Interventionen.** Die wichtigsten hierbei langfristig einzunehmenden Basismineralstoffe sind Natrium chloratum Nr. 8 (Regelung des Flüssigkeitshaushalts) und Natrium sulfuricum Nr. 10 als Leberfunktionsstoff. Daneben besteht ein vermehrter Bedarf an Mangan, wodurch Manganum sulfuricum Nr. 17 in den Mittelpunkt rückt. Aus der Bedeutung des Zinks für die Alkoholdehydrogenase heraus, empfehlen wir in diesem Fall auch die Einnahme von Zincum chloratum Nr. 21 und in weiterer Folge Natrium bicarbonicum Nr. 23.

20.2 Antioxidanzien

Gefahren durch freie Radikale

Freie Radikale werden im Rahmen der Atmungskette im Körper laufend gebildet. Der gesunde Organismus verhindert durch ein natürliches Regenerieren der freien Radikale ein Überhandnehmen in seinem Körper. Jene Enzyme, die diesem Prozess entgegen-, also antioxidativ wirken, werden vom Körper normalerweise in ausreichender Menge gebildet. Die dazu notwendigen Vitamine und Spurenelemente müssen allerdings zugeführt werden. Was unserem Körper schadet, sind **aggressive, hochreaktive Stoffe**, die biologisch nicht vorgesehene chemische Verbindungen eingehen. Durch die Minderung der Nahrungsqualität und die Zunahme der Bedingungen, unter denen freie Radikale gebildet werden, entsteht ein Defizit, das kaum noch gedeckt werden kann. Die Folgen stellen sich schleichend ein.

Freie Radikale nehmen immer zu

Folgende Faktoren begünstigen das vermehrte und manchmal sprunghaft ansteigende Auftreten von freien Radikalen: Vermehrte **Umweltbelastungen** wie Chemikalien, Abgase, Smog, Schwermetalle und UV-Strahlung, auch Solarium, Ozon, Röntgenstrahlung, usw.

Reduzierte Qualität der **Lebensmittel**: Isolierung, Denaturierung, Konservierung, Präparierung, Ablagerungen, Lagerung, Transport, Bestrahlung, Pestizide, Herbizide, usw.

Mögliche **persönliche Belastungen**: Amalgam, Erkrankungen, orale Verhütungsmittel, Medikamente, insbesondere Schmerzmittel, Strahlentherapie. Stoffwechselbelastungen durch Chemotherapie, Säurebelastung, Alkohol, Nikotin, hohe Zufuhr von Genussmitteln und lange Sonnenbäder. Insgesamt verstärkend wirkt physischer wie psychischer Stress am Arbeitsplatz, in der Familie oder im weiteren sozialen Umfeld.

Die Autoren Kuklinski und van Lunteren beschreiben die Folgen global:

„Sie schwimmen wie weiße Haie im biochemischen Meer unserer organischen Kleinbetriebe, gehen dabei blitzschnell irreversible Verbindungen ein, attackieren empfindliche Aminosäuren, Fette, Zellmembranen und machen auch vor der Erbsubstanz nicht Halt. Sie provozieren Kettenreaktionen und bilden Zwischen- und Abbauprodukte sowie ‚Molekülkonglomerate', die ohne biologischen Nutzen sind. Am Ende derartiger Reaktionen verbleiben Substanzen, mit denen der Körper nichts anfangen kann, oder gar völlig zerstörte Zellen. Sukzessive füllen sie die Deponien in unserem Organismus und behindern dessen Funktionen, bis eines Tages nichts mehr geht." (Kuklinski et al. 1995)

Folgen der erhöhten Belastung mit freien Radikalen

Wenn wir nun die konkreten Auswirkungen dieser freien Radikale betrachten, dann stellen wir fest, dass kaum ein Bereich der modernen Belastungen des Menschen fehlt: chronische Müdigkeit, chronisch entzündliche Erkrankungen wie Bronchitis oder Colitis ulcerosa, Ekzeme, Asthma, Allergien als sehr naheliegende Folge, Arteriosklerose, Infarkt, Rheuma, Gicht, ungeklärte Schmerzattacken oder chronische ungeklärte Schmerzsyndrome, Leber- und Nierenschäden, Karzinome, Tumore, Grauer Star, Arthrose, Thrombosen, neurodegenerative Erkrankungen, wie Multiple Sklerose, Alzheimer oder frühzeitige Demenz.

Oxidativer Stress

Das vermehrte Auftreten von freien Radikalen bezeichnet man als oxidativen Stress. Freie Radikale belasten anfangs schleichend und später immer mehr den Organismus. Die **Schädigung der Biomembran** der Zellen und der Organellen führt dazu, dass die Schadstoffe ins Innere der Zellen wandern können. Es kommt dadurch zur nachhaltigen Schädigung der Zellen, zur Mutation und zum **frühzeitigen Zelltod**.

Antioxidanzien

Sie werden auch Radikalfänger genannt und sind in der Lage, überschüssige freie Radikale abzufangen und zu neutralisieren. Dadurch wird die schädigende Wirkung auf lebensnotwendige Strukturen unterbunden, bzw. dem vorgebeugt. Als besonders wirksame Antioxidanzien haben sich unter anderem bewährt: **Vitamin E, Vitamin C, Beta-Karotin, Selen, die B-Vitamine und Zink**. Die **Flavonoide** gehören ebenso dazu, das sind bestimmte Vitaminbegleitstoffe in Obst und Gemüsen.

Ein gesunder und gut versorgter Organismus ist bis zu einem gewissen Grad in der Lage, Belastungen im Bereich der freien Radikale abzufangen. Um einer Belastung mit freien Radikalen vorzubeugen ist es jedoch nötig, genügend Antioxidanzien zuzuführen, besonders mit zunehmendem Alter.

Zeichen für Antioxidanzienmangel

Eine unerklärliche Müdigkeit, die unser Wohlbefinden stört und nicht abgestellt werden kann, weiter

- Abfall der Leistungsfähigkeit, psychisch und physisch
- Alkoholintoleranz
- Nahrungsmittelunverträglichkeiten
- Allergien
- rheumatische Erkrankungen
- rasch fortschreitende Hautalterung

Oft kann medizinisch kein Befund gefunden werden, obwohl man sich nicht mehr wohl fühlt.

Eine Belastung durch freie Radikale kann im Labor eindeutig abgeklärt werden, damit man weiß, wo man intervenieren muss.

Antioxidanzienmischung in der Biochemie nach Dr. Schüßler

Schüßler-Anwender fallen bei Tests, die den oxidativen Stress anzeigen, generell durch sehr niedrige Werte auf. Es erhebt sich die Frage nach dem Hintergrund. Allein die Suche nach der antioxidativen Wirkung der Schüßler-Salze beinhaltet eine ganz neue Sichtweise dieser Mineralstoffe. In diesem Abschnitt werden die Mineralstoffe ausschließlich in ihrer Bedeutung als antioxidativ wirkende Betriebsstoffe beschrieben.

Nachfolgende Mineralstoffe sind Bestandteil der Antioxidanzienmischung in der Biochemie nach Dr. Schüßler.

Ferrum phosphoricum Nr. 3

Das Eisenpräparat in der Biochemie nach Dr. Schüßler: Eisen ist Bestandteil von Enzymen, dem Zytochrom-Enzymkomplex und daher ein wichtiges Element der **Zellatmungskette**. Die Körpertemperatur wird auch durch die gebremste Knallgasreaktion, wie sie die Atmungskette darstellt, reguliert. Bei der Sauerstoffoxidation innerhalb der Zellen und bei der Energiegewinnung des ATP (Adenosintriphosphat), vor allem in den Mitochondrien sowie in Flavoproteinen und Katalasen spielt das Eisen eine wichtige Rolle. Es trägt wesentlich zur Regeneration zellschützender Enzymsysteme, z.B. des Glutathions bei sowie zur Neutralisation zellschädigender Radikale und Peroxide. Die antioxidativen Eigenschaften des Eisens sind lebensnotwendig.

Kalium sulfuricum Nr. 6

Eine wichtige Rolle im Karussell der oxidativen Belastungen durch die Umwelt spielen die schwefelhaltigen Aminosäuren Cystein und Methionin. Damit kommen die Mineralstoffe Kalium sulfuricum Nr. 6 und Natrium sulfuricum Nr. 10 ins Spiel, weil diese Mineralstoffe den Stoffwechsel der genannten Aminosäuren fördern.

Kalium sulfuricum Nr. 6 ist besonders für die Energiegewinnung der Zelle bedeutungsvoll. Durch ineinander greifende Zellstoffwechselvorgänge werden Energiespeichermoleküle aufgebaut, vornehmlich das Adenosintriphosphat (ATP). Dabei geht es im Wesentlichen um die Glykolyse (im Zellplasma), den Citratzyklus und die Atmungskette (in den Mitochondrien).

An diesen Stoffwechselreaktionen sind viele Enzyme beteiligt, die auch Schwefel enthalten, aber auch Eisen (Ferrum phosphoricum Nr. 3) und Kupfer (Cuprum arsenicosum Nr. 19). In der Biochemie nach Dr. Schüßler sind besonders die **Schwefel enthaltenden Verbindungen** für Ausscheidungsprozesse bedeutsam: Kalium sulfuricum Nr. 6, Natrium sulfuricum Nr. 10, Calcium sulfuricum Nr. 12, Calcium sulfuratum Nr. 18 und Kalium Aluminium sulfuricum Nr. 20. Schwefelhaltige Moleküle sind sehr reaktionsfreudig, wie z.B. Co-Enzym-A, welches das Startermolekül des Citratzyklus ist, die Aminosäuren Methionin und Cystein und Eisen-Schwefelenzyme der Atmungskette. Wichtig ist, dass die Atmungskette und der Citratzyklus nur dann in den Mitochondrien befriedigend ablaufen können, wenn ausreichend Atmungssauerstoff vorhanden ist. Wenn die Atmungskette nicht vollständig abläuft, bricht die Reaktion bei Enzymradikalen ab. Eine übermäßige Radikalbildung ist die Folge, das führt zum **oxidativen Stress.** Enzymatische Stoffwechselzwischenprodukte werden aus der Zelle entfernt und ins Bindegewebe gedrückt, wo sie allmählich den pH-Wert ins saure Milieu verschieben (es sind Proteinsäuren). Sie kompaktieren das Bindegewebe, was langfristig schwere gesundheitliche Beeinträchtigungen zur Folge hat. Auch Verbrennungsstoffe, die durch Rösten und Grillen entstehen, belasten den Körper durch Bildung freier Radikale.

Natrium sulfuricum Nr. 10

Natrium sulfuricum Nr. 10 ist der Betriebsstoff der Leber. In der Leber werden über **Sulfatierungsreaktionen**, welche fettlösliche Schadstoffe wasserlöslich machen, belastende Stoffe ausgeschieden. Während die Kalium sulfuricum Nr. 6 die Schadstoffe aus den Zellen holt, wird über Natrium sulfuricum Nr. 10 diese Schadstoffflut mit Hilfe der Leber über den Dickdarm ausgeschieden.

In der Leber müssen vielfältige, den Organismus belastende Stoffe abgebaut und entgiftet werden. Hier spielt die Umweltbelastung hinein, allen voran Farbstoffe und chemische Verbindungen (Xenobiotika – Kunststoffe – künstliche Stoffe – fremde Stoffe), die der Organismus nicht ausscheiden kann. Neben Selen (Selenium Nr. 26) hat auch Zink (Zincum chloratum Nr. 21) eine große Bedeutung für den Leberstoffwechsel.

Manganum sulfuricum Nr. 17

Mangan ist Co-Faktor der mitochondralen SOD und schützt die Mitochondrienmembran vor oxidativer Zerstörung. Besonders im Zusammenhang mit entzündlichen, vor allem auch rheumatischen Erkrankungen kann dieser Mineralstoff gut eingesetzt werden. Manganum sulfuricum Nr. 17 und Natrium chloratum Nr. 8 steuern den **Knorpelstoffwechsel**. Rheumatische Erkrankungen werden in ihrer Entstehung und ihrem Fortschreiten erheblich über die Anwesenheit freier Radikale verstärkt und damit gefördert.

Cuprum arsenicosum Nr. 19

Cuprum arsenicosum Nr. 19 ist in der Biochemie nach Dr. Schüßler der Zugang zur intrazellulären und hoch verdünnten Kupfer-Substitution. Kupfer hat weitreichende Bedeutung im Körper, es hat großen Einfluss auf den Eisenstoffwechsel und ist im Körper oft an antioxidativ wirkende Enzymsysteme gebunden. So zum Beispiel ist Kupfer Bestandteil der **Kupfer/Zink-Superoxid-Dismutase (SOD)**, ein antioxidatives Enzymsystem, welches für den Schutz vor oxidativer Membranzerstörung im Körper zuständig ist. Da die Erythrozyten einen hohen Gehalt an SOD aufweisen, hat sie hier eine wesentliche Schutzfunktion. In den Mitochondrien wirkt das Kupfer als Co-Faktor wichtiger Enzyme der Zellatmung, der intrazellulären Energieverwertung über die Atmungsketten-Phosphorylierung.

Zincum chloratum Nr. 21

Alle Umweltgifte, wie z.B. Schwermetalle, entwickeln ihre schädigende Wirkung auch über die Bildung freier Radikale. Als Transportsystem für Metallionen dient das **Metallothionein**, ein Zinkspeicherprotein mit einem hohen Cysteinanteil, welches toxische Metallionen im Austausch mit Zink bindet. So wird eine Schwermetallausscheidung über die Niere möglich. Zink ist hier ein Antidot (Gegenmittel) für Belastungen mit Quecksilber, Cadmium und Blei. Aus diesem Zusammenhang heraus ist Zincum chloratum Nr. 21 Bestandteil der biochemischen Antioxidanzienmischung.

Selenium Nr. 26

Selenocystein ist Baustein der **Glutathionperoxidase**. Pro Molekül sind vier Atome Selen gebunden. Dabei geht es um einen antioxidativen Zellschutz, besonders in Erythozyten, Phagozyten, Thrombozyten, Leber und Augenlinse.

Das Zusammenwirken der Biochemie nach Dr. Schüßler mit der Orthomolekularen Medizin ist besonders in Zusammenhang mit den antioxidativen Wirkungen der Mineralstoffe sehr segensreich und zu empfehlen, weil die einzelnen Maßnahmen dann schneller greifen. Aus dem Bereich der Nährstoffe ist Adler Ortho Nr. 3 das entsprechende Mittel.

Zusätzliche naturheilkundliche Maßnahmen

Wir betonten immer wieder die Bedeutung einer **gesunden Ernährung**. Es besteht heute weitgehend Einigkeit darüber, dass die Nahrung einen sehr hohen Anteil an frischem Obst und Gemüse enthalten sollte, nach Möglichkeit aus ökologischer Landwirtschaft. Schon immer wurde in der Naturheilkunde Rohkost als Heilkost angesehen, und nur über eine Umstellung der Kost werden immer wieder erstaunliche gesundheitliche Wirkungen erzielt. Darüber wird auch der Anteil an natürlichen Antioxidanzien gesteigert z.B. Vitamin C, Bioflavonoide und Carotinoiden. Bestimmte Nahrungsmittel wie Grapefruitkernextrakt, Granatapfel- oder Aroniakirschsaft, aber auch blaues Beerenobst und grüner Tee sind besonders antioxidanzienreich. Hervorzuheben sind auch die Vitamin-E-reichen Pflanzenöle, insbesondere Weizenkeim-, Sonnenblumen-, Oliven-, Distel- und Sojaöl. Über den regelmäßigen

Verzehr von Seefisch werden die wichtigen Omega-3-Fettsäuren sowie Iod und Selen zugeführt. Der Verbrauch an Antioxidantien im Körper und damit auch der Bedarf kann erheblich verringert werden über die Reduzierung von Genussgiften wie Bohnenkaffee, Zigaretten und Alkohol sowie ausreichendes Schlafen und regelmäßige Bewegung in frischer Luft.

20.3
Bewegungsapparat

Gelenke, Sehnen und Bänder

Gelenke brauchen eine mannigfaltige Versorgung mit Schüßler-Salzen. In der nachfolgenden Tabelle sind die Schüßler-Basismittel unter dem Gesichtspunkt der Versorgung der Gelenke angeführt (▸ **Tab. 20.1**).

Von den **Erweiterungsmitteln** ist vor allem Manganum sulfuricum Nr. 17 das wichtigste biochemische Funktionsmittel, da es die Knorpel- und Knochenbildung anregt. Aufgrund seiner antioxidativen Wirkung ist Manganum sulfuricum Nr. 17 zugleich ein oxidativer Schutz für die Knochen und auch bei rheumatoider Arthritis einzunehmen, welche in einem großen Ausmaß durch den Angriff freier Radikale bedingt ist. Cuprum arsenicosum Nr. 19 und Zincum chloratum Nr. 21 sind an der Bildung und Vernetzung des Kollagens und des Elastins beteiligt.

Gelenkschmerzen, Gelenkentzündung

Das Hauptmittel für Entzündungen ist Ferrum phosphoricum Nr. 3. Liegt der Entzündung eine **Harnsäurebelastung** zugrunde, dann sollten Natrium chloratum Nr. 8, Natrium phosphoricum Nr. 9, Natrium sulfuricum Nr. 10 (bläulich rote Gelenke) und Lithium chloratum Nr. 16 eingenommen werden. Auch die äußere Anwendung im Bereich der Gelenke ist sehr empfehlenswert. Aurum chloratum natronatum Nr. 25, als biochemisches „Gold" ist bei Gelenksschmerzen, besonders im Bereich der Schulter sehr zu empfehlen.

Gelenkschwellung

Bei Gelenkschwellung kommen die Mineralstoffe Kalium chloratum Nr. 4 (bei weichen Schwellungen mit fibrösen Ergüssen) und Natrium chloratum Nr. 8 zur Anwendung, sowohl in der Einnahme, als auch als Cremegelmischung in der äußeren Anwendung. Natrium chloratum Nr. 8 ist für den Stoffwechsel aller nicht durchbluteten Gewebe zuständig und versorgt die Knorpel mit Gelenksflüssigkeit. Beim Mangel von Natrium chloratum Nr. 8 kann es zur Gelenksschwellung kommen, weil das Gelenk vorübergehend vermehrt mit Flüssigkeit versorgt wird, um Knorpelgewebe zu regenerieren. Bei **rheumatischer Gelenksschwellung** kommt auch noch die Einnahme von Kalium iodatum Nr. 15 in Frage, besonders, wenn auch die Schilddrüsenfunktion unterstützt werden soll.

▸ **Tab. 20.1** Versorgung der Gelenke.

empfohlene Mineralstoffe	biochemischer Zusammenhang
Nr. 1 Calcium fluoratum	Elastizität von Sehnen und Bändern, baut die Knochenhüllen auf, elastischer Knochenaufbau
Nr. 2 Calcium phosphoricum	Eiweißaufbau, Aufbau der Muskeln, Sehnen und Bänder, Knochenaufbaumittel
Nr. 5 Kalium phosphoricum	Energiespender
Nr. 8 Natrium chloratum	Stoffwechselmittel aller nicht durchbluteten Gewebe, wie Sehnen, Bänder, Knorpel, befeuchtet die Knorpelgewebe. Ein Mangel führt zu knackenden Gelenken
Nr. 9 Natrium phosphoricum	Nr. 11 Silicea setzt Säure frei und braucht zum Abtransport aller Säuren Nr. 9 Natrium phosphoricum
Nr. 11 Silicea	Strukturmittel, Knochenaufbau, besonders nach Knochenbrüchen ist die Zufuhr von diesem Funktionsmittel wichtig

Zusätzlich ist die Einnahme von Adler Ortho Nr. 2 empfehlenswert.

Zusätzliche naturheilkundliche Maßnahmen

Angesichts der zentralen Rolle der **Kieselsäure** für den Aufbau und die Funktion des Bindegewebes empfehlen wir kieselsäurereiche Nahrungsmittel vermehrt auf den Speiseplan zu setzen, wie Hirse, Gerste, Hafer, auch (Pell-) Kartoffeln. Zu empfehlen ist auch die kurmäßige Anwendung von Kieselkräuter-Tee (Rauch 1986), täglich 1–2 × 1 Tasse bestehend aus

- 30 g Schachtelhalm (Equiseti Herba)
- 20 g Hohlzahn (Galeopsidis Herba)
- 20 g Vogelknöterich, (Polygoni Avicularis Herba)
- 20 g Lungenkraut (Pullmonariae Herba)
- 10 g Queckenwurzel (Graminis Rhizoma)

Ein gehäufter Teelöffel der Mischung wird mit ¼ l Wasser über Nacht kalt angesetzt und danach 15 Minuten bei kleiner Flamme geköchelt. Auf ausreichendes Wassertrinken, circa 1½ l stilles, natriumarmes (Leitungswasser), am Tag ist zu achten. Zur Entlastung des Bindegewebes ist auch die „Eiweißabbau-Diät" nach Dr. Wendt (Schmiedel 2001) sowie die „Haysche Trennkost" (Heintze 1994) geeignet, besonders bei bestehender Eiweißdickleibigkeit. Übergewicht belastet zusätzlich die Gelenke und fördert die Bildung von Arthrosen. Bei Gelenkbeschwerden wirken Kohlblatt-, Quarkwickel, Beinwellauflagen sowie Harpagophytum D 4 (Teufelskralle) unterstützend.

Knochenaufbau

Für den Knochenaufbau ist vor allem das biochemische Funktionsmittel Calcium phosphoricum Nr. 2 zuständig. Der Aufbau der elastischen Knochenhäute gelingt mit Hilfe von Calcium fluoratum Nr. 1. Da relativ viel Magnesium in den menschlichen Knochen gespeichert ist, wird traditionell zur Förderung des Knochenaufbaus und der Stabilität der Knochen zusätzlich Magnesium phosphoricum Nr. 7 in der Biochemie nach Dr. Schüßler empfohlen. Auch Natrium chloratum Nr. 8 ist ein bedeutender Mineralstoff für die Knochen, denn er besorgt den Stoffwechsel und die Flüssigkeitsversorgung der nicht durchbluteten Gewebe, also auch der Knochen, Sehnen, Bänder und Knorpel. Silicea Nr. 11 ist der Strukturmineralstoff, der Siliziumgehalt der Knochen ist vor allem im Falle von **Knochenbrüchen** vermehrt, da es dann für die Kallusbildung und Heilung des Knochenbruchs benötigt wird (▸ **Tab. 20.3**). Die Erweiterungsmittel Manganum sulfuricum Nr. 17, Cuprum arsenicosum Nr. 19 und Zincum chloratum Nr. 21 unterstützen den Aufbau und die Vernetzung des Kollagens und Elastins, während Calcium carbonicum Nr. 22 die Härtung der Knochen im Kindesalter (▸ **Tab. 20.2**) unterstützt.

Knochenaufbau der Kinder

▸ **Tab. 20.2** Knochenaufbau von Kindern.

empfohlene Mineralstoffe	biochemischer Zusammenhang
Nr. 1 Calcium fluoratum	Mineralstoff der Knochenhüllen und Elastizität
Nr. 2 Calcium phosphoricum	Hauptmineralstoff des Knochenaufbaues
Nr. 7 Magnesium phosphoricum	Stabilität der Knochen
Nr. 8 Natrium chloratum	Versorgung von Gelenken, Knorpel, Sehnen und Bänder
Nr. 9 Natrium phosphoricum	Kombination zu Nr. 11 Silicea, Säureabbau
Nr. 11 Silicea	Struktur, fördert die Kollagenbildung
Nr. 15 Kalium iodatum	Schilddrüsenstoffwechsel, wichtig für das Wachstum, aber auch den Einbau des Kalzium in die Knochen
Nr. 17 Manganum sulfuricum	Aufbau der Knorpel
Nr. 19 Cuprum arsenicosum	Aufbau von Kollagen und Elastin und Vernetzung
Nr. 21 Zincum chloratum	Aufbau von Kollagen und Elastin und Vernetzung
Nr. 22 Calcium carbonicum	Aushärtung der Knochen, ein Mittel für Kinder mit Entwicklungsrückstand

Knochenbrüche

▶ **Tab. 20.3** Knochenaufbau bei Frakturen.

empfohlene Mineralstoffe	biochemischer Zusammenhang
Nr. 1 Calcium fluoratum	Mineralstoff der Knochenhüllen und Elastizität des Knochens
Nr. 2 Calcium phosphoricum	Hauptmineralstoff des Knochenaufbaues
Nr. 3 Ferrum phosphoricum	Nr. 3, Nr. 5 und Nr. 8 – Powermischung, Zufuhr von Energie und Regenerationskraft
Nr. 5 Kalium phosphoricum	Nr. 3, Nr. 5 und Nr. 8 – Powermischung, Zufuhr von Energie und Regenerationskraft
Nr. 7 Magnesium phosphoricum	Stabilität und Formschönheit der Knochen
Nr. 8 Natrium chloratum	Gelenkssflüssigkeit, Stoffwechsel der Gelenke, Knorpel, Sehnen und Bänder
Nr. 9 Natrium phosphoricum	Kombination zu Nr. 11 Silicea, Säureabbau
Nr. 11 Silicea	Strukturmineralstoff, fördert die Kollagenbildung
Nr. 15 Kalium iodatum	Schilddrüsenstoffwechsel ist wichtig für das Wachstum, aber auch für den Einbau des Kalzium in die Knochen
Nr. 17 Manganum sulfuricum	Aufbau der Knorpel, auch Knochenaufbau
Nr. 21 Zincum chloratum	Aufbau von Kollagen und Elastin und Vernetzung
Nr. 22 Calcium carbonicum	Aushärtung der Knochen

Knochenaufbau – bei geringer Knochendichte

Weitere Informationen hierzu siehe Seite 117.

Knorpelbildung

Weitere Informationen hierzu siehe Seite 116.

Osteoporose

Osteoporose wird als übermäßige Abnahme der Knochendichte im Vergleich zum gesunden Erwachsenen definiert. Neben der Einnahme der Schüßler-Salze ist auf eine zusätzlich Zufuhr von hochdosiertem Kalzium, vor allem in Kombination mit Vitamin D, eventuell Vitamin K, sowie auf eine Zufuhr der Spurenelemente Zink und Mangan zu achten. Bewegung und ausreichend Sport gehören genauso zu einer **Osteoporose-Vorsorge**, wie ausreichendes Trinken von Wasser und eine gesunde und basenreiche Ernährung (▶ **Tab. 20.4**).

Zusätzliche naturheilkundliche Maßnahmen

Bei Knochenbrüchen zur Unterstützung der Heilung: Symphytum D4, zum Knochenaufbau auch zur Vorbeugung und Begleitung bei Osteoporose sind geeignet: Steirocall N, Steirocall S oder Steroplex sowie Braunhirse täglich 1–2 Esslöffel (Ulmer 2003). Siehe auch die bei Wechseljahresbeschwerden angegebenen Maßnahmen (siehe Seite 146). Bei den Erkrankungen des rheumatischen Formenkreises sollte eine Schadstoffausleitung und Entsäuerung im Vordergrund stehen. Wir empfehlen die **Hay'sche Trennkost**, den völligen Verzicht auf Fleisch – vor allem auf Schweinefleisch – und auf Kaffee – auch auf Getreidekaffee – und Alkohol. Milchprodukte sollten reduziert werden. Das Trinken von Rheumatee, z.B. Rheuma-Gicht-Tee (Infirmarius Rovit) und Stoffwechseltees z.B. Hevert-Stoffwechseltee N zur Entlastung sowie eine mikrobiologische Therapie des Darms. Bei akutem Gelenkrheumatismus, aber auch bei Weichteilrheumatismus hat sich die Enzymtherapie, z.B. mit Wobenzym vielfach bewährt. Außerdem sollte besonders im Zahn- und Kieferbereich von einem ganzheitlich arbeitenden Zahnarzt geprüft werden, ob **Herdinfektionen** oder unverträgliche **Zahnmaterialien** wie z.B. Amalgam vorhanden sind.

▸ Tab. 20.4 Osteoporose

empfohlene Mineralstoffe	biochemischer Zusammenhang
Nr. 1 Calcium fluoratum	Mineralstoff der Knochenhüllen und Elastizität
Nr. 2 Calcium phosphoricum	Hauptmineralstoff des Knochenaufbaues
Nr. 5 Kalium phosphoricum	Nr. 5 und Nr. 8 – Zufuhr von Energie und Regenerationskraft
Nr. 7 Magnesium phosphoricum	Stabilität und Formschönheit der Knochen
Nr. 8 Natrium chloratum	Versorgung von Gelenken, Knorpel, Sehnen und Bänder
Nr. 9 Natrium phosphoricum	langjährige Übersäuerung ist einer der Hauptgründe für das Entstehen der Osteoporose, Säureabbau
Nr. 11 Silicea	Strukturmineralstoff, fördert die Kollagenbildung
Nr. 15 Kalium iodatum	Schilddrüsenstoffwechsel ist wichtig für den Einbau des Kalzium in die Knochen
Nr. 17 Manganum sulfuricum	Aufbau der Knorpel, oxidativer Schutz der Knorpelgwebe
Nr. 19 Cuprum arsenicosum	Aufbau von Kollagen und Elastin und Vernetzung
Nr. 21 Zincum chloratum	Aufbau von Kollagen und Elastin und Vernetzung
Nr. 22 Calcium carbonicum	Aushärtung der Knochen

Nährstoff: Adler Ortho Nr. 2.

Rheumatischer Formenkreis und Gicht

In der Biochemie nach Dr. Schüßler unterscheiden wir nicht zwischen einzelnen Krankheiten, sondern versuchen, das Problem von den Mineralstoffmängeln her zu beleuchten. Es hat sich gezeigt, dass bei allen diesen Problemen im Wesentlichen immer die gleichen Mangelerscheinungen vorhanden sind.

Im Herbst beginnt „das Zipperlein zu plagen“, wie es im Volksmund heißt. Die Gichtknoten, aufgetriebene Gelenksknorpel, beginnen zu schmerzen und die in den Geweben abgelagerten Säurekristalle (Muskelrheuma) plagen unentwegt. Die Bedeutung der Ernährung (purin- und säurearm) darf in diesem Zusammenhang nicht übersehen und muss entsprechend berücksichtigt werden. Aber auch die Mineralstoffe helfen bei diesen Krankheiten lindernd, innerlich und äußerlich angewendet.

Die angegebene Mischung sollte über längere Zeit täglich eingenommen und äußerlich in derselben Zusammensetzung als Cremegel auf die schmerzenden Stellen aufgetragen werden (▸ **Tab. 20.5**).

Bei **wandernden** rheumatisch-gichtigen Beschwerden, welche sich bei Witterungswechsel, vor allem bei nass-kaltem Wetter verschlimmern, sollten folgende Mineralstoffe eingenommen werden

- Natrium chloratum Nr. 8
- Natrium phosphoricum Nr. 9
- Lithium chloratum Nr. 16
- Manganum sulfuricum Nr. 17

▸ **Tab. 20.5** Rheumamittel

empfohlene Mineralstoffe	biochemischer Hintergrund
Nr. 3 Ferrum phosphoricum	damit die entzündlichen Reaktionen abklingen
Nr. 6 Kalium sulfuricum	Abbau der Schadstoffe aus den Zellen
Nr. 8 Natrium chloratum	Abbau der Purine, Aufbau der Knorpel
Nr. 9 Natrium phosphoricum	Neutralisierung und Regulierung der Säure
Nr. 10 Natrium sulfuricum	Ausscheidung der Schadstoffe
Nr. 11 Silicea	Abtransport der Säurekristalle aus dem Gewebe
Nr. 16 Lithium chloratum	Ausscheidung von Harnsäure wird gefördert
Nr. 21 Zincum chloratum	reguliert den Säure-Basen-Haushalt in der Niere
Nr. 23 Natrium bicarbonicum	Säure-Basen-Haushalt

Wachstumsstörungen bei Kindern

▶ **Tab. 20.6** Wachstumsstörungen bei Kindern und verzögerte sexuelle Entwicklung.

empfohlene Mineralstoffe	biochemischer Hintergrund
Nr. 1 Calcium fluoratum	elastischer Knochenaufbau, Sehnen, Bänder
Nr. 2 Calcium phosphoricum	Knochenaufbau
Nr. 3 Ferrum phosphoricum	Nr. 3, Nr. 5 und Nr. 8 – Powermischung
Nr. 5 Kalium phosphoricum	Energie
Nr. 8 Natrium chloratum	Knochen, Knorpelstoffwechsel,
Nr. 11 Silicea	Knochenaufbau
Nr. 13 Kalium arsenicosum	Hypophyse schüttet Wachstumshormon aus
Nr. 14 Kalium bromatum	Hypophyse und Schilddrüsensteuerung
Nr. 15 Kalium iodatum	Schilddrüse
Nr. 21 Zincum chloratum	bedeutend für das Wachstum, Kollagen- und Elastinbildung
Nr. 22 Calcium carbonicum	Entwicklungsrückstände von Kindern

Nährstoff: Adler Ortho Nr. 2.

20.4
Bindegewebe

Aufbau

Calcium phosphoricum Nr. 2 ist für den Aufbau der körpereigenen **Proteine** unentbehrlich. Diese Proteine werden dann zu langkettigen Molekülen zusammengefügt. Für diesen Prozess ist Kalium chloratum Nr. 4 zuständig. Es baut alle faserartigen Elemente des kolloidalen Bindegewebes mit der Hyaluronsäure auf, wie **Kollagen- und Elastinfasern**, die Proteoglykane, deren Kohlenhydratanteil 95% ausmacht, die Glukoaminoglykane und schließlich netzartige Verbindungselemente, Laminin und Fibronektin.

Silicea Nr. 11 ist integraler Bestandteil der Bindegewebssubstanz und sorgt für eine Quervernetzung der Mukopolysaccharide im Bindegewebe. Es ist für die **Raumstruktur** des Bindegewebskolloides verantwortlich. Silicea Nr. 11 ist auch wichtig für die Transmitterfunktion des Bindegewebes zwischen den Zellen und stimuliert die Kollagenbildung. Dagegen ist Calcium fluoratum Nr. 1 für die **Elastizität** des Bindegewebes verantwortlich. Natri-

▶ **Tab. 20.7** Bindegewebeschutz

empfohlene Mineralstoffe	biochemischer Zusammenhang
Nr. 1 Calcium fluoratum	Elastizität der Haut
Nr. 5 Kalium phosphoricum	Energiemittel
Nr. 8 Natrium chloratum	Nr. 5 und Nr. 8 wirken regenerierend
Nr. 9 Natrium phosphoricum	Abtransport von Säuren – Kombination Nr. 11 und Nr. 9 ist zu beachten, weil diese Mischung langfristig eingenommen werden muss
Nr. 11 Silicea	Mangel führt zu Rissen im Bindegewebe
Nr. 19 Cuprum arsenicosum	Bildung von Kollagen- und Elastinfasern
Nr. 21 Zincum chloratum	Bildung von Kollagen- und Elastinfasern

Zusätzlich ist unbedingt eine Körperpflege mit hoch verdünnten Mineralstoffen anzuwenden, damit die Wirkung der Mineralstoffe am Ort des Geschehens direkt einwirken kann. Nährstoffe: Adler Ortho Nr. 1 u. Nr. 11.

um chloratum Nr. 8 ist der biochemische Funktionsstoff der **Bindegewebsflüssigkeit**.

Neben den Basismitteln der Biochemie nach Dr. Schüßler sind Manganum sulfuricum Nr. 17, Cuprum arsenicosum Nr. 19 und Zincum chloratum Nr. 21 wichtige Erweiterungsmittel für den Elastin- und Kollagenaufbau und deren Quervernetzung. Liegt ein Mangel an Cuprum arsenicosum Nr. 19 vor, dann kann es zu Bindegewebsverhärtungen kommen.

Entlastung

Dass eine längerfristige Einnahme von Basenpulver aus Sicht der Biochemie nach Dr. Schüßler nicht zu empfehlen ist, da es zu einer schweren Belastung für die Bauchspeicheldrüse führt, erwähnten wir bereits.

Das biochemische Funktionsmittel Natrium phosphoricum Nr. 9 reduziert nicht Säure, sondern wirkt auf natürliche Weise regulierend. Daher ist die regelmäßige Zufuhr von Natrium phosphoricum Nr. 9 einer langfristigen Einnahme von Basenpulver vorzuziehen. Zusätzlich kann bei der Regulierung des Säure-Basen-Haushaltes auch an eine Einnahme von Natrium bicarbonicum Nr. 23 und Zincum chloratum Nr. 21 gedacht werden. Ist Säure im Bindegewebe gespeichert, dann verfestigt sich das kolloidale Bindegewebe. Dieser Zustand wird als Bindegewebsstarre bezeichnet. In der Folge kommt es zur **Einschränkung der intrazellulären Kommunikation** und des Stoffaustauschs zwischen den Zellen. Die übersäuerten Zellgebiete müssen vom Organismus abgekoppelt werden, darin sehen viele Forscher den ersten Schritt in Richtung chronische Krankheiten, vor allem der Zivilisationskrankheiten.

Auch diese Verfestigung des Bindegewebes kann über die Einnahme von Basenpulver nicht gelöst werden. Der entsprechende biochemische Mineralstoff, der das Bindegewebe wieder in die Entlastung führen kann, ist Calcium sulfuricum Nr. 12. Dieser Mineralstoff fördert die Durchlässigkeit der Gewebe. In der Folge kommen Säuren und Schadstoffe vermehrt aus dem Bindegewebe in den Stoffwechsel. Wir empfehlen daher zusätzlich zum Calcium sulfuricum Nr. 12, auch Natrium phosphoricum Nr. 9 und Natrium sulfuricum Nr. 10 einzunehmen. Auch die Einnahme von Selenium Nr. 26 als Antioxidans ist in diesem Zusammenhang zu empfehlen, denn Schadstoffe im Bindegewebe zeigen immer eine Belastung mit freien Radikalen an. Zudem unterstützt dieser Mineralstoff auch das Entgiftungspotenzial der Leber im Zusammenhang mit Natrium sulfuricum Nr. 10.

Zusammenfassend ergibt sich folgende Einnahmeempfehlung

- Natrium phosphoricum Nr. 9
- Natrium sulfuricum Nr. 10
- Zincum chloratum Nr. 21
- Natrium bicarbonicum Nr. 23
- Selenium Nr. 26

Bindegewebeschwäche – Striae – Dehnungsstreifen

Eine Bindegewebsschwäche zeigt sich am Auftreten von Striae während der Pubertät oder während der Schwangerschaft. Die **Struktur des Bindegewebes** ist überfordert und reißt ein. Auch die Elastizität ist überfordert. Calcium phosphoricum Nr. 2 ist der Mineralstoff, der körpereigenes Eiweiß aufbaut und daher die Grundvoraussetzung für die Bildung von Bindegewebsproteinen darstellt. Eine wichtige Funktion des Bindegewebes ist seine Durchflutung mit Bindegewebsflüssigkeit. Säureregulation und Schadstoffabbau müssen gesteuert werden. Faserstoffe der kolloidalen Bindegewebes werden aufgebaut, auch die Gerüsteiweiße Elastin und Kollagen. Neben dem Aufbau der Bindegewebsproteine ist auch deren Vernetzung von Bedeutung und das Bindegewebe braucht einen ausreichenden Schutz vor dem Angriff freier Radikale.

Bindegewebsverhärtung

Liegen Bindegewebsverhärtungen vor, empfehlen wir die Einnahme von Calcium sulfuricum Nr. 12 als Hauptmittel, weil dieser Mineralstoff kompaktiertes Gewebe wieder lockern kann, indem die im Bindegewebe enthaltenen Säuren und Schadstoffe abtransportiert werden. Die Kombination mit Natrium phosphoricum Nr. 9 und Natrium sulfuricum Nr. 10 erscheint sinnvoll. Kalium chloratum Nr. 4 baut die Faserstoffe des Bindegewebes auf. Zusätzlich kann bei Bindegewebsverhärtungen auch die Einnahme von Cuprum arsenicosum Nr. 19 hilfreich sein. Hier ist die **äußere Anwendung** der Schüßler-Salze in Form von Cremegelen oder Salben sehr hilfreich.

Folgende Mineralstoffe werden zur Einnahme empfohlen
- Kalium chloratum Nr. 4
- Natrium phosphoricum Nr. 9
- Natrium sulfuricum Nr. 10
- Calcium sulfuricum Nr. 12
- Cuprum arsenicosum Nr. 19

Zusätzliche naturheilkundliche Maßnahmen

Braunhirse, Schachelhalmtee, Heublumenbäder sowie Heublumen-Auflagen.

20.5 Blutdruck

Hypertonie – Blutdruck erhöht

Sollte der erhöhte Blutdruck auf einen zu hohen Kochsalzgenuss zurückzuführen sein, dann ist Natrium chloratum Nr. 8 das Hauptmittel für diese Indikation, weil es das physiologische Gleichgewicht der Natriumchlorid-Konzentrationen wieder herstellen kann.

Meistens ist ein erhöhter Blutdruck ein **multifaktorielles Geschehen**, welches neben den körperlichen Zusammenhängen sicherlich auch in psychischen Belastungen begründet ist. So kann aus verschiedenen Gesichtspunkten heraus die Mischung (▶ **Tab. 20.8**) zusätzlich zur ärztlichen Behandlung versucht werden.

Hypotonie – Blutdruck niedrig

Bei niedrigem Blutdruck sollte ebenfalls an die psychosomatische Komponente gedacht werden, wenn nämlich der Mensch unter Umständen seinem Leben nicht gerecht wird (die Niere als Sitz der Gerechtigkeit, ist gleichzeitig der Blutdruckregulator im Körper). Auch wenn zu viel Druck auf das eigene Leben ausgeübt wird, dann ist Übersäuerung die Folge. Chronische **Übersäuerung** führt zur Mattigkeit und Niedergedrücktheit und belastet auch die Nieren (▶ **Tab. 20.9**).

▶ **Tab. 20.8** Hypertonie

empfohlene Mineralstoffe	biochemischer Zusammenhang
Nr. 1 Calcium fluoratum	Elastizität der Aderwände
Nr. 2 Calcium phosphoricum	Spannung der Muskeln, hoher Tonus
Nr. 7 Magnesium phosphoricum	Stressschutz, nervöse Verkrampfung der Aderwände
Nr. 8 Natrium chloratum	Flüssigkeits- und Kochsalzregulierung,
Nr. 10 Natrium sulfuricum	abbauender Flüssigkeitshaushalt
Nr. 14 Kalium bromatum (evtl. zusätzlich)	beruhigend
Nr. 15 Kalium iodatum	Stress, Herzrasen, blutdrucksenkend in traditioneller Anwendung
Nr. 25 Aurum chloratum natronatum	Gold hat Bedeutung für das arterielle Gefäßsystem, vor allem im Hinblick auf Hypertonie

▶ **Tab. 20.9** Hypotonie

empfohlene Mineralstoffe	biochemischer Zusammenhang
Nr. 3 Ferrum phosphoricum	erhöht das Transportgeschehen im Körper
Nr. 5 Kalium phosphoricum	Energiemittel, unterstützt die Herz-Kreislauf-Regulation
Nr. 8 Natrium chloratum	Betriebsstoff der Niere, reguliert den Blutdruck
Nr. 9 Natrium phosphoricum	zu viel Säure macht matt und müde
Nr. 16 Lithium chloratum	Betriebsstoff für die Niere

Zusätzliche naturheilkundliche Maßnahmen

Bei zu hohem Blutdruck wirkt folgender, von Heilpraktiker Günther Lindemann empfohlene Kreislauf-Tee aus je 25 g Weißdornblüten (Crataegi Flos) und 50 g Mistel-Stielen (Visci Herba) unterstützend. Davon wird ein Esslöffel mit 1 Tasse Wasser 10–15 Minuten abgekocht. Alternativ können auch Präparate wie Plantacard oder Hypercoran N eingenommen werden. Zusätzlich sind täglich kalte Armbäder oder kalte Kniegüsse und Atemübungen zu empfehlen. Sehr wichtig ist die Einhaltung kochsalzarmer Kost und eine schonende Gewichtsregulation sowie regelmäßige Entspannungsübungen. Bei allen Formen von zu hohem Blutdruck spielt auch die Ausleitung von Schadstoffen und die Entsäuerung eine wichtige Rolle. Möglicherweise ist eine osteopathische Behandlung sinnvoll, da Wirbelfehlstellungen vorliegen können. Bei zu niedrigem Blutdruck ist ein „Antihypotonie-Tee" zu empfehlen aus

- 40 g Weißdornblättern und -blüten (Crataegi Folium cum Flos)
- 30 g Rosmarintrockenblätter (Rosmarinii Folium)
- 30 g Schafgarbentrockenkraut (Millefoii Herba)

Ein Teelöffel der Mischung mit einer Tasse heißem Wasser aufgießen, 10 Min. ziehen lassen, 3 × täglich eine Tasse. Ein Beispiel für ein Fertigpräparat sind Hervert-Aktivon-Kreislauftropfen und bei Kollapsneigung zur akuten Hilfe Korodin Herz-Kreislauf-Tropfen; zusätzlich körperliches Training, Wechselduschen, kalte Wadengüsse und ausreichend Flüssigkeit trinken. Möglicherweise bestehen latente Belastungen mit Amalgam oder durch Herdinfektionen oder eine Unterfunktion der Schilddrüse. Beim Fachmann abklären lassen!

20.6 Burn out

Weitere Informationen hierzu siehe Seite 125.

20.7 Cholesterin

Weitere Informationen hierzu siehe Seite 149.

20.8 Depressive Verstimmung, Niedergeschlagenheit, Bedrücktheit

Im November ist die Zeit der Niedergeschlagenheit, der Wehmut, der Traurigkeit, des Weltschmerzes, kurz und gut der depressiven Stimmungen. Die Menschen sind sehr verschieden von diesen Gefühlen berührt und an manchen geht diese Zeit vorüber, ohne dass sie überhaupt auch nur die geringsten Probleme haben. Aber jene, denen diese Zeit sehr nahe geht, benötigen Unterstützung, manche sogar Hilfestellungen von außen in Form einer den Umständen und der Schwere des Problems **angemessenen Beratung oder Therapie**. An eine Behandlung mit Mineralstoffen ist ausschließlich bei leichten Beschwerden zu denken (▶ **Tab. 20.10**).

Wenn hier eine Reihe von Mineralstoffen aufgezählt wird, so heißt das nicht, dass dadurch die Zustände ausgeschaltet werden, sondern dass der Mensch mit ihnen besser zurecht kommen kann. Folgende Mineralstoffe sind hier hilfreich und können zusammen täglich genommen werden.

▶ **Tab. 20.10** Stabilisierung bei Niedergeschlagenheit, Depression und Bedrücktheit.

empfohlene Mineralstoffe	biochemischer Zusammenhang
Nr. 3 Ferrum phosphoricum	Widerstandsfähigkeit
Nr. 5 Kalium phosphoricum	Weinerlichkeit, Verzagtheit
Nr. 6 Kalium sulfuricum	Ärger, Wehmut
Nr. 11 Silicea	Nerven
Nr. 15 Kalium Iodatum	Niedergedrücktheit, Weinerlichkeit
Nr. 22 Calcium carbonicum	tiefste Erschöpfung

Zusätzliche naturheilkundliche Maßnahmen

Schwere Depressionen gehören in jedem Fall in eine fachärztliche Behandlung. Depressive Verstimmungen bei Frauen können mit Störungen des **weiblichen Hormonsystems** in Verbindung stehen, welches vorrangig zu behandeln ist. Sehr wichtig ist die Ausleitung über Leber/Galle und Magen/Darm z.B. durch eine kurmäßige Einnahme von Schwedenbitter sowie alternativ oder als Folgemaßnahme sind regelmäßige Zinnkrautsitzbäder und das Trinken von „Antidepressionstee" geeignet, bestehend aus

- Johanniskraut (Hyperici Herba)
- Schachtelhalm (Equiseti Herba)
- Brennessel (Urticae Herba)
- Schafgarbe (Millefolii Herba)

Zu gleiche Teilen, jeweils 2 Teelöffel mit ¼ l Wasser überbrüht, 2–3 × täglich eine Tasse (Rauch 1986). Weitere unterstützende Maßnahmen sind wechselwarme Fußbäder, Kneipp'sche Güße und regelmäßige körperliche Bewegung.

20.9 Diabetes mellitus (Zuckerkrankheit)

Eine Mineralstoffmischung für Diabetes mellitus allgemein sollte folgende Nummern umfassen

- Kalium sulfuricum Nr. 6
- Natrium sulfuricum Nr. 10
- Manganum sulfuricum Nr. 17
- Zincum chloratum Nr. 21
- Selenium Nr. 26
- Kalium bichromicum Nr. 27

Diabetes mellitus Typ I

Bei Typ I Diabetikern steht vor allem das Funktionsmittel **Kalium sulfuricum Nr. 6** in der Gewichtung im Mittelpunkt, da es hier um die Funktion der Bauchspeicheldrüse geht. Aber auch **Manganum sulfuricum Nr. 17** und **Zincum chloratum Nr. 21** sind bei Typ I Diabetes besonders zu beachten. Manganum sulfuricum Nr. 17 fördert die Kohlenhydratverwertung (Glukoseverwertung), die Durchblutung und verhindert die Anlagerung von Plaques, es ist in der Biochemie nach Dr. Schüßler das Mittel, welches bei Polyneuropathie – hier als Ursache eine Anlagerung der Glukose an die Gefäßwände – empfehlenswert ist. Da es vor allem bei Diabetes Typ I zu einer langfristigen Schädigung der kleinen Gefäße von Augen, Nieren und Nerven kommt, ist die Nr. 17 hier ein zentraler Mineralstoff. In diesem Zusammenhang kommt auch Kalium arsenicosum Nr. 13 in Frage.

Wie schon bei den körperlichen Grundlagen erwähnt, ist Zink für die Insulinspeicherung von großer Bedeutung. Zincum chloratum Nr. 21 spielt bei Diabetikern eine wichtige Rolle, weil es für den Augenstoffwechsel von Bedeutung ist und bei einem Zinkmangel Wundheilungsstörungen auftreten, was auch Diabetiker vermehrt betreffen kann.

Da Typ I Diabetes eine Autoimmunerkrankung ist, mit **Zerstörung der Insulin produzierenden Zellen** (Langerhanssche Zellen) gehört in diesem Fall zur Mischung zusätzlich Natrium chloratum Nr. 8. In der Nährstoffmedizin wird auch hier Zink empfohlen. Magnesium phosphoricum Nr. 7 unterstützt die Stabilisierung der Insulinwerte und sollte von Typ I Diabetikern deswegen zusätzlich eingenommen werden.

Diabetes Typ II

Obwohl die Stoffwechsellage eines Typ II Diabetikers eine andere Entstehungsgeschichte hat, ist doch die Schüßler-Mischung gleich zusammengesetzt, aber mit anderer Gewichtung. So steht bei dieser Gesamtmischung von den Basismitteln eher **Natrium sulfuricum Nr. 10** (Glukosetoleranzfaktor und Speicherzucker – Leber) im Mittelpunkt und von den Erweiterungsmitteln vor allem **Kalium bichromicum Nr. 27** wegen des GTF-Faktors (Glukose-Toleranzfaktor) und der Neigung zum Metabolischen Syndrom mit verminderter Glukoseintoleranz und Hyperglykämie, Bluthochdruck (Hypertonie), erhöhten Cholesterin- bzw. Fettwerten (Hyperlipidämie) mit Arterioskleroseneigung und Adipositas (Übergewicht). Werden Nährstoffe zusätzlich eingenommen, kann sich die diabetische Stoffwechsellage verbessern.

Aus den Zusammenhängen der körperlichen Grundlagen sollte zusätzlich an die biochemische Antioxidanzienmischung gedacht werden, wobei hier zur der Diabetesmischung noch Ferrum phosphoricum Nr. 3 und Cuprum arsenicosum Nr. 19 fehlen. Auch hier sollte zur Stabilisierung des Kohlenhydratstoffwechsels zusätzlich an Magnesium phosphoricum Nr. 7 gedacht werden.

Bei Schüßler-Salzen berechnet man **je Broteinheit 48 Tabletten**. Die Milchzuckerbelastung wird eingeschränkt, wenn die Tabletten in kaltem Wasser gelöst und die Wasserlösung nach 5–7 Minuten abgegossen wird. Der Milchzuckersatz braucht nicht eingenommen zu werden, die Mineralstoffe sind im Wasser in Lösung gegangen. Soll der Milchzucker ganz vermieden werden, kann auch auf Dilutionen umgestiegen werden.

Zusätzliche naturheilkundliche Maßnahmen

Hier spielt die konsequente Umstellung der Ernährung auf **Vollwerternährung** und die schonende **Gewichtsreduktion** eine wichtige Rolle. Wir empfehlen, konsquent Hay'sche Trennkost zu befolgen. Zusätzlich ist eine mikrobiologische Therapie nach Stuhluntersuchung sinnvoll, das schließt die konsequente Behandlung oft bestehender Darmmykosen ein. Zur Stärkung der Verdauungsorgane Amaratropfen von Pascoe, zur Unterstützung der Leber Mariendistelpräparate z.B. Hepaloges oder folgende Teemischung

- 5 g Heidelbeeren (Myrtilli fruct.)
- 5 g Ceylonzimtrinde (Cinnamoni cort.)

Davon 1x täglich 2 Teelöffel mit 250 ml heißem Wasser überbrüht und nach 10 Min. schluckweise trinken.

20.10 Energiehaushalt

Erschöpfung

Kalium phosphoricum Nr. 5 ist der Energiemineralstoff schlechthin in der Biochemie nach Dr. Schüßler. Energiemangel kann zu Mundgeruch und auch zur Weinerlichkeit führen. In diesem Zusammenhang ist an die zusätzliche Einnahme von Lezithin hinzuweisen, da Kalium phosphoricum Nr. 5 als der Hauptmineralstoff und Träger der körperlichen Energie das Funktionsmittel für den Lezithinstoffwechsel ist. Grundsätzlich ist als Mischung bei Energiemangel die bekannte „Powermischung" anzuwenden (► **Tab. 20.11**). Sie besteht aus den Mineralstoffen Ferrum phosphoricum Nr. 3, Kalium phosphoricum Nr. 5 und Natrium chloratum Nr. 8.

Ferrum phosphoricum Nr. 3 steuert das Transportgeschehen im Körper, bringt Sauerstoff zur Zelle, ist für den Eisenstoffwechsel und die intrazelluläre Energiegewinnung zuständig und damit ein wichtiges Mittel für den Energiehaushalt.

Natrium chloratum Nr. 8 baut in Verbindung mit Kalium phosphoricum Nr. 5 Gewebe auf und ist für eine Regeneration der Energiereserven im Zusammenhang mit Nr. 5 zuständig.

Manganum sulfuricum Nr. 17 ist ein weiterer Energielieferant. In den Mitochondrien spielt Mangan im Energiestoffwechsel eine bedeutende Rolle, deshalb kann zusätzlich zur Powermischung auch Manganum sulfuricum Nr. 17 eingenommen werden, um die energetische Lage zu verbessern.

Powermischung, erweitert

► **Tab. 20.11** Powermischung vor allem für Sportler, Manager, Workaholics.

empfohlene Mineralstoffe	biochemischer Zusammenhang
Nr. 3 Ferrum phosphoricum	intrazelluläre Energiegewinnung, Eisenstoffwechsel, Sauerstofftransport zur Zelle
Nr. 4 Kalium chloratum	Drüsenbetriebsstoff, Gefühlshaushalt
Nr. 5 Kalium phosphoricum	Energiemittel
Nr. 7 Magnesium phosphoricum	Regeneration der Muskelenergie, Stressschutz, entspannt die Nerven
Nr. 8 Natrium chloratum	Regeneration zusammen mit Nr. 5 Kalium phosphoricum
Nr. 17 Manganum sulfuricum	intrazelluläre Energiegewinnung

Nährstoffkombination für den Energiehaushalt: Adler Ortho Nr. 3 u. Nr. 5.

Lernmischung, steigert die Konzentration

► Tab. 20.12 Lernmischung

empfohlene Mineralstoffe	biochemischer Zusammenhang
Nr. 3 Ferrum phosphoricum	Konzentration fördernd, intrazelluläre Energiegewinnung, Sauerstofftransport zur Zelle
Nr. 5 Kalium phosphoricum	Energiemittel, Nr. 3, Nr. 5 und Nr. 8 – Powermischung
Nr. 6 Kalium sulfuricum	Sauerstoffversorgung der Zelle
Nr. 8 Natrium chloratum	Liquorflüssigkeit, Regeneration zusammen mit Kalium phosphoricum Nr. 5
Nr. 10 Natrium sulfuricum	Schadstoffabbau, in Kombination mit Kalium sulfuricum Nr. 6
Nr. 21 Zincum chloratum	Mangel führt zu Lernschwäche und Konzentrationsstörungen

Nährstoff: Adler Ortho Nr. 3.

Eisenstoffwechsel

Ein latenter Kupfermangel kann auch einen Eisenmangel hervorrufen. Das kupferhaltige Coeruloplasmin oxidiert freies Speichereisen, welches dadurch für die Hämoglobinbindung zur Verfügung steht. Mangan und Eisenstoffwechsel sind eng verknüpft, auch für die Energiegewinnung innerhalb der Mitochondrien. In der Biochemie nach Dr. Schüßler werden daher bei Eisenmangel **Manganum sulfuricum Nr. 17** und **Cuprum arsenicosum Nr. 19** zusätzlich zur Ferrum phosphoricum Nr. 3 verabreicht.

In der Biochemie nach Dr. Schüßler geht die Empfehlung von **Kalium bichromicum Nr. 27** bei Eisenmangel auf D. Schöpwinkel zurück.

Folgende Kombination kommt bei Eisenmangel zur Anwendung

- Ferrum phosphoricum Nr. 3
- Manganum sulfuricum Nr. 17
- Cuprum arsenicosum Nr. 19
- Kalium bichromicum Nr. 27

Zusätzliche naturheilkundliche Maßnahmen

Hydrotherapie (kalte Güsse, Wechselduschen), Bitterstoffe (Amaratropfen Pascoe), roter Ginseng (Panax Ginseng, C.A. Meyer), Blütenpollen mit Gelee Royal, Gedächtnisschwächetee aus getrockneten Rosmarinblättern (Rosmarini Folium) und Wermutblättern (Absinthii Herba) zu gleichen Teilen gemischt, 1 gehäufter Teelöffel wird mit einer Tasse Wasser ¼ Minute überbrüht, davon 2 × täglich 1 Tasse getrunken (Rauch 1986).

20.11 Fettdickleibigkeit, Adipositas, Fettsucht

Adipositas ist ein Zustand, der durch eine übermäßige Ansammlung von Fettgewebe im Körper gekennzeichnet ist. Adipositas wird heute als eine chronische Gesundheitsstörung verstanden.

Aus der Sicht der Biochemie nach Dr. Schüßler sind unterschiedliche Themenkreise zu berücksichtigen, wodurch die entsprechenden Mineralstoffe ins Betrachtungsfeld rücken.

Eine komplexe Mischung aus Mineralstoffen nach Dr. Schüßler, das **Zell Basic**, hat sich in diesem Bereich sehr gut bewährt und ist als fertige Schüßler-Komplexmischung im Handel. Es ist eine Mischung zum Entschlacken und Entsäuern. Hilfreich und entlastend ist es vor allem für alle jene Menschen, die viele Diäten hinter sich haben und oft den bekannten Jo-Jo-Effekt haben.

Begleitend zur Einnahme der entsprechenden Mineralstoffe nach Dr. Schüßler ist das Baden mit einem basischen Bad, z.B. **BaseCare** empfehlenswert, weil es einerseits die schadstoffabbauenden Vorgänge, andererseits auch die Entsäuerung über die Haut anregt und damit die angekurbelten Stoffwechselvorgänge wesentlich unterstützt. Während einer Kur sollte unbedingt auf ausreichendes Trinken geachtet werden. Ein entsprechender Stoffwechseltee, dünn angesetzt, unterstützt und fördert ebenfalls die von Niere und Leber durchgeführten Ausscheidungsprozesse.

Folgende umfassende Mischung von Mineralstoffen nach Dr. Schüßler sollte eingenommen werden:

Ferrum phosphoricum Nr. 3 ist für den erhöhten Anspruch an die Transportqualität des Blutes zuständig, wird zur Bindung der frei gewordenen freien Radikale eingesetzt und sorgt für eine ausreichende Sauerstoffversorgung der Zellen. Es steigert die Abwehrkräfte und baut ein starkes Immunfeld auf.

Kalium chloratum Nr. 4 als Betriebsstoff für die Drüsen im Verdauungsbereich, also im Magen, Darm, Leber und der Bauchspeicheldrüse. Genauso sind auch die Lymphdrüsen durch den notwendigen Abtransport von Säure gefordert. Die Beanspruchung dieses Mineralstoffes speziell im Verdauungsbereich zeigt sich nach der Antlitzanalyse der Biochemie nach Dr. Schüßler als weißer Zungenbelag.

Kalium chloratum Nr. 4 bindet auch chemische Verbindungen, die den Stoffwechsel belasten. Dies ist vor allem im Hinblick auf die, beim Abnehmen aus den abgebauten Geweben frei werdende Belastungsstoffe, wichtig.

Kalium phosphoricum Nr. 5 soll den Körper stärken, Energie zuführen, damit besonders belastende Stoffe gebunden und unschädlich gemacht werden und so die Ausscheidung erfolgen kann. Wenn gleichzeitig gefastet wird, kann aus der Erfahrung mit den Schüßler-Salzen beobachtet werden, dass mit der Einnahme von Kalium phosphoricum Nr. 5 in Kombination mit Ferrum phosphoricum Nr. 3 eine gestärkte Vitalität und Widerstandskraft aufgebaut wird.

Kalium sulfuricum Nr. 6 hilft nach der Erfahrung der Biochemie nach Dr. Schüßler, alte Belastungen, Schadstoffe und Krankheitsreste aus den Zellen sanft und schonend herauszuführen. Wenn der Organismus diese Stoffe nicht ausscheiden kann, werden sie Schicht für Schicht in den Zellen abgelagert, so die Beobachtung vieler Therapeuten von Naturheilverfahren. Nach der Biochemie nach Dr. Schüßler kann Kalium sulfuricum Nr. 6 solche eingelagerten Schichten aus den Zellen holen und die Körperzellen entlasten.

Natrium chloratum Nr. 8 als wichtiger Betriebsstoff zur Bindung von bestimmten belastenden Stoffen im Körper. Nach Ansicht der Biochemie nach Dr. Schüßler sind die Chlorid-Ionen des Schüßler-Salzes Natrium chloratum Nr. 8 besonders bindungsfreudig, was für eine Entschlackung sehr wichtig ist. Belastende Stoffe, auch Umweltgifte, wie Pflanzenschutzmittel oder Insektengifte werden mit Hilfe von Nr. 8 gebunden und ausscheidungsfähig gemacht. Auch bei Amalgambelastung kommt dieser Mineralstoff zum Einsatz.

Nach Ansicht der Biochemie nach Dr. Schüßler ist es mit dem Betriebsstoff Natrium chloratum dem Organismus möglich, jenes Wasser im Körper, das durch Schadstoffe gebunden war und durch den Abbau der Schadstoffe durch Natrium sulfuricum Nr. 10 frei wird, aus dem Körper über die Nieren auszuscheiden.

Natrium phosphoricum Nr. 9 ist der Betriebsstoff für die Säureregulierung, den Kohlenhydrat- und Fettstoffwechsel und spielt in dieser Mischung eine zentrale Rolle.

Ein sehr stark versäuerter Körper lagert Säure, die er nicht ausscheiden kann, in verschiedener Form ab. Die Folge ist ein Fettaufbau und damit eine Störung des Fettstoffwechsels, weil zur Regulierung der Säure das Natrium phosphoricum Nr. 9 schon verbraucht wurde und für den Fetthaushalt nicht mehr zur Verfügung steht. Deshalb muss beim Abnehmen darauf geachtet werden, dass genug Natrium phosphoricum Nr. 9 für den anfallenden Säureabbau und die Fettstoffregulierung zur Verfügung steht.

Natrium phosphoricum ist der Mineralstoff, der den Organismus in die Lage versetzt, insgesamt alle anfallenden Säuren zu regulieren, auszuscheiden oder abzubauen. Bei einem Ansteigen von Säuren im Körper, wie zum Beispiel der Harnsäure, entsteht ein Mattigkeitsgefühl. Wird weniger gegessen oder gar gefastet, entsteht oft Heißhunger, weil der Körper vermehrt Säure in den Stoffwechsel ausscheidet. Wenn das eintritt, ist es besonders hilfreich und empfehlenswert, täglich ein Basenbad zu nehmen, damit die Säureausscheidung über die Haut gefördert wird und der Heißhunger auf diese Weise rascher verschwindet.

Das Trinken eines **Stoffwechseltees** ist zusätzlich besonders wertvoll, weil die Ausscheidungsvorgänge über Niere und Leber gefördert werden.

Vielfach wird versucht, durch die Einnahme säureneutralisierender Mittel, wie Basenpulver, das Problem zu bekämpfen. Auf die damit verbundenen Probleme wiesen wir schon hin.

Das Besondere an Natrium phosphoricum besteht darin, dass es im Körper die Säure nicht **redu-**

ziert, sondern den Organismus in die Lage versetzt, den Säurespiegel selbst zu **regulieren**.

Im Fettgewebe werden auch Insektizide, Pestizide und Schwermetalle eingelagert. Wird Fettgewebe im Zuge einer Diät und Entsäuerung abgebaut, dann kommen diese sehr belastenden Verbindungen in den Stoffwechsel, was zu regelrechten Vergiftungserscheinungen führt. Deshalb schützt sich der Organismus und verweigert jede weitere Gewichtsreduktion, es wird nichts mehr abgenommen, auch wenn man es noch so sehr versucht, das Gewicht steht.

Eine Ausleitung aller Schadstoffe über die Leber ist daher von größter Bedeutung.

Natrium sulfuricum Nr. 10 als Betriebsstoff für die Leber und für die Ausscheidung von Schadstoffen, die gemeinsam mit anderen Belastungsstoffen im Dickdarm über die Darmzotten ausgeschieden werden können. Auf ausreichendes Trinken von Wasser oder Tee ist bei einer Entschlackungskur unbedingt zu achten.

Dem Organismus wird durch die Einnahme von Natrium sulfuricum Nr. 10 jenes Funktionsmittel zugeführt, welches die Leber dabei unterstützt, an Flüssigkeit gebundene Schadstoffe in ausscheidbare Substanzen umzubauen. Die metabolisierten Schadstoffe werden über den Dickdarm, die entsprechende Flüssigkeit über die Niere ausgeschieden. Auch diesbezüglich ist das Baden mit dem Basenbad, wie BaseCare empfehlenswert, denn dieses Bad fördert über die höhere Badetemperatur, die über der Körpertemperatur liegt, eine vermehrte Ausscheidung der Schadstoffe über die Haut.

Silicea Nr. 11 löst nach der Erfahrung in der Biochemie nach Dr. Schüßler harnsaure, auskristallisierte Ablagerungen, wodurch die Belastungen für das Gewebe, in denen die Kristalle eingelagert waren, verringert werden. Für den Abbau der freigewordenen Säure ist die Kombination mit Natrium phosphoricum Nr. 9 notwendig. Aus der Erfahrung ist erkennbar, dass ein mit Säure belasteter Organismus über die Haut nicht nur den Schweiß sondern auch Säure ausscheidet. Solcherart belastete Menschen haben einen unangenehm riechenden Hand- und Fußschweiß, unter Umständen auch stinkenden Schweiß unter den Achseln, an den Armbeugen, Leisten und Kniekehlen.

Calcium sulfuricum Nr. 12 ist nach dem Verständnis der Biochemie nach Dr. Schüßler vor allem für die Durchlässigkeit des Bindegewebes zuständig. Oft gelingt dem Organismus der Abbau von Schadstoffen und belastenden Flüssigkeiten deshalb nicht, weil die Gewebe durch die Kompaktierung des Bindegewebes regelrecht verdichtet sind. Calcium sulfuricum Nr. 12 ist der Betriebsstoff, den der Organismus für den Eiweißabbau braucht. Das ist bei Menschen, die mit Cellulitis oder einer Eiweißspeicherproblematik belastet sind, besonders wichtig.

Lithium chloratum Nr. 16 unterstützt die Niere bei all ihren Ausscheidungsprozessen, vor allem der Harnsäure. Damit werden alle Belastungen reduziert, die durch eine vermehrte Belastung durch Harnsäure entstehen, wie Gicht und Rheuma, vor allem in den kleinen Gelenken. Lithium chloratum Nr. 16 unterstützt die Wirkung von Natrium chloratum Nr. 8.

Cuprum arsenicosum Nr. 19 ist auch im ZellBasic enthalten, weil dieses Erweiterungsmittel den Eisen- und Schilddrüsenstoffwechsel unterstützt und oxidativem Stress vorbeugt, der bei Schadstoffbelastungen vorhanden ist. Es ist auch ein wichtiger Schwermetallbinder und unterstützt die Schwermetallausscheidung, die durch Natrium chloratum Nr. 8 in Gang gesetzt wird.

Zincum chloratum Nr. 21 als Betriebsstoff für die Schwermetallausleitung. Der Immunstoffwechsel wird angeregt und für den Geruch- und Geschmacksinn ist dieses Salz von Bedeutung, so wie auch Natrium chloratum Nr. 8. Das Erweiterungsmittel Zincum chloratum Nr. 21 unterstützt einen ausgewogenen Säure-Basen-Haushalt, weil es die Rückresorption von Bikarbonat in der Niere fördert.

Die Erweiterungsmittel Cuprum arsenicosum Nr. 19 und Zincum chloratum Nr. 21 unterstützen einerseits die Reinigung und den oxidativen Schutz des kolloidalen Bindegewebes, stärken den Immunstoffwechsel und sind andererseits an der Regeneration und dem Aufbau eines gesunden Bindegewebes beteiligt.

Natrium bicarbonicum Nr. 23 ist der Mineralstoff, der die Ausleitung von harnpflichtigen Substanzen aus dem Gewebe fördert. Außerdem unterstützt dieser Mineralstoff mit dem Bicarbonatpuffer den wichtigsten Basenpuffer im Körper. Ein übersäuerter Mensch hat meist einen trägen Stoffwechsel und kann nur gesund abnehmen, wenn ein ausgeglichener Säure-Basen-Haushalt angestrebt wird. Das ist beim Abnehmen von großer Bedeutung.

Selenium Nr. 26 ist für einen oxidativen Schutz der Leber bedeutsam und verbessert die Entgiftungskapazität der Leber. Das ist gerade bei dem großen Anfall von Schadstoffen, der ja auch einen Schub von freien Radikalen auslöst, wichtig.

Einnahmereaktionen

Es kann am Beginn der Einnahme zu Reaktionen kommen, besonders, wenn die Anfangsdosierung zu hoch gewählt wurde, oder wenn besonders starke Versäuerung oder Schadstoffbelastungen vorliegen. Dies sollte nicht mit einem „Nicht vertragen" verwechselt werden. Reaktionen zeigen an, dass der Organismus auf die begonnenen Interventionen reagiert und auszuscheiden beginnt. Sie machen weitere Maßnahmen notwendig

- Sodbrennen – 10–20 Tabletten Natrium phosphoricum Nr. 9 sollten zusätzlich eingenommen werden
- Vorübergehend angeschwollene Beine, Knöchel, Hände, Katerkopfschmerz – 10–20 Tabletten Natrium sulfuricum Nr. 10 sollten zusätzlich eingenommen werden
- Säureüberflutung – Basenbäder sind empfehlenswert
- rheumatische Beschwerden, die wieder akut werden – die Dosierung reduzieren
- Ausscheiden der Schlacken über die Haut; dadurch kann es zu Juckreiz kommen – ein entsprechendes Duschgel mit Mineralstoffen verwenden, oder baden mit einem Basenbad
- wenn einen eigenartiger Geschmack auftritt

Immer wieder konnte beobachtet werden, dass bei der Einnahme **verschiedene Gerüche** oder **verschiedene Geschmacksempfindungen** auftreten, was oft als störend empfunden wird. Dies ist jedoch im Sinne der Biochemie nach Dr. Schüßler ein Hinweis, der den vermehrten Bedarf bestimmter Schüßler-Salze anzeigt. Im Falle des Auftretens solcher Wahrnehmungen sollten die Salze jeweils zusätzlich eingenommen werden, weil sich der entsprechende Mangel an einem bestimmten Mineralstoff vermehrt meldet (► **Tab. 20.13**).

► **Tab. 20.13** Geruchs- oder Geschmacksirritationen.

Geschmack/Geruch	angezeigter Mineralstoff
parfümiert	Nr. 4 Kalium chloratum
modrig, schimmlig	Nr. 5 Kalium phosphoricum
metallisch	Nr. 8 Natrium chloratum, auch Nr. 21 Zincum chloratum
sauer, oder tranig-fischig	Nr. 9 Natrium phosphoricum
bitter	Nr. 10 Natrium sulfuricum
kalkig, sandig	Nr. 2 Calcium phosphoricum

Eiweißdickleibigkeit

Hat der Organismus zu wenig intrazelluläres Kalzium zur Verfügung, kann der Aufbau des körpereigenen Eiweißes nicht ordentlich stattfinden. Nicht verarbeitetes Eiweiß wird ab- bzw. eingelagert und zwar ins kolloidale Bindegewebe. Eiweiß besteht aus Aminosäuren, diese Säuren besetzen die OH-Gruppen der Proteoglykane. Das Bindegewebe verfestigt sich und der pH-Wert der Bindegewebsflüssigkeit verschiebt sich immer mehr in Richtung sauer. Es kommt zur Bindegewebsstarre und in weiterer Folge zu einer Dickleibigkeit, die als Eiweißdickleibigkeit bezeichnet wird. Der Mensch wird als korpulent beschrieben, mit eher festem Fleisch, zum Unterschied einer Fettdickleibigkeit, wo das Fleisch schwabbelig wirkt. Eiweißdickleibigkeit abzubauen braucht Geduld und eine langfristige Einnahme der Mineralstoffe (► **Tab. 20.14**), sowie Maßnahmen zur Reduktion von Eiweiß in der Ernährung, bis zur vollständigen Eiweißkarenz. Dabei dürfen Milch, Käse und deren Abwandlungsprodukte nicht vergessen werden, die allesamt heute zu den wesentlichen Eiweißspendern unserer Ernährung zählen. Aus Sicht der Biochemie nach Dr. Schüßler fehlt als Funktionsmittel ausreichend **Calcium phosphoricum Nr. 2**. Menschen mit einem Mangel an Nr. 2 Calcium phosphoricum können eine Ablehnung für Eiweiß, meist tierisches Eiweiß entwickeln, bis hin zu einer regelrechten Eiweißallergie. Verfestigtes Gewebe wird wieder durchlässig mit Hilfe des **Calciums sulfuricums Nr. 12**.

► **Tab. 20.14** Eiweißdickleibigkeit

empfohlene Mineralstoffe	biochemischer Zusammenhang
Nr. 2 Calcium phosphoricum	Mineralstoff des physiologischen Eiweißaufbaues
Nr. 4 Kalium chloratum	baut die faserartigen Bestandteile das kolloidalen Bindegewebes auf
Nr. 9 Natrium phosphoricum	frei werdende Säuren werden abgebaut
Nr. 10 Natrium sulfuricum	Schadstoffe werden der Leber zugeführt
Nr. 12 Calcium sulfuricum	verfestigtes Gewebe wird wieder frei von Säure und Schadstoffen, der Nährstofftransport im Bindegewebe kann wieder stattfinden
Nr. 21 Zincum chloratum	bindet im Bindegewebe Schwermetalle, wirkt antioxidativ, baut auch Kollagen und Elastin auf
Nr. 26 Selenium	oxidativer Schutz für das Bindegewebe

Schadstoffdickleibigkeit

Schadstoffdickleibigkeit wird heute zu einer immer brisanter werdenden Belastung des Menschen, denn Schadstoffen ist der moderne Mensch immer mehr ausgesetzt. Man spricht auch von einer Belastung durch Xenobiotika. Xenobiotika entstehen durch die chemische Industrie, die Substanzen entwickelt, die zum Teil unser Leben erleichtern und bereichern, allerdings auch unsere Gesundheit belasten können. Wenn der Organismus über die Nahrungsmittel-, die Bekleidungs-, die pharmazeutische Industrie, aber auch über neue Farb- und Duftstoffe oder Lacke immer mehr Fremdstoffe aufnehmen muss, die er nicht abbauen kann, dann muss sich der Körper helfen. Er lagert diese Stoffe in den Zellen ab und wenn das nicht mehr geht, werden die Xenobiotika an Flüssigkeit gebunden. Der Mensch beginnt dick zu werden, damit die Schadstoffe abgelagert werden können und der Stoffwechsel des Organismus „am Laufen" bleibt. Diese Dickleibigkeit bläht die Menschen regelrecht auf, sie werden ungemein dick und „wogen" beim Gehen. Neben den Xenobiotika kommt es auch zur Akkumulation von Schwermetallen, die ebenfalls die Gesundheit schwer belasten.

Zum Abbau der Schadstoffe bedarf es Geduld, zumal sich oft ein **Hang zu Allergien** einstellt (► **Tab. 20.15**).

► **Tab. 20.15** Ausscheidungsmischung

empfohlene Mineralstoffe	biochemischer Zusammenhang
Nr. 8 Natrium chloratum	Bindegewebsflüssigkeit, Ausscheidung und Entgiftung über die Nieren
Nr. 10 Natrium sulfuricum	Hauptmittel, Schadstoffe werden der Leber zugeführt und ausscheidbar gemacht, abbauender Flüssigkeitshaushalt
Nr. 12 Calcium sulfuricum	verfestigtes Gewebe wird wieder frei von Säure und Schadstoffen, der Nährstofftransport im Bindegewebe kann wieder stattfinden
Nr. 18 Calcium sulfuratum	macht schwer ausscheidbare Stoffe ausscheidbar, Zellreinigung, Ausscheidung von Amalgam
Nr. 20 Kalium Aluminium sulfuricum	Reinigung des Bindegewebes, Ausscheidung von Metallen
Nr. 21 Zincum chloratum	bindet im Bindegewebe Schwermetalle, wirkt antioxidativ, baut auch Kollagen und Elastin auf
Nr. 26 Selenium	oxidativer Schutz für das Bindegewebe

Neben der Einnahme der Mineralstoffe ist das Baden in einem basischen Bad hilfreich, weil der Körper durch das Schwitzen über die Haut von Schadstoffen entlastet werden kann.

Entgiften – Entsäuern – Entschlacken

▶ **Tab. 20.16** Entgiften, Entsäuern und Entschlacken.

empfohlene Mineralstoffe	biochemischer Zusammenhang
Nr. 4 Kalium chloratum	bindet chemische Gifte
Nr. 8 Natrium chloratum	bindet biologische Gifte, Hauptmittel bei allen Allergien, Funktionsmittel der Niere
Nr. 9 Natrium phosphoricum	ist das wichtigste Säureregulans des Organismus, führt Säuren der Niere zur Ausscheidung zu
Nr. 10 Natrium sulfuricum	Leberfunktionsstoff, die Stoffwechselzentrale Leber macht Fremdstoffe (Xenobiotika) ausscheidbar und führt sie dem Dickdarm zu
Nr. 12 Calcium sulfuricum	macht das Bindegewebe durchlässig, fördert dadurch den Abbau von Säure und Schadstoffen
Nr. 16 Lithium chloratum	Funktionsmittel zum Abbau von Harnsäure aus den Geweben, Nierenmittel, gemeinsam mit Nr. 8 Natrium chloratum
Nr. 18 Calcium sulfuratum	Ausscheidungsmittel für alle schwer ausscheidbaren Stoffe, wie Schwermetalle, besonders auch Amalgam und Schadstoffe
Nr. 21 Zincum chloratum	Säure-Basen-Haushalt, Schwermetallbinder, Antioxidans
Nr. 23 Natrium bicarbonicum	kurbelt einen trägen Stoffwechsel an, Säure-Basen-Haushalt im Zusammenspiel mit der Niere
Nr. 26 Selenium	bindet freie Radikale und Schwermetalle

Zusätzliche naturheilkundliche Maßnahmen

Hier kann in einigen Fällen das, von einem erfahrenen Therapeuten überwachte **Heilfasten** ein Einstieg sein. Allerdings besteht die Gefahr, dass nach rascher Gewichtsreduktion schon nach kurzer Zeit das verlorene Gewicht zurückgewonnen wird. Besser ist es, über längere Zeit das sogenannte **„Morgen-" oder „Abendfasten"** zu praktizieren. Bis 12 Uhr oder ab 18 Uhr wird auf die Aufnahme fester Nahrung verzichtet und stattdessen nur Kräutertee bzw. Gemüsewasser (sehr basisch) oder stark verdünnter Gemüsesaft getrunken. Es empfielt sich für 1–3 Monate die „Eiweiß-Abbau-Diät" nach Dr. Wendt einzuhalten (Schmiedel 2001). Zusätzlich sind Kuren mit schadstoffausleitenden Tees sinnvoll, z.B. Abführtee nach Bernhard Aschner

- Sennesblätter (Sennae Folium)
- Fenchelfrüchte (Foeniculi Fructus)
- Süßholzwurzel (Liquiritiae, Radix)

Jeweils 30 g mischen, davon 1 TL auf eine Tasse Wasser, kurz aufkochen und abends vor dem Schlafen eine Tasse ohne Zucker schluckweise trinken.

Oder ein Abführtee nach Günther Lindemann

- 20 g Fenchelfrüchte (Foeniculi Fruct.)
- 20 g Sennesblätter (Sennae Folium)
- 30 g Pfefferminzblätter (Menthae Piperitae Folium)
- 30 g Faulbaumrinde (Frangulae Cortex)

1 TL mit 1 Tasse heißem Wasser als Aufguss, abends vor dem Schlafengehen (Lindemann 1994).

Zur Engiftung der Grundsubstanz evtl. zusätzlich Phönix Entgiftungstherapie oder Heel-Kid. Ganz wichtig ist die Anregung des Stoffwechsels durch regelmäßiges Bewegungstraining.

20.12 Frauenleiden

Die angeführten Mineralstoffempfehlungen sind zur Begleitung einer ärztlichen Therapie gedacht. Die Empfehlungen sind aus den Erfahrungen und den biochemischen Zusammenhängen heraus entstanden.

Endometriose

► **Tab. 20.17** Endometriose-Mischung

empfohlene Mineralstoffe	biochemischer Zusammenhang
Nr. 4 Kalium chloratum	innere Verklebungen der Schleimhaut, evtl. weißlicher Ausfluss
Nr. 6 Kalium sulfuricum	evtl. ockerfarbener Ausfluss
Nr. 8 Natrium chloratum	baut Schleimhäute auf, ist auch bei allen autoaggressiven Erkrankungen zu nehmen
Nr. 10 Natrium sulfuricum	Schadstoffabbau
Nr. 12 Calcium sulfuricum	fördert die Durchlässigkeit der Gewebe
Nr. 13 Kalium arsenicosum	Hypophyse – Hormonregulation, Schleimhautmittel, Stärkung
Nr. 25 Aurum chloratum natronatum	Hormonschwankungen, Rhythmus der Frau

Sind Endometriose-Zysten vorhanden, die mit altem Blut gefüllt sind, dann ist es empfehlenswert, Silicea Nr. 11 dazu zu nehmen, welches altes Blut der Lymphe zuführt und dadurch abbaut. In diesem Fall ist Natrium phosphoricum Nr. 9 vorsorglich dazu zu nehmen.

Entzündungen und Verhärtungen

Entzündungen brauchen nach Ansicht der Biochemie nach Dr. Schüßler vor allem **Ferrum phosphoricum Nr. 3**. Eine Verhärtung kann einerseits eine durch einen Mangel an **Calcium fluoratum Nr. 1** entstehen, das Mittel für alle Verhärtungen in der Biochemie nach Dr. Schüßler. Liegt jedoch eine Gewebsverdichtung vor, wodurch das Gewebe auch härter erscheint, dann wird die Kommunikation der Zellen untereinander unterbunden. **Calcium sulfuricum Nr. 12** ist dafür der zuständige Funktionsstoff. **Kalium phosphoricum Nr. 5** und Natrium chloratum Nr. 8 bringen Regeneration und Kraft und **Aurum chloratum natronatum Nr. 25** wird hier schließlich als das Mittel für den Menstruationszyklus traditionell angewendet.

Myome

Myome sind Muskelwucherungen, die manchmal auch verkalkt sind. Der hier zuständige Mineralstoff ist **Calcium phosphoricum Nr. 2**. Ist das Myom eher weich, dann kommt **Kalium chloratum Nr. 4** zur Anwendung und sollte hier dazu kombiniert werden. Auch Kalium chloratum Nr. 4 ist, wie Calcium phosphoricum Nr. 2, eng mit dem Eiweißstoffwechsel verbunden. Ein Schadstoffabbau und Gewebeabbau kann mit Hilfe von **Natrium sulfuricum Nr. 10** und **Calcium sulfuricum Nr. 12** erfolgen und schließlich kommt noch **Aurum chloratum natronatum Nr. 25** als Frauenmittel zum Einsatz.

Polypen

Gemeint sind jene Polypen, die aus gestielten Schleimhautvorwölbungen in der Gebärmutter, aber auch im Magen-Darm-Trakt entstehen (► **Tab. 20.18**).

Veränderte Pap-Werte

Zur Früherkennung eines Karzinoms im Gebärmutterhals dient in der Gynäkologie der zytologische Abstrich mit anschließender Anfärbung nach Papa-

► **Tab. 20.18** Polypen im Intestinaltrakt.

empfohlene Mineralstoffe	biochemischer Zusammenhang
Nr. 1 Calcium fluoratum	Elastizität der Häute – Ausstülpung
Nr. 8 Natrium chloratum	Schleimhautfunktionsmittel
Nr. 10 Natrium sulfuricum	Schadstoffabbau
Nr. 12 Calcium sulfuricum	Eiweißabbau, fördert die Durchlässigkeit der Gewebe und die Kommunkation zwischen den Zellen
Nr. 18 Calcium sulfuratum	Abbau schwer ausscheidbarer Schadstoffe
Nr. 25 Aurum chloratum natronatum	Hormonstatus der Frau

nicolaou. Zellveränderungen werden von Pap I bis Pap V (eindeutig bösartige Tumorzellen) bewertet (Goerke und Bazler 2005). Frühe Veränderungen können durchaus mit naturheilkundlichen Maßnahmen, wozu auch die Biochemie nach Dr. Schüßler gehört, zurückgebildet werden. Wichtig ist eine Milieu-Umstimmung. Sehr oft liegt eine chronische Übersäuerung, vor allem im Unterleib vor. Deshalb ist in dieser Mischung biochemischer Funktionsmittel das Hauptaugenmerk auf die Ausleitung von Säure gerichtet. Die biochemischen Funktionsmittel **Natrium phosphoricum Nr. 9**, **Lithium chloratum Nr. 16** und **Natrium bicarbonicum Nr. 23** sind wirksame Säure-Ausleiter. Auch Zincum chloratum Nr. 21 ist bedeutsam für den Säure-Basen-Haushalt und zugleich für den Hormonhaushalt der Frau. **Aurum chloratum natronatum Nr. 25** ist ebenfalls ein wichtiges Regulativ für den Hormonhaushalt der Frau.

Nährstoff: Adler Ortho Nr. 9.

Zysten

▸ **Tab. 20.19** Ovarialzysten, Zysten der weiblichen Brust.

empfohlene Mineralstoffe	biochemischer Zusammenhang
Nr. 1 Calcium fluoratum	Verhärtung, Knotenbildung
Nr. 4 Kalium chloratum	Drüsenfunktionsmittel
Nr. 8 Natrium chloratum	Flüssigkeitshaushalt, die Zysten sind meist mit Flüssigkeit gefüllt
Nr. 10 Natrium sulfuricum	dieser Mineralstoff baut Flüssigkeiten ab
Nr. 12 Calcium sulfuricum	Eiweißabbau, verdichtetes Gewebe wird durchlässiger, der Mineralstoff fördert die Kommunkation zwischen den Zellen
Nr. 21 Zincum chloratum	Hormonaufbau
Nr. 25 Aurum chloratum natronatum	Hormonstatus

Zusätzliche naturheilkundliche Maßnahmen

Bei allen Frauenleiden wirken Tee aus Frauenmantelkraut (Alchemillae Herba) bzw. Ceres Frauenmanteltinktur oder Ceres Frauenmantel-Komplex unterstützend. Eine weitere Möglichkeit ist das Trinken eines „Gynäkologischen Funktionstees", bestehend zu gleichen Teilen aus

- Frauenmantel (Alchemillae Herba)
- Schafgarbe (Millefolii Herba et Flos)
- Engelwurz (Angelicae Radix)
- Johanniskraut (Hyperici Herba)

Ein gehäufter Teelöffel auf ¼ l Wasser, über Nacht kalt ansetzen, dann kurz erhitzen, 2 × täglich 1 Tasse über 3–6 Monate schluckweise trinken (Rauch 1986). Zusätzlich sind bei Unterleibsproblemen auch Reibesitzbäder nach Kuhne bewährt.

Bei zu starker, lang anhaltender oder zu häufiger Menstruation kommt ein regelmildernder Tee nach Günther Lindemann infrage, bestehend aus

- 30 g Hirtentäschelkraut (Bursae Pastoris Herba)
- 30 g Vogelknöterich (Polygoni Avicularis Herba)
- 40 g Mistel (Visci Herba)

1 Esslöffel auf 1 Tasse Wasser, 5–10 Min. kochen, morgens und abends 1 Tasse trinken (Lindemann 1994).

20.13 Good Aging

„Anti-Aging" in seiner wohl verstandenen medizinischen Präventiv-Variante meint das Bestreben, beim Älterwerden funktionstüchtig (und vielleicht sogar gesund) und sozial kompetent zu bleiben. Ziel des präventiven Ansatzes von Good-Aging ist es, dem Menschen durch eine verantwortungsvolle gesundheitsbewusste Lebensführung ein langes, mobiles und eigenständiges Leben zu ermöglichen." (Jacobi und Baake 2005)

Sieben Indikatoren für ein langes und zufriedenes Leben (Jacobi und Baake 2005)

- Tabakabstinenz
- gesundes Körpergewicht
- wenig Alkohol
- regelmäßige Bewegung
- solide Partnerbeziehung
- kompetenter Umgang mit Konflikten und Stress
- gute und lange Ausbildung

Gerade mit den Mineralstoffen nach Dr. Schüßler als Begleiter für das Leben kann man sehr gut für ein aktives und gesundes Altern vorsorgen. Unsere Mineralstoffreserven müssen heute viel länger ausreichen, weil die Menschen länger leben, es gibt heute eine Generation der 90-Jährigen. Daher kann man sagen, dass das Altwerden kein Problem mehr ist, aber von Statistiken weiß man, dass mindestens ein Drittel der alten Menschen ins Siechtum kommt, ein Drittel an Krankheiten leidet und nur ein Drittel gesund alt wird. Das ist schade, denn eine gesunde Lebensführung, Bewegung, vorsorgende Einnahme von Schüßler-Salzen und Nährstoffen sind echte Chancen für die Zukunft, das Alter aktiv, gesund und in geistiger Frische zu erleben. Es folgen einige Beispiele, wie Gesundheitsvorsorge mit Schüßler-Salzen zum Thema Altern stattfinden kann. Die Themen werden in alphabetischer Reihenfolge besprochen.

Lebensalter – biologisches Alter

Viele Menschen, die schwerste Arbeit leisten mussten, haben ihre körperlichen Resourcen ausgebeutet, sie wirken ausgebrannt, abgenutzt und schauen älter aus, als sie sind.

Nimmt dieser Mensch einige Zeit die Schüßler-Salze ein, dann kann er die Mineralstoffspeicher wieder auffüllen und sein Aussehen verjüngt sich deutlich.

Was lässt uns alt aussehen?

Dazu gehören übermäßig lang andauernde körperliche Belastungen, die zu Verschleißerscheinungen am Bewegungsapparat führen. Psychische Belastung führen zu einer Verhärtung oder Steifigkeit, die sich auch charakterlich auswirken kann, vor allem im Alter. Dauernde Schmerzen zermürben und führen zu einer Verkrampfung der Muskulatur, vor allem sind die Nerven sehr belastet. Dauerstress versetzt die Menschen in eine Dauerspannung. Es leiden das Wohlbefinden, die Vitalitiät, die geistige Wachheit und die körperliche Beweglichkeit.

Schlupflider

Menschen, die sich langfristig körperlich erschöpfen, ihre Ermüdung übergehen und sich chronisch überarbeiten, haben sehr oft einen Mangel an **Calcium carbonicum Nr. 22**. Wird dieser Mineralstoff eingenommen und werden die Lebensumstände geändert, dann werden die Schlupflider weniger, was auch zu einem verjüngten Aussehen beiträgt.

Zur äußeren Anwendung eignen sich Lidkompressen mit diesem Mineralstoff zusätzlich zur Einnahme.

Demenz vom Alzheimer-Typ (Alzheimer-Krankheit)

Demenz ist eine schwere geriatrische Erkrankung und bedarf einer ärztlichen Behandlung, Schüßler-Salze wirken hier unterstützend und stärkend. Wir wiesen darauf hin, dass ein eindeutiger Zusammenhang zwischen metallischen Belastungen und Demenz besteht.

Aus diesem Grund achten wir in der Biochemie nach Dr. Schüßler besonders auf die Ausscheidung von Metallen und im Besonderen von Schwermetallen. Die biochemischen Mineralstoffe **Natrium chloratum Nr. 8**, **Calcium sulfuratum Nr. 18**, **Cuprum arsenicosum Nr. 19** und **Zincum chloratum Nr. 21** unterstützen die Ausleitung auch schwer ausscheidbarer Schwermetalle. Möglicherweise liegt eine erhöhte Aluminiumbelastung vor, daher sollte unbedingt das Funktionsmittel **Kalium Aluminium sulfuricum Nr. 20** eingenommen werden. Alte Menschen zeigen einen erhöhten Fluorid- und Siliziumgehalt im Gehirn, die Flexibilität nimmt ab, sowohl im körperlichen Bereich, als auch im Verhalten. Hier ist die Einnahme von **Calcium fluoratum Nr. 1** und **Silicea Nr. 11** von großer Bedeutung. Schließlich ist hier auch an die „Powermischung" zu denken, sie stärkt den alten Menschen in seiner Grundkonstitution.

Den Ausführungen bei **Manganum sulfuricum Nr. 17** folgend, ist die Einnahme dieses Mineralstoffes sehr empfehlenswert, vor allem in Kombination mit **Kalium chloratum Nr. 4**, wegen des Appican-Aufbaues. Auch wird die mitochondrale Energiegewinnung verbessert und der Abbau übermäßigen Zuckers im Bereich des Gehirns gefördert und gleichzeitig der Abbau neurotoxischen Ammoniaks unterstützt. Zudem fördert dieser Mineralstoff die Mikrozirkulation der kleinen Gefäße und vermindert die Anlagerung von Plaques.

Kalium chloratum Nr. 4 ist der Mineralstoff, der bei sogenannten unterschwelligen Entzündungen zur Anwendung kommt. Solche unterschwellig ablaufende Entzündungen sind einer der Faktoren, die das Auftreten von Alzheimer Demenz begünstigen.

Heute weiß man, dass langfristig anhaltender Stress, die Ausbildung einer Alzheimer Demenz im Alter begünstigt. Daher sind Stressfaktoren eine wesentliche Gefahr für unsere Gesundheit und haben die Lebensumstände, wie auch die Lebensführung eine zentrale Bedeutung im Hinblick auf dieses Problem. Das gilt ebenso für alle Formen der Demenz.

Demenz – andere Formen

In der Biochemie nach Dr. Schüßler, davon ausgegangen werden, dass die angebotenen Mineralstoffverbindungen dem Organismus unterstützend zur Seite stehen, und den Mineralstoffhaushalt zu regulieren. Dadurch kann gerade in dem angeführten Bereich der Demenz zumindest mit einiger Hoffnung auf Stillstand bzw. sogar Linderung begleitet werden. Allerdings wird hier nicht nur Kalium Aluminium sulfuricum Nr. 20 zur Anwendung kommen, sondern wiederum eine Kombination.

Calcium fluoratum Nr. 1 und **Silicea Nr. 11** sind im Bezug auf Demenzerkrankung zu beachten, weil bei älteren Menschen der Gehalt an Fluor und Silizium im Gehirn ansteigt, ebenso wie Kupfer und Zink. Daher sind **Cuprum arsenicosum Nr. 19** und **Zincum chloratum Nr. 21** Bestandteil dieser Mischung. Die Mineralstoffe **Ferrum phosphoricum Nr. 3**, **Kalium phosphoricum Nr. 5**, **Natrium chloratum Nr. 8**, sind als "Powermischung" bekannt, was begründet, weswegen sie in der Mischung sind. Außerdem ist Natrium chloratum Nr. 8 der Mineralstoff für den Flüssigkeitshaushalt, welcher auch im Gehirn große Bedeutung hat. Im Laufe des Lebens wird im Gehirn Aluminium akkumuliert, welches an der Bildung von Demenz beteiligt ist, daher sollte auch **Kalium Aluminium sulfuricum Nr. 20** eingenommen werden. **Calcium sulfuratum Nr. 18** bewirkt einen Abbau von Schwermetallen und anderen schwer abbaubaren Metallen und Substanzen, die Einnahme unterstützt die Wirkung von Kalium Aluminium sulfuricum Nr. 20.

Im Falle einer zusätzlichen schweren Belastung mit Schadstoffen müssten außerdem noch gegeben werden: **Kalium sulfuricum Nr. 6, Natrium sulfuricum Nr. 10** und **Selenium Nr. 26.**

Vergesslichkeit – auch bei jüngeren Menschen

▶ **Tab. 20.20** Vergesslichkeit

empfohlene Mineralstoffe	biochemischer Zusammenhang
Nr. 3 Ferrum phosphoricum	bringt den Sauerstoff zur Zelle, Durchblutung, Nr. 3, Nr. 5, Nr. 8 – Powermischung, fördert die Regenerationsprozesse
Nr. 5 Kalium phosphoricum	Energie, siehe Ferrum phosphoricum Nr. 3
Nr. 6 Kalium sulfuricum	versorgt die Zelle mit Sauerstoff und reinigt die Zelle
Nr. 8 Natrium chloratum	Versorgung des Gehirns mit Liquorflüssigkeit, Wasserhaushalt, bindet Giftstoffe
Nr. 10 Natrium sulfuricum	baut Schadstoffe ab, in Kombination mit Kalium sulfuricum Nr. 6
Nr. 17 Manganum sulfuricum	steigert die Lernleistung, Energiestoffwechsel
Nr. 18 Calcium sulfuratum	Ausscheidung von Schwermetallen und anderen schwer ausscheidbaren Stoffen
Nr. 20 Kalium Aluminium sulfuricum	Ausscheidung von Aluminium, oft entsteht während der Einnahme ein metallischer Geschmack als Reaktion

Nährstoffe: Adler Ortho Nr. 3 u. Nr. 5. Wasser trinken!

Gedankenschwäche infolge Überarbeitung – wenn Gedächtnis und Konzentration leiden

▶ **Tab. 20.21** Konzentrationsstörungen

empfohlene Mineralstoffe	biochemischer Zusammenhang
Nr. 3 Ferrum phosphoricum	bringt den Sauerstoff zur Zelle, Durchblutung, Nr. 3, Nr. 5, Nr. 8 – Powermischung, fördert die Regenerationsprozesse
Nr. 5 Kalium phosphoricum	Energie, siehe Nr. 3 Ferrum phosphoricum

Bei dumpfem Kopfschmerz darauf achten, ob das Trinken von Wasser vergessen wurde.

Zusätzliche naturheilkundliche Maßnahmen

Zur unspezifischen Reiztherapie und Tonisierung ist der regelmäßige Gebrauch von Ginseng (z.B. Ginseng Radix) zu empfehlen. Zur Förderung der Gehirndurchblutung und darüber Steigerung der Merkfähigkeit, zur Verhütung von Arteriosklerose eignen sich Ginkgo-Präparate. Auch Schlafstörungen oder unbestimmter Schwindel bessern sich oft nach längerer Einnahme von Ginkgo, wenn die Ursache in einer herabgesetzten Hirndurchblutung liegt. Die Kombination mit Weißdorn (Crataegus) ist sinnvoll, da eine verminderte Hirndurchblutung mit altersbedingter Herzschwäche einhergehen kann.

Degenerativer Formenkreis – Körpergröße schrumpft

Die Ursachen dafür liegen im Altern der Gewebe, in einem Mangel an intrazellulären Funktionsstoffen, aber auch in einer ungesunden Lebensführung. Dadurch werden die Mineralstoffreserven rascher als nötig abgebaut, sowie einem vermehrten Angriff freier Radikale ausgesetzt. Die Menschen sehen dann oft älter aus, als sie in Wirklichkeit sind. Aufgrund eines wachsenden Verlustes an körperlicher Flexibilität verkürzen sich Sehnen und Bänder, es wird **Calcium fluoratum Nr. 1** benötigt. Muskeln verkrampfen und versteifen sich auf Dauer, mit Calcium phosphoricum Nr. 2 kann dem vorgebeugt werden. Auch die Knochendichte wird aufgrund einer chronischen Übersäuerung angegriffen, was wiederum die vorsorgliche Einnahme von **Calcium phosphoricum Nr. 2** zum Knochenaufbau und **Natrium phosphoricum Nr. 9** in den Vordergrund bringt. Der Flüssigkeitshaushalt wird sehr oft vernachlässigt, dadurch entsteht ein Mangel an **Natrium chloratum Nr. 8**, der Mineralstoff, der für den Stoffwechsel von Sehnen und Bändern und deren Befeuchtung zuständig ist. Auch die Bandscheiben können dadurch schrumpfen, weil sie langsam austrocknen.

▶ **Tab. 20.22** Vorzeitiges Altern.

empfohlene Mineralstoffe	biochemischer Zusammenhang
Nr. 1 Calcium fluoratum	Flexibilität aller Gewebe
Nr. 2 Calcium phosphoricum	Aufbau des körpereigenen Eiweißes, Knochenaufbau
Nr. 5 Kalium phosphoricum	Energiesalz
Nr. 7 Magnesium phosphoricum	macht Knochen stabiler
Nr. 8 Natrium chloratum	Flüssigkeitshaushalt, Stoffwechsel von Knorpel, Sehnen, Bändern, Schleimhäuten
Nr. 9 Natrium phosphoricum	Regulator aller Säuren im Körper
Nr. 11 Silicea	baut die räumliche Struktur aller Gewebe auf
Nr. 17 Manganum sulfuricum	Knorpelaufbau, Energiestoffwechsel
Nr. 22 Calcium carbonicum	körperliche Erschöpfung aufgrund von Überanstrengung, Knochenaufbau

▶ **Tab. 20.23** Hautprobleme

empfohlene Mineralstoffe	biochemischer Zusammenhang
Nr. 1 Calcium fluoratum	baut die Haut auf, Betriebsstoff für das Keratin
Nr. 3 Ferrum phosphoricum	nur, wenn von Entzündung begleitet
Nr. 4 Kalium chloratum	bindet schädigende Stoffe
Nr. 6 Kalium sulfuricum	Zellreinigung, vor allem chronische Hautkrankheiten
Nr. 8 Natrium chloratum	Feuchtigkeitsgehalt der Haut, Entgiftungsmittel
Nr. 9 Natrium phosphoricum	Entlastung der Lymphe, übersäuerte Menschen haben eine schlechtere Wundheilung
Nr. 10 Natrium sulfuricum	Mangel verursacht in der Haut juckend beißende Absonderungen, wenn Schadstoffe im Unterhautgewebe vorhanden sind
Nr. 12 Calcium sulfuricum	macht die Gewebe durchlässig
Nr. 13 Kalium arsenicosum	bei trockenen Ekzemen mit starker Verhornung
Nr. 21 Zincum chloratum	baut Keratin mit auf, wirkt antibakteriell, entzündungshemmend

Die Mischung (▶ **Tab. 20.22**) von Schüßler-Salzen ist empfehlenswert, vor allem, um dem vorzeitigen Altern vorzubeugen.

Von der äußeren Anwendung her kann Entlastung von chronischer Übersäuerung über die Haut sehr gut über ein Basenbad geschehen, auch Bäder in der Mineralstoffmischung sind sehr empfehlenswert, vor allem für ältere Personen. Natürlich ist das Eincremen mit einer entsprechenden Mineralstoffcreme ebenfalls sehr hilfreich (▶ **Tab. 20.23**).

Empfohlene Nährstoffe: Adler Ortho Nr. 1 u. Nr. 8.

Dermatologische Probleme

Bei **Ekzemen** gilt es, die Hautneubildung und den Abbau von Schadstoffen gleichermaßen zu unterstützen. Gerade bei allen Anwendungen für die Haut ist die äußere Anwendung unumgänglich für einen raschen Erfolg.

Nährstoff: Adler Ortho Nr. 6.

Schleimhautprobleme, Schleimhautveränderungen

Wenn diese Probleme im Genitaltrakt der Frau vorhanden sind, dann sollte zusätzlich zur Einnahme jedenfalls auch die Anwendung von **Zäpfchen** und **Vaginalspülungen**, sowie **Sitzbädern** mit Schüßler-Salzen erfolgen.

Liegen Schleimhautveränderungen im Mundbereich vor, aber auch Mundtrockenheit, dann sind zusätzlich zur Einnahme, Mundspülungen und das Zähneputzen mit einer **Zahnpaste**, welche Schüßler-Salze enthält, sehr empfehlenswert. Für eine Einnahme und Mundspülungen eignen sich in diesem Zusammenhang folgende Mineralstoffe

- Ferrum phosphoricum Nr. 3
- Kalium phosphoricum Nr. 5
- Natrium chloratum Nr. 8
- Zincum chloratum Nr. 21

Wenn Probleme sich in trockenen Nasenschleimhäuten zeigen, dann sollte die gleiche Kombination, wie bei den Mundschleimhäuten zusätzlich zur Einnahme, als **Nasentropfen** angewendet werden.

Kalium bichromicum Nr. 27 ist ein Mittel bei allen Schleimhautkatarrhen, besonders bei sehr zäh-strähnigen Schleimabsonderungen (▶ **Tab. 20.24**). Die Kombination mit Kalium chloratum Nr. 4 bei weißlichem Schleim und Natrium chloratum Nr. 8 zur Verflüssigung des Schleimsekretes ist empfehlenswert. Ist der Schleim ockerfarben, dann ist das ein Zeichen für einen Mangel an Kalium sulfuricum Nr. 6, grünlicher Schleim zeigt einen Bedarf an Natrium sulfuricum Nr. 10.

Geruchs- und Geschmacksempfinden: Natrium chloratum Nr. 8 ist das Hauptmittel für den Aufbau aller Schleimhäute, begleitet von dem Erweiterungsmittel Zincum chloratum Nr. 21. Beide Funk-

▸ Tab. 20.24 Schleimhautirritationen

empfohlene Mineralstoffe	biochemischer Zusammenhang
Nr. 3 Ferrum phosphoricum	bei entzündeten und schmerzenden Schleimhäuten
Nr. 5 Kalium phosphoricum	Energie, im Zusammenhang mit Nr. 8 – Aufbau der Schleimhäute
Nr. 8 Natrium chloratum	Hauptmittel für den Schleimhautaufbau
Nr. 13 Kalium arsenicosum	Jucken, ätzend entzündete Schleimhäute
Nr. 21 Zincum chloratum	Schleimhautmittel mit Nr. 8, entzündungshemmend

tionsmittel sind auch sehr hilfreich, wenn Geschmacks- und Geruchssinn abhanden gekommen sind (▸ **Tab. 20.25**).

▸ Tab. 20.25 Schleimhautregeneration

empfohlene Mineralstoffe	biochemischer Zusammenhang
Nr. 3 Ferrum phosphoricum	Nr. 3, Nr. 5, Nr. 8 – Powermischung, fördert die Regenerationsprozesse von Geruch und Geschmack
Nr. 5 Kalium phosphoricum	Energie, siehe Nr. 3 Ferrum phosphoricum
Nr. 8 Natrium chloratum	Hauptmittel, Schleimhautmittel
Nr. 21 Zincum chloratum	Zusammen mit Natrium chloratum Nr. 8 baut Zimcum chloratum Nr. 21, das Hauptmittel aus dem Bereich der Erweiterungsmittel, ebenfalls Schleimhäute auf

Bei **Furunkeln** und **Abszessen** sollten folgende Kombination innerlich und äußerlich angewendet werden

- Ferrum phosphoricum Nr. 3 (entzündungshemmend und schmerzstillend)
- Natrium phosphoricum Nr. 9
- Silicea Nr. 11
- Calcium sulfuricum Nr. 12

die genannten drei biochemischen Funktionsmittel sind auch als „Eitermischung" bekannt. Zincum chloratum Nr. 21 ist ebenfalls antibakteriell und entzündungshemmend wirksam. Auch hier gilt, dass eine äußere Anwendung als Cremegelmischung, Waschung oder Teilbad sehr wirksam ist und die Einnahme wesentlich unterstützt.

Nährstoffe: Adler Ortho Nr. 9, weil eine chronische Übersäuerung eine schlechte Wundheilung begünstigt.

Gewebeabbau – allmählicher

Betriebsstoffmängel führen zum Gewebeabbau und Gewebsverlust überall im Organismus. Dieser Abbau kommt nicht plötzlich, er schleicht sich ein, im Alter wird die Haut welk und faltig (▸ **Tab. 20.26**).

▸ Tab. 20.26 Alternde Haut.

empfohlene Mineralstoffe	biochemischer Zusammenhang
Nr. 1 Calcium fluoratum	Mangel führt zu welker Haut, die Elastizität der Haut leidet
Nr. 6 Kalium sulfuricum	Melaninsteuerung in der Haut, im Alter treten vermehrt Pigmentflecken auf, die eine Schadstoffbelastung anzeigen
Nr. 9 Natrium phosphoricum	Säure belastet das Hautbild, es kann vermehrt zu Faltenbildung kommen. Säure wird von Silizium gebunden und daher vermehrt verbraucht. Es entsteht langfristig ein Mangel an Silicea Nr. 11.
Nr. 10 Natrium sulfuricum	Schadstoffabbau
Nr. 11 Silicea	es kommt zum Abbau von Bindegewebe, faltige Haut ist die Folge
Nr. 21 Zincum chloratum	Aufbau des Kollagens und Elastins

Die Haut braucht neben den Schüßler-Salzen zur Einnahme natürlich ebenso eine Mineralstoffversorgung über die äußere Anwendung mit entsprechenden Körperpflegeprodukten, die hoch verdünnte Mineralstoffe enthalten. Außerdem sollte auf eine gesunde und basenreiche Ernährung geachtet und vor allem ausreichend essenzielle Fette zugeführt werden. Kaltgepresste Öle mit einem hohen Anteil essenzieller Fettsäuren geben der Haut wieder Spannkraft und Schönheit.

Knochen – Knochendichte wird langsam abgebaut

Weitere Informationen hierzu siehe Seite 117.

Bindegewebeaufbau

Weitere Informationen hierzu siehe Seite 120.

Schleimhaut, Knorpelgewebe:

Natrium chloratum Nr. 8 und Zincum chloratum Nr. 21 sind die Funktionsmittel für den Aufbau der Schleimhäute, Natrium chloratum Nr. 8 und Manganum sulfuricum Nr. 17 steuern den Aufbau des Knorpelgwebes. Nährstoffe: Adler Ortho Nr. 8.

Pigmentstörung, Cafè au lait-Flecken, Altersflecken

Wenn Pigmentflecken vermehrt auftreten, ist das aus Sicht der Biochemie nach Dr. Schüßler ein Zeichen dafür, dass sich im Unterhautgewebe Schadstoffe angesammelt haben. Das verbraucht Kalium sulfuricum Nr. 6 als Pigmentsteuerungsstoff, weil der Körper sich über die Zellreinigung mit Kalium sulfuricum Nr. 6 zu entlasten versucht. Bei älteren Menschen werden diese ockerfarbenen Flecken am Handrücken auch als Leberflecke bezeichnet. Die Leber ist auch beansprucht, denn die Ausscheidungsvorgänge verbrauchen viel Natrium sulfuricum Nr. 10. Um diese Pigmentflecken aufzuhellen braucht es Geduld, eine langfristige Einnahme der angegebenen Mischung und vor allem eine äußere Anwendung als Cremegel Nr. 6, sowie Breimasken mit den angegebenen Mineralstoffen (► **Tab. 20.27**). Nährstoff: Adler Ortho Nr. 6.

► **Tab. 20.27** Pigmentstörungen

empfohlene Mineralstoffe	biochemischer Zusammenhang
Nr. 6 Kalium sulfuricum	Zellreinigung, ockerfarbene Pigmentstörungen, Mineralstoff für die Verteilung der Pigmente
Nr. 10 Natrium sulfuricum	Schadstoffabbau über die Leber
Nr. 12 Calcium sulfuricum	Durchlässigkeit der Gewebe, fördert dadurch den Abbau der Schadstoffe
Nr. 18 Calcium sulfuratum	Abbau schwer ausscheidbarer Substanzen und Schadstoffabbau
Nr. 21 Zincum chloratum	Antioxidans, in der Dermatologie traditionell angewendet
Nr. 26 Selenium	Antioxidans

Schadstoffausleitung

Informationen hierzu siehe Seite 130.

Zusätzliche naturheilkundliche Maßnahmen

In der Naturheilkunde sind zahlreiche konstitutionsverbessernde Maßnahmen, die letztlich auch den unvermeidlichen Alterungsprozess positiv beeinflussen können, bekannt. Hier sind regelmäßige Ausleitung von Schadstoffen, gesunde, vollwertige Ernährung, regelmäßige Bewegung an frischer Luft, Saunabaden und hydrotherapeutische Maßnahmen zu nennen. Zur allgemeinen Stärkung sind beispielweise Arhama-Terno, Ginseng Extrakt IL HWA oder Kräuter-Prophylaktan aktiv von Balneopharm geeignet. Pigment- und Altersflecken sind oft auf Mesenchymverschlackung und Leberschwäche zurückzuführen wegen abnormer Fäulnis- und Gärungsprozesse im Darm.

20.14 Haare, Haut, Nägel

Calcium fluoratum Nr. 1, Silicea Nr. 11 und Zincum chloratum Nr. 21 sind die bedeutendsten Mineralstoffe für den Aufbau von Haaren und Nägel (► **Tab. 20.28**). Nährstoffe Adler Ortho Nr. 11.

► Tab. 20.28 Haare, Haut und Nägel.

empfohlene Mineralstoffe	biochemischer Zusammenhang
Nr. 1 Calcium fluoratum	Aufbau des Keratins, spröde Haare, Nägel überaus biegsam oder splitternd wie Glas
Nr. 11 Silicea	Haarspliss, brüchige Haare, Nägel brüchig, lösen sich in Schichten auf
Nr. 21 Zincum chloratum	Aufbau des Keratins in Haut, Haaren und Nägeln

Akne

Akne tritt meist bei Jugendlichen während der Pubertät auf, sie wird auch als Acne vulgaris bezeichnet. Sie entwickelt sich vor allem in den Haarfollikeln, in denen Talgdrüsen vorhanden sind. Wird der Talgdrüsenausgang von Hautzellen und Talg (Fett, welches die Talgdrüse absondert) verstopft, dann bilden sich die bekannten Komedonen, es entsteht ein Nährboden für Bakterien, vor allem für das Propionibacterium acnes. Offene Komedonen, besser bekannt als Mitesser, sind zwar nicht schön, aber eher ein Problem, das mit einer gründlichen Reinigung geregelt werden kann. Geschlossene Komedonen jedoch entzünden sich leicht und platzen in der Dermis, was zu weiteren Problemen in der Haut führt – hier ist die eigentliche Problematik der Akne angesiedelt.

In der Biochemie nach Dr. Schüßler wird **Ferrum phosphoricum Nr. 3** für die Entzündung gegeben, **Kalium chloratum Nr. 4** ist hier als Drüsenbetriebsstoff für die Talgdrüsen wichtig, **Natrium chloratum Nr. 8** ist der Feuchtigkeitsspender. **Natrium phosphoricum Nr. 9** reguliert den Fettstoffwechsel grundsätzlich, besonders auch in der Haut über die Regulierung der Talgproduktion. Diese angeführte Mischung ist empfehlenswert bei Akne als Grundmischung sowohl einzunehmen, wie auch als Creme aufzutragen, denn gerade bei diesem Problem hat eine äußere Anwendung große Bedeutung.

Von den Erweiterungsmitteln ist **Kalium arsenicosum Nr. 13** sehr bedeutend, weil es die Hormonregulation in der Hypophyse steuert. Aus der Tradition wird es bei Hautverdickungen angewendet, was bei Akne der Fall ist. **Kalium bromatum Nr. 14** ist besonders dann empfehlenswert, wenn die Akne sich am Körper ebenfalls ausgebreitet hat. **Zincum chloratum Nr. 21** als „biochemisches Zink" hemmt die Aknebakterien, es ist bedeutsam für alle Hautirritationen und schließlich sollte auch auf **Kalium bichromicum Nr. 27**, welches im Körper ein wichtiger Steuerungsstoff für den Lipidmetabolismus ist, nicht vergessen werden. Schon Schöpwinkel hat dieses Erweiterungsmittel bei Akne eingesetzt (Schöpwinkel 1930).

Bei allen beschriebenen Problemen sollte die **äußere Anwendung** zur Einnahme dazu empfohlen werden, damit die Probleme sich rasch bessern oder behoben werden können.

Nährstoffe zusätzlich: Adler Ortho Nr. 9.

Zusätzliche naturheilkundliche Maßnahmen

Zur Unterstützung eignen sich die folgenden Teemischungen

- Klettenwurzel (Bardanae Radix)
- Berberitzenrinde (Berberidis Radix)
- Brennnesselkraut (Urticae Herba)
- Stiefmütterchenkraut (Violae Tricoloris Herba)
- Walnussblätter (Juglandis Folia)

Alles wird zu gleichen Teilen gemischt. Ein gehäufter Teelöffel mit ¼ l Wasser kalt über Nacht ansetzen, kurz aufkochen, 3 × 1 Tasse über 6 Wochen.

Des Weiteren: Queckenwurzel (Graminis Rhizoma), Salbeiblätter (Salviae Folium), Alantwurzel (Inulae Radix) und Klettenwurzel (Bardanae Radix) zu gleichen Teilen gemischt, Zubereitung und Einnahme wie zuvor (Rauch 1986).

Haarverlust

Haare, vor allem die Kopfhaare, sind für uns Menschen immer ein Thema. Haare müssen in unserem Leben einiges aushalten, sie erneuern sich täglich, denn die gesunde Kopfhaut stößt pro Tag 50–100 Haare ab. Die Haare werden 2–7 Jahre alt und wachsen im Monat ca. 1 cm. Ein großes Problem für viele Männer ist es, wenn sich eine Glatze zu bilden beginnt (Alopecia androgenetica). Dabei handelt es sich um einen diffusen Haarausfall, der auch bei Frauen auftreten kann. Obwohl hier eine Androgenüberempfindlichkeit der Haarfollikel diskutiert wird, spielt nach unserer Überzeugung auch ein übersäuerter Haarboden eine ganz wesentliche Rolle. Da ist grundsätzlich eine **Entsäuerung des Organismus** von großer Bedeutung, ein Basenbad wäre empfehlenswert. In der Badewanne kann auf die Kopfhaut ein Brei mit den Mineralstoffen aufgetragen werden.

Nach dem Kopfwaschen kann ein **„Biochemisches Haarwasser"** angewendet werden.

Es wird folgendermaßen hergestellt:

Von den gewünschten Mineralstoffen (siehe nachfolgend) werden jeweils 7 Tabl., von Natrium chloratum Nr. 8 14 Tabl. in ein mit Wasser gefülltes Glas (0,3 l) gegeben. Es wird nicht umgerührt, sodass das Wasser fast klar bleibt. Die Lösung wird vorsichtig in eine Flasche mit Tropfverschluss oder Sprühaufsatz abgeleert und steht nun zur Verfügung. Den im Glas zurückbleibenden Satz verwerfen. Dieses Mineralstoff Haarwasser zwei bis drei Mal täglich in die Kopfhaut einmassieren. Der Haarboden wird gestärkt, die Haare bekommen Glanz und Fülle.

Calcium fluoratum Nr. 1 ist der Mineralstoff für den Aufbau der Haare, da er am Keratinaufbau beteiligt ist. Haare brauchen Feuchtigkeit, deshalb sollte auch **Natrium chloratum Nr. 8** eingenommen werden. Die Übersäuerung des Haarbodens ist der eigentliche Grund für Haarverlust, aber auch fette Haare können den Mineralstoff **Natrium phosphoricum Nr. 9** benötigen, damit die Fettsteuerung wieder gelingt. Ein Mangel an **Silicea Nr. 11** führt zu brüchigem Haar oder Haarspliss und zu Haarausfall. **Zincum chloratum Nr. 21** ist ebenfalls ein Mineralstoff, der bei Haarausfall eingenommen und äußerlich angewendet werden sollte. Zink ist am Keratinaufbau beteiligt.

Nährstoffe: Adler Ortho Nr. 1 u. 11.

Bei Alopezia areata (kreisrunder Haarausfall) empfehlen wir in der Biochemie nach Dr. Schüßler vor allem **Kalium phosphoricum Nr. 5**, da davon ausgegangen wird, dass dem Haarboden Energie zugeführt werden sollte. **Zincum chloratum Nr. 21** kommt hier in Kombination zur Anwendung, da es ebenfalls bei Haarausfall eingesetzt wird.

Haut – fettarm, trocken, gespannt

Trockene Haut spannt, ist meist relativ dünn, manchmal fein schuppend. Beim fettarmen Hautbild werden sehr fette Salben und Cremen nicht nur vertragen, sondern gewünscht (▶ **Tab. 20.29**).

▶ **Tab. 20.29** Trockene Haut.

empfohlene Mineralstoffe	biochemischer Zusammenhang
Nr. 1 Calcium fluoratum	Hautelastizität
Nr. 9 Natrium phosphoricum	Fettstoffregulator – zu trockene und zu fette Haut brauchen Nr. 9
Nr. 11 Silicea	trockene Haut neigt zur Faltenbildung
Nr. 21 Zincum chloratum	baut die Haut auf, Kollagen- und Elastinbildung

Nährstoffe: Adler Ortho Nr. 9.

Haut – trocken, feuchtigkeitsarm, spannt

Auch feuchtigkeitsarme Haut spannt und wird als trocken bezeichnet. Der Unterschied zur fettarmen Haut ist leicht festzustellen, denn Menschen mit feuchtigkeitsarmer Haut vertragen keine fetten Salben oder Cremen, sie lehnen diese sogar ab. Gerade dieses Problem haben Menschen, die meist zuwenig, selten zuviel Wasser trinken (▶ **Tab. 20.30**).

▶ **Tab. 20.30** Feuchtigkeitsarme Haut.

empfohlene Mineralstoffe	biochemischer Zusammenhang
Nr. 1 Calcium fluoratum	Aufbau einer elastische Haut, trockene Haut hat zu wenig Turgor, weil Feuchtigkeit fehlt, ist sie zuwenig elastisch, dann wirkt sie welk
Nr. 8 Natrium chloratum	Hauptmittel für den Feuchtigkeitshaushalt der Haut
Nr. 9 Natrium phosphoricum	bei einer Einnahme der Nr. 11 sollte die Nr. 9 dazu genommen werden
Nr. 11 Silicea	Antifaltenmittel, braucht Nr. 9 bei der Einnahme
Nr. 21 Zincum chloratum	Feuchtigkeitsspender der Erweiterungsmittel

Nährstoffe: Adler Ortho Nr. 1 u. 8.

Haut – welk

Welke Haut wirkt zerknittert, eine direkte Faltenbildung liegt nicht vor. Am besten erkennt man welke Haut auf den Wangen. Der Hautturgor ist gering, es fehlt Elastizität, auch Feuchtigkeit und meist wird nicht ausreichend Kollagen gebildet (► **Tab. 20.31**).

► **Tab. 20.31** Welke Haut.

empfohlene Mineralstoffe	biochemischer Zusammenhang
Nr. 1 Calcium fluoratum	Hautelastizität – Hauptmittel
Nr. 8 Natrium chloratum	Feuchtigkeit der Haut, Hautturgor
Nr. 9 Natrium phosphoricum	bei der Einnahme zu beachten, wegen Nr. 11
Nr. 11 Silicea	Antifaltenmineralstoff, baut die räumliche Struktur der Haut auf, Kollagenbilder
Nr. 21 Zincum chloratum	Kollagenbildung

Nährstoffe: Adler Ortho Nr. 1 u. 11.

Haut – vergewölbte Falten

Das Hauptaugenmerk bei der Einnahme liegt auf Calcium sulfuricum Nr. 12, welches kompaktiertes Bindegewebe lockern kann. Hauptgrund für eine Kompaktierung ist die chronische Übersäuerung und Schadstoffbelastung im kolloidalen Bindegewebe (► **Tab. 20.32**).

► **Tab. 20.32** Vorgewölbte Falten.

empfohlene Mineralstoffe	biochemischer Zusammenhang
Nr. 1 Calcium fluoratum	Hautelastizität
Nr. 9 Natrium phosphoricum	Säureregulierung
Nr. 10 Natrium sulfuricum	Schadstoffabbau
Nr. 11 Silicea	Antifaltenbetriebsstoff
Nr. 12 Calcium sulfuricum	Durchlässigkeit des Gewebes
Nr. 23 Natrium bicarbonicum	Übersäuerung

Diese Mischung braucht eine lang andauernde Einnahme und äußere Anwendung, denn es geht um eine Umstimmung des Organismus. Das Baden mit einem Basenbad ist ebenfalls empfehlenswert.
Nährstoffe: Adler Ortho Nr. 9 u. 12.

Haut – Ziehharmonikafalten

► **Tab. 20.33** Falten durch mangelnde Elastizität.

empfohlene Mineralstoffe	biochemischer Zusammenhang
Nr. 1 Calcium fluoratum	Hautelastizität
Nr. 9 Natrium phosphoricum	bei der Einnahme zu beachten, wegen Nr. 11
Nr. 11 Silicea	Hauptmittel bei Falten, vor allem Zieharmonikafalten
Nr. 21 Zincum chloratum	Aufbau von Kollagen und Elastin, Säure-Basen-Haushalt

Nährstoffe Adler Ortho Nr. 1 u. 11.

Melaninhaushalt

Kalium sulfuricum Nr. 6 ist der Mineralstoff, der die Pigmentierung reguliert. Cuprum arsenicosum Nr. 19 ist der Mineralstoff, der die Melaninbildung unterstützt. Bei **Störungen des Melaninhaushaltes,** vor allem bei **Vitiligo,** können folgende Mineralstoffe kombiniert werden: Die weißen Flecken sind eine farbliche Mischung von "milchig", was ein Zeichen für einen Mangel an **Kalium chloratum Nr. 4** ist, und Alabasterweiß, was ein Zeichen für einen Mangel an **Calcium sulfuricum Nr. 12** ist. Die braunen Flecken zeigen einen Mangel vor allem an **Kalium sulfuricum Nr. 6** und, da der Melaninhaushalt eng mit dem Mineralstoff **Cuprum arsenicosum Nr. 19** zusammenhängt, wird dieser ebenfalls dazu genommen. Bei Vitiligo eliminiert der Körper die Melanocyten, deshalb kann man auch an eine Autoimmunerkrankung denken, wodurch die Einnahme von **Natrium chloratum Nr. 8** sinnvoll wird Diese Kombination ist unbedingt auch äußerlich anzuwenden.

Nägel

Bei Problemen mit brüchigen oder gerillten Nägeln und/oder weißen Flecken auf den Nägeln ist die nachfolgende Kombination empfehlenswert (► **Tab. 20.34**).

▶ **Tab. 20.34** Nagelsubstanzverlust

empfohlene Mineralstoffe	biochemischer Zusammenhang
Nr. 1 Calcium fluoratum	Nägel überaus biegsam, oder splitternd wie Glas
Nr. 2 Calcium phosphoricum	weiße Flecken auf Nägeln
Nr. 11 Silicea	Nägel lösen sich in Schichten auf, sind brüchig
Nr. 21 Zincum chloratum	Nagelaufbau, Keratinaufbau

Auch hier ist die äußere Anwendung zusätzlich empfehlenswert.

Zusätzliche naturheilkundliche Maßnahmen

Zur Verbesserung des Zustandes von Haut, Haaren und Nägeln ist der Kieselkräuter-Tee geeignet und die regelmäßige Versorgung mit Braunhirse. Allgemeine Maßnahmen zur Anregung der Haut sind Wechselduschen, wohldosierte Luft- und Sonnenbäder, Bürstenmassage und Pflege der Haut mit entsprechenden hochwertigen Ölen.

20.15 Hormonelle Regulation

Hypothalamus/Hypophyse

Aus der Biochemie nach Dr. Schüßler ist es vor allem **Kalium arsenicosum Nr. 13**, welches der Hypophyse hilft, ihre Aufgaben als Steuerungszentrale wahrzunehmen.

Wir konnten mit diesem Mineralstoff als Hauptmittel in einigen Fällen das Wachstum eines diagnostizierten Hypophysenadenoms zum Stillstand bringen, sogar zum Schrumpfen. Vielen Frauen konnte geholfen werden, einen Kinderwunsch zu realisieren. Die Hypophyse wird außerdem beeinflusst von der Anwesenheit des **Kalium bromatum Nr. 14**. Dieser Mineralstoff hat auch eine große Bedeutung für die Schilddrüse, sodass man Kalium bromatum Nr. 14 als Vermittler zwischen Hypophyse und Schilddrüse ansehen kann.

Nachfolgend wird grundsätzlich eine mögliche Unterstützung des hormonellen Geschehens mit Schüßler-Salzen dargestellt (▶ **Tab. 20.35**).

▶ **Tab. 20.35** Hormonregulator

empfohlene Mineralstoffe	biochemischer Hintergrund
Nr. 2 Calcium phosphoricum	Basishormonregulation, Eiweißaufbau, Blutaufbau
Nr. 4 Kalium chloratum	Drüsenbetriebsstoff – Hypophyse, Zirbeldrüse, Schilddrüse
Nr. 13 Kalium arsenicosum	Hypophyse – Hormonregulation
Nr. 14 Kalium bromatum	Hypophyse, Schilddrüse
Nr. 15 Kalium iodatum	Schilddrüse
Nr. 21 Zincum chloratum	Hormonbildung
Nr. 25 Aurum chloratum natronatum	Zirbeldrüse, Rhythmusmineralstoff

Nährstoff: Adler Ortho Nr. 2.

Zusätzliche naturheilkundliche Maßnahmen

Das „Organpräparat Hypophyse" oder ein rein pflanzliches Präparat wie Phyto-C können die Tätigkeit der Hypophyse anregen und normalisieren helfen.

Infertilität unbestimmter Genese

Als übergeordnete Regelzentren im Hormonstoffwechsel sind der Hypothalamus/Hypophysenkreislauf, Zirbeldrüse und Schilddrüse zu nennen. Die mit diesen Regelzentren eng verbundenen Mineralstoffe aus dem Bereich der Erweiterungsmittel werden in den einzelnen Kapiteln zu den Mineralstoffen beschrieben. Aus dem Bereich der Basis Schüßler-Salze sind allen voran **Calcium phosphoricum Nr. 2** und **Kalium chloratum Nr. 4** zu nennen. Calcium phosphoricum Nr. 2 steuert die Hormonbildung und ist in der Biochemie nach Dr. Schüßler ein wichtiger Mineralstoff für Eiweißaufbau, Blutaufbau und Regeneration. Kalium chloratum Nr. 4 ist der Drüsenbetriebsstoff für alle Drüsen im Körper, auch für die Keimdrüsen. Die Mineralstoffe **Kalium phosphoricum Nr. 5** und **Natrium chloratum Nr. 8** unterstützen alle Vorgänge im Körper, weil sie die Zellteilung anregen. Jedenfalls sollte immer auch daran gedacht werden, dass ein unbelasteter Schlafplatz eine wichtige Voraussetzung für eine Empfängnis ist (► **Tab. 20.36** u. ► **Tab. 20.37**).

Infertilität der Frau

► **Tab. 20.36** Unfruchtbarkeit der Frau.

empfohlene Mineralstoffe	biochemischer Zusammenhang
Nr. 2 Calcium phosphoricum	Hormonaktivität – Basismittel
Nr. 3 Ferrum phosphoricum	Nr. 3, Nr. 5, Nr. 8 – Powermischung
Nr. 4 Kalium chloratum	Drüsenbetriebsstoff – Ovarien
Nr. 5 Kalium phosphoricum	Energie
Nr. 7 Magnesium phosphoricum	Entspannung der Nerven, denn oft ist Stress da, wegen des Kinderwunsches
Nr. 8 Natrium chloratum	Kalium phosphoricum Nr. 5 und Natrium chloratum Nr. 8 unterstützen Zellteilung und Regeneration
Nr. 13 Kalium arsenicosum	Steuerung von Hypophyse und Hypothalamus
Nr. 14 Kalium bromatum	Hypophysenmittel und Schilddrüsenmittel
Nr. 15 Kalium iodatum	Schilddrüsenmittel
Nr. 21 Zincum chloratum	Hormonbildung, Zelldifferenzierung
Nr. 25 Aurum chloratum natronatum	Menstruationsstörungen

Infertilität des Mannes

► **Tab. 20.37** Unfruchtbarkeit des Mannes.

empfohlene Mineralstoffe	biochemischer Zusammenhang
Nr. 2 Calcium phosphoricum	Hormonaktivität – Basismittel
Nr. 3 Ferrum phosphoricum	Nr. 3, Nr. 5, Nr. 8 – Powermischung
Nr. 4 Kalium chloratum	Drüsenbetriebsstoff – Hoden
Nr. 5 Kalium phosphoricum	Energie
Nr. 7 Magnesium phosphoricum	Entspannung der Nerven, denn der Stress aus dem Berufsalltag belastet
Nr. 8 Natrium chloratum	Kalium phosphoricum Nr. 5 und Natrium chloratum Nr. 8 unterstützen Zellteilung und Regeneration
Nr. 13 Kalium arsenicosum	Steuerung von Hypophyse und Hypothalamus
Nr. 17 Manganum sulfuricum	Spermatogenese und Spermienaktivität
Nr. 21 Zincum chloratum	Hormonbildung, Zelldifferenzierung
Nr. 26 Selenium	Entwicklung der Spermien

Zusätzliche naturheilkundliche Maßnahmen

Den Stoffwechsel aktivierende Tees, z.B. Hevert Stoffwechseltee; für beide Geschlechter Phyto-L.

Menstruationsbeschwerden – Krämpfe

Das Hauptmittel bei Menstruationskrämpfen ist die **„Heiße Sieben"** (siehe Seite 148) und zwar, wenn nötig, mehrmals hintereinander einnehmen. **Magnesium phosphoricum Nr. 7** entspannt die verkrampfte Uterusmuskulatur, aber auch die Nerven. Es können auch andere Mineralstoffe in die heiße Lösung mit hinein gegeben werden, wie z.B. **Calcium phosphoricum Nr. 2** als Basismittel für Hormonausschüttung, den Eiweiß- und den Blutaufbau. Wenn die Blutung zu stark ist, kommt es manchmal direkt zu Muskelkrämpfen, auch deswegen sollte Calcium phosphoricum Nr. 2 eingenommen werden. **Ferrum phosphoricum Nr. 3** wird zur Eisenversorgung aufgrund des Blutverlustes genommen. Da die Menstruationsblutung gleichzeitig eine Möglichkeit für den Körper ist, Schadstoffe loszuwerden, kann **Natrium sulfuricum Nr. 10** dazu kombiniert werden. Es kann auch eine besonders starke Entsäuerung stattfinden, Frauen haben dann öfter Pickel oder eine gerötete Kinnspitze. In diesem Fall sollten **Natrium phosphoricum Nr. 9** und **Natrium bicarbonicum Nr. 23** eingenommen werden. Zur Beruhigung der Nerven ist auch die Einnahme von **Kalium bromatum Nr. 14**, eventuell sogar **Cuprum arsenicosum Nr. 19** empfehlenswert. Eine besondere zusätzliche Unterstützung ist die Einnahme von **Aurum chloratum natronatum Nr. 25** als Rhythmusmittel. Zusätzlich als Nährstoff Adler Ortho Nr. 7.

Menstruationsstörungen – hormonelle Dysregulation

▸ **Tab. 20.38** Hormonelle Dysregulation.

empfohlene Mineralstoffe	biochemischer Hintergrund
Nr. 2 Calcium phosphoricum	Basishormonsteuerung, innere Verkrampfung
Nr. 3 Ferrum phosphoricum	Durchblutung
Nr. 4 Kalium chloratum	Drüsen, Gefühlshaushalt
Nr. 5 Kalium phosphoricum	Energie
Nr. 7 Magnesium phosphoricum	Stress, Nervenbelastung
Nr. 13 Kalium arsenicosum	Hypophyse, hormonelle Dysregulation
Nr. 14 Kalium bromatum	Hypophyse, Schilddrüse, beruhigend
Nr. 17 Manganum phosphoricum	depressive Verstimmung
Nr. 25 Aurum chloratum natronatum	Rhythmus, Zirbeldrüse

PMS – praemenstruelles Syndrom:

Empfehlenswert ist die Einnahme der bei Menstruationsstörungen angeführten Mineralstoffmischung (▸ **Tab. 20.38**).

Wenn zusätzlich Migräne auftritt, dann sollte anfangs nur die Migränemischung eingenommen werden

- Calcium fluoratum Nr. 1
- Magnesium phosphoricum Nr. 7
- Natrium sulfuricum Nr. 10

Wenn Übersäuerung die Problematik noch verschärft, sollte Natrium phosphoricum Nr. 9 und Silicea Nr. 11 dazu kombiniert werden. Eine besondere zusätzliche Unterstützung ist die Einnahme von Aurum chloratum natronatum Nr. 25 als Rhythmusmittel.

Nährstoffe: Adler Ortho Nr. 7 u. 9.

Sexualität – Libido der Frau

▸ **Tab. 20.39** Sexualität der Frau

empfohlene Mineralstoffe	biochemischer Hintergrund
Nr. 1 Calcium fluoratum	Elastizität der Gewebe
Nr. 3 Ferrum phosphoricum	Durchblutung
Nr. 5 Kalium phosphoricum	Energie
Nr. 8 Natrium chloratum	Schleimhäute, Feuchigkeit
Nr. 13 Kalium arsenicosum	Hypophyse/Hypothalamus, Hormonproduktion, trockene Schleimhäute
Nr. 21 Zincum chloratum	Aufbau der Sexualhormone, fördert die Libido

Nährstoffe: Adler Ortho Nr. 1.

Zusätzliche naturheilkundliche Maßnahmen

Gynäkologischer Funktionstee, Agnolyt und Ginseng-Präparate (siehe Seite 133).

Sexualität – Potenz des Mannes

▶ **Tab. 20.40** Sexualität des Mannes.

empfohlene Mineralstoffe	biochemischer Hintergrund
Nr. 1 Calcium fluoratum	Elastizität
Nr. 3 Ferrum phosphoricum	Durchblutung, auch Nr. 3, Nr. 5 und Nr. 8 – Powermischung
Nr. 5 Kalium phosphoricum	Energie, Kraft
Nr. 8 Natrium chloratum	Regeneration gemeinsam mit Kalium phosphoricum Nr. 5
Nr. 17 Manganum sulfuricum	Entwicklung und Reifung der Spermien
Nr. 21 Zincum chloratum	regt die Testosteronproduktion an
Nr. 22 Calcium carbonicum	Erschöpfung, Überarbeitung

Nährstoffe: Adler Ortho Nr. 5.

Wechseljahresbeschwerden

In dieser Zeit kommt es vermehrt zu Stimmungsschwankungen, Hitzewallungen, Hypermenorrhoe und Problemen mit den Vaginalschleimhäuten (▶ **Tab. 20.41**).

Zusätzliche naturheilkundliche Maßnahmen

Nachfolgende Teemischungen können hilfreich sein

- Faulbaumrinde (Frangulae Cortex)
- Hauhechelwurzel (Ononidis Radix)
- Liebstöckelwurzeln (Levistici Radix)
- Birkenblätter (Betulae Folium)

Zu gleichen Teilen 1 Esslöffel auf 1 Tasse als Aufguss, 15 Minuten ziehen lassen, 2 × täglich eine Tasse.

Oder

- Zinnkraut (Equiseti Herba)
- Holunderwurzeln (Sambuci Radix)
- Löwenzahnwurzeln mit Kraut (Taraxaci Radix cum Hb)

Zu gleichen Teilen 1 Esslöffel auf 1 Tasse, kurz aufkochen, kurmäßig 6 Wochen; geeignet für „vollblütige Frauen".

▶ **Tab. 20.41** Wechseljahresbeschwerden

empfohlene Mineralstoffe	biochemischer Hintergrund
Nr. 1 Calcium fluoratum	Elastizität der Gewebe, der Haut und der Schleimhäute
Nr. 2 Calcium phosphoricum	Basishormonsteuerung, innere Verkrampfung, Knochenaufbau, Blutaufbau
Nr. 3 Ferrum phosphoricum	Durchblutung, aufgrund der oft auftretenden Hypermenorrhoe ist eine Eisenzufuhr wichtig
Nr. 4 Kalium chloratum	Drüsen, Gefühlshaushalt
Nr. 5 Kalium phosphoricum	Energie
Nr. 7 Magnesium phosphoricum	Stress, Nervenbelastung
Nr. 8 Natrium chloratum	Flüssigkeitshaushalt, Schleimhautaufbau, Basismittel für Hitzewallungen
Nr. 13 Kalium arsenicosum	Hypophyse, hormonelle Dysregulation, Stärkung, Versorgung der Schleimhäute, auch bei Hitzewallungen
Nr. 14 Kalium bromatum	Hypophyse, Schilddrüse, beruhigend, Hitzewallungen
Nr. 17 Manganum phosphoricum	depressive Verstimmung
Nr. 20 Kalium Aluminium sulfuricum	trockene Schleimhäute, Zellreinigung, Vergesslichkeit
Nr. 25 Aurum chloratum natronatum	Rhythmus, Zirbeldrüse, Hitzewallungen

20.16
Immunsystem

Aufbau der Abwehrkräfte

Nach der licht- und energiereichen Zeit des Sommers folgt eine Zeit der schwindenden Energie. Damit man gut vorbereitet in die dunklere Jahreszeit hineingeht, vor allem, wenn man eher eine etwas schwächliche Konstitution besitzt, kann mit Mineralstoffen nach Dr. Schüßler vorgebeugt werden.

Diese Vorbeugung ist besonders auch für Kinder empfehlenswert. Im Herbst oder Winter sind sie besonders anfällig für grippale Infekte, auch weil sie sich im Kindergarten oder in der Schule sehr leicht anstecken können. Sie fehlen dann häufig aufgrund leichterer Infektionen, was nicht nur den Körper belastet, sie sind dann durch das erforderliche Nachlernen zusätzlich Belastungen ausgesetzt.

Die Mischung wird zur täglichen Einnahme empfohlen (▶ **Tab. 20.42**).

Herpes simplex

Herpes ist eine virale Infektion, die nach der Erstinfektion immer wieder ausbrechen kann. Manche Menschen sind regelrecht geplagt von immer wiederkehrenden Herpesinfektionen, meist im Bereich der Lippen. Schwere Herpesinfektionen befallen auch die Augen, hier ist eine ärztliche Therapie nötig. Herpes kann sich auch im Genitalbereich ansiedeln, dieses Problem ist im Vormarsch begriffen. Herpes genitalis wird immer öfter diagnostiziert und muss ärztlich behandelt werden. Die Mineralstoffe nach Dr. Schüßler können eine wichtige Hilfe sein, um die ständige Wiederkehr dieser lästigen Infektion zu verhüten.

Neben der Einnahme sollte diese Mischung unbedingt auch äußerlich, in Form eines Herpesgels, oder eines Herpescremegels, aber auch als Sitzbad angewendet werden.

Ferrum phosphoricum Nr. 3 wird eingenommen wegen der Schmerzen und zum Immunfeldaufbau. Herpesviren können sich nur dann ansiedeln, wenn das Gewebe geschwächt ist. **Natrium chloratum Nr. 8**, weil meist wasserhelle Bläschen entstehen, außerdem ist dieser Mineralstoff entgiftend für biologische Schädigungen z.B. eines Herpesvirus. **Natrium sulfuricum Nr. 10** ist der Leberbetriebsstoff, der Schadstoffe abbaut. Bei Anfälligkeit gegenüber Herpesviren ist immer auch der Leberstoffwechsel belastet. Viele Menschen kennen die

▶ **Tab. 20.42** Abwehrkräfte aktivieren.

empfohlene Mineralstoffe	biochemischer Hintergrund
Nr. 2 Calcium phosphoricum	Blutbildung, Eiweißhaushalt, Knochen
Nr. 3 Ferrum phosphoricum	Aktivierung der Widerstandskraft des Organismus
Nr. 4 Kalium chloratum	Drüsen, Bronchien, Gefühls- und Gemütshaushalt
Nr. 5 Kalium phosphoricum	Energie, Regeneration
Nr. 8 Natrium chloratum	Reinigung im Flüssigkeitshaushalt
Nr. 9 Natrium phosphoricum	Übersäuerung belastet die Lymphozyten
Nr. 10 Natrium sulfuricum	Schadstoffabbau
Nr. 21 Zincum chloratum	stärkt die Immunantwort, vor allem die spezifische Immunabwehr – T-Lymphozyten und Makrophagen
Nr. 22 Calcium carbonicum	Grundkonstitution, besonders für Kinder wichtig
Nr. 26 Selenium	stärkt die Abwehrmechanismen, ist direkt virushemmend, mobilisiert (Natural Killerzellen)

Es können ohne Weiteres die Mineralstoffe weggelassen werden, die aufgrund der Beschreibung als nicht notwendig erachtet werden. Allerdings muss die Mischung **einige Monate** eingenommen werden.
In dieser Mischung sind die Schüßler-Salze Ferrum phosphoricum Nr. 3, Kalium phosphoricum Nr. 5 und Natrium chloratum Nr. 8 beinhaltet, die als „Powermischung" bekannt geworden sind. Diese drei Mineralstoffe nach Dr. Schüßler sind für einen Aufbau der Abwehrkraft als zentrale Funktionsmittel anzusehen.

Situation, dass nach einem großen Ärger oder Streit am nächsten Tag eine Fieberblase aufziehen kann. **Silicea Nr. 11** ist ein Mineralstoff der Nerven, an den Nerven sitzt auch das Herpesvirus. **Lithium chloratum Nr. 16** wirkt antiviral, ebenso wie **Selenium Nr. 26**, welches zusätzlich ein antioxidativer Leberschutz ist.

Zusätzliche naturheilkundliche Maßnahmen

Zur Verbesserung des Immunsystems (Darmsanierungen), zum Beispiel mit Pro-Symbioflor, Symbioflor I oder Symbioflor II. Allgemein abwehrsteigernd wirkt auch Propolis. Propolissalbe oder Lomaherpan sind wirksam bei Herpes simplex.

Impfungen

In vielen Impfstoffen ist das Antigen an **Aluminiumhydroxyd** adsorbiert (Adsorbatimpfstoff). Auch bei den neuen Impfstoffen ist ebenfalls eine Aluminiumverbindung enthalten, um damit eine höhere Produktion von Abwehrstoffen (Antikörper) gegen die Infektionskrankheit zu erreichen.

In der Biochemie nach Dr. Schüßler hat sich die **„Impfmischung"** sehr bewährt. Diese Mischung sollte mindestens zwei Wochen vor einer geplanten Impfung und noch zwei Wochen danach eingenommen werden.

Folgende Mineralstoffe kommen zum Einsatz:

Calcium phosphoricum Nr. 2 ist der Mineralstoff, der den Eiweißstoffwechsel steuert und daher den Immunglobulinaufbau unterstützt. **Ferrum phosphoricum Nr. 3** ist der Transportmineralstoff, der Mineralstoff der unspezifischen Immunabwehr und wird bei niedrigem Fieber gegeben, welches Kinder bei Impfungen als Reaktion häufig haben. **Kalium chloratum Nr. 4** ist wichtig zum Aufbau der Immunantwort, dieses biochemische Salz wirkt auch entgiftend. **Natrium chloratum Nr. 8** wird bei Schnupfen angewendet, den Kinder als Impfreaktion manchmal bekommen, vor allem ist es der Funktionsstoff der chemischen Reinigung und bindet gemeinsam mit Kalium chloratum Nr. 4 die Impfstoffzusätze. **Natrium sulfuricum Nr. 10** als Leberfunktionsmittel unterstützt die Ausscheidung von Schadstoffen und **Kalium Aluminium sulfuricum Nr. 20** ist das Funktionsmittel, welches die Aluminiumverbindungen des Impfstoffes bindet und ausscheiden hilft. Die Nr. 20 ist ein Doppelsalz, in diesem Mineralstoff ist **Kalium sulfuricum Nr. 6** enthalten, der Basiszellreiniger in der Biochemie nach Dr. Schüßler.

20.17
Koliken

Die „Heiße Sieben"

Bei allen Koliken kommt in der Biochemie nach Dr. Schüßler die **„Heiße Sieben"** zur Anwendung:

Es werden 7–10 Tabletten von **Magnesium phosphoricum Nr. 7** in einer Tasse in frisch abgekochtem Wasser gelöst und so heiß wie möglich schlückchenweise eingenommen.

Diese Zubereitung wird bei allen kolikartigen Schmerzen eingenommen, wenn eine Tasse nicht hilft, dann werden mehrere Tassen mit der „Heißen Sieben" hintereinander eingenommen.

Blähkoliken – bei Erwachsenen

In der Biochemie nach Dr. Schüßler unterscheiden wir zwischen Blähungen bei Erwachsenen (▶ **Tab. 20.43**) und Blähungen bei Kindern.

▶ **Tab. 20.43** Blähungen beim Erwachsenen.

empfohlene Mineralstoffe	biochemischer Zusammenhang
Nr. 2 Calcium phosphoricum	Eiweißproblematik führt zu Blähungen
Nr. 7 Magnesium phosphoricum	Betriebsstoff für die unwillkürliche Muskulatur, wozu der Verdauungsapparat gehört
Nr. 10 Natrium sulfuricum	Blähungen sind Zeichen für einen Mangel, Betriebsstoff für den Dickdarm
Nr. 19 Cuprum arsenicosum	krampflösend
Nr. 20 Kalium Aluminium sulfuricum	traditioneller Einsatz bei Blähkoliken und Obstipation

Blähkoliken – bei Kindern

Bei Kindern ist die Einnahme des Kalium Aluminium sulfuricum Nr. 20 nicht üblich. Alle anderen biochemischen Funktionsstoffe sind wie bei den Erwachsenen in der entsprechenden Dosierung anzuwenden.

Bei Kindern ist die Anwendung einer Salbenmischung aus diesen Mineralstoffen zusätzlich zur Einnahme empfehlenswert und vor allem zielführend.

Zusätzliche naturheilkundliche Maßnahmen

Bei Blähungen oder Meteorismus wirken Carminativum Hetterich oder Carvomin-Tropfen unterstützend. Bewährt ist auch ein „Vier-Winde-Tee" aus

- Fenchel (Foeniculi Fructus)
- Kümmel (Carvi Fructus)
- Anis (Anisi fructus)
- Pefferminze (Menthae Piperitae Folium)
- Schafgarbe (Millefolii herba)

Zu gleichen Teilen gemischt, 1 gehäufter Teelöffel in ¼ l Wasser kalt über Nacht ansetzen und kurz aufkochen, schluckweise 3–5 × täglich 1 Tasse trinken (Rauch 1986).

20.18 Metabolisches Syndrom – „Tödliches Quartett"

Das Metabolische Syndrom ist eine Zusammenfassung von vier Stoffwechselerkrankungen, die aufgrund einer ungesunden Lebensführung meist Menschen ab der Lebensmitte betrifft. Es sind vier Zivilisationskrankheiten mit verheerenden Wirkungen auf den Körper: **Adipositas**, **Hyperlipidämie**, **Hypertonie** und **Diabetes Typ II**

Die größte Gefahr des Metabolischen Syndroms liegt in einer statistisch nachgewiesenen Verkürzung der Lebenserwartung, vor allem wegen der Gefahr des Myokardinfarktes oder eines Apoplex.

Adipositas

Weitere Informationen hierzu siehe Seite 126.

Hyperlipidämie

Cholesterin – ein Problem? Cholesterin wird in der Leber gebildet und ist grundsätzlich ein lebensnotwendiger Bestandteil unseres Organismus. Es ist ein wichtiger, funktioneller Bestandteil aller Biomembranen im Körper, weil es dort die Stabilität erhöht und z.B. auch Signalstoffe des Zellwachstums ausschleust. Cholesterin ist angereichert in den Nebennieren, Eierstöcken und Hoden, sowie im Gehirn. Das Cholesterin im Gehirn macht 25% des Gesamtcholesterins aus. Dieses Cholesterin wird im Gehirn produziert, weil die Lipoproteine die Blut-Hirn-Schranke nicht überwinden können.

Cholesterin ist Ausgangsstoff für die Bildung von Gallensäuren, gewissen Hormonen, wie Cortison, Aldosteron, Testosteron, Östrogen und Vitamin D. Daher ist Cholesterin grundsätzlich für unsere Gesundheit von großer Bedeutung.

Das Problem ist das Zuviel an Cholesterin, welches in der Blutbahn zirkuliert und zu Arteriosklerose, bzw. Herzinfarkt führen kann, bzw. zu zu hohen Triglycerid- und zu niedrigen Werten des HDL-Cholesterins im Blut.

In der Biochmie nach Dr. Schüßler ist **Natrium sulfuricum Nr. 10** ein wichtiges Funktionsmittel im Bezug zum Cholesterin. Natrium sulfuricum Nr. 10 deshalb, weil in der Leber das Cholesterin gebildet wird und dieser Mineralstoff der Hauptbetriebsstoff für die Leber ist. Bei Cholesterinbelastung, vor allem bei einem Anstieg des Gesamtcholesterins und der Triglyzeride, bei einem Abfall des HDL-Cholesterins ist auch **Natrium phosphoricum Nr. 9** als Betriebsstoff für den Fettstoffwechsel einzunehmen. **Magnesium phosphoricum Nr. 7** wird empfohlen wegen der sehr oft auf Stress folgenden erhöhten Cholesterinwerte. **Cuprum arsenicosum Nr. 19** wird empfohlen, weil Kupfermangel das Gesamtcholesterin steigert und schließlich ist **Kalium bichromicum Nr. 27** als Steuerungsmittel des Lipidstoffwechsels ein wichtiger Funktionsstoff.

Dazu ist auch eine entsprechende Nährstoffkombination zur Begleitung sehr empfehlenswert, wie Adler Ortho Nr. 10.

Hyperlipidämie kann zu Arteriosklerose und in weiterer Folge zum Myocardinfarkt führen.

Arteriosklerose und Thromboseprophylaxe

Aus Sicht der Biochemie nach Dr. Schüßler sind die in ▸ **Tab. 20.44** aufgeführten biochemische Funktionsmittel zur Einnahme bei Arteriosklerose zu empfehlen.

Hypertonie

Weitere Informationen hierzu siehe Seite 122.

► Tab. 20.44 Arterioskleroseprophylaxe

empfohlene Mineralstoffe	biochemischer Zusammenhang
Nr. 1 Calcium fluoratum	Elastizität der Aderwände
Nr. 4 Kalium chloratum	reguliert die Blutviskosität
Nr. 7 Magnesium phosphoricum	vermindert Stress, Herz-Kreislauf-Mittel
Nr. 9 Natrium phosphoricum	Regulation der Übersäuerung und des Fettstoffwechsels
Nr. 10 Natrium sulfuricum	Leberfunktionsmittel, in der Leber wird Cholsterin gebildet
Nr. 11 Silicea	struktureller Aufbau der Aderwände
Nr. 17 Manganum sulfuricum	fördert die Mikrozirkulation der kleinen Gefäße, verringert die Anlagerung von Plaques
Nr. 19 Cuprum arsenicosum	reguliert hohe Cholesterinwerte
Nr. 26 Selenium	Thromboseschutz
Nr. 27 Kalium bichromicum	Lipidhaushalt, zu hohe Triglyzeride

Diabetes Typ II

Weitere Informationen hierzu siehe Seite 124.

20.19 Schlafstörungen, Stress, Erschöpfung

Neurasthenie

Neurasthenie ist eine psychische Störung mit Konzentrationsschwierigkeiten und Klagen über vermehrte Müdigkeit nach geistigen Anstrengungen, aber auch Erschöpfungsgefühlen. Sie werden auf der körperlichen Ebene auch von Muskelschmerzen nach geringer körperlicher Belastung begleitet. Häufig sind diese Beschwerden mit vegetativen Symptomen, Befindlichkeitsstörungen, Reizbarkeit und Freudlosigkeit verbunden. Sie treten häufig nach körperlichen Erkrankungen, z.B. Infektionskrankheiten, auf (► **Tab. 20.45**).

► Tab. 20.45 Neurasthenie

empfohlene Mineralstoffe	biochemischer Zusammenhang
Nr. 2 Calcium phosphoricum	entkrampft die Muskulatur
Nr. 3 Ferrum phosphoricum	intrazelluläre Energiegewinnung, Eisenstoffwechsel, Sauerstofftransport zur Zelle
Nr. 5 Kalium phosphoricum	Energiemittel
Nr. 7 Magnesium phosphoricum	Regeneration der Muskelenergie, Stressschutz, entspannt die Nerven
Nr. 8 Natrium chloratum	Regeneration zusammen mit Nr. 5 Kalium phosphoricum
Nr. 17 Manganum sulfuricum	intrazelluläre Energiegewinnung, ein Mangel macht depressiv
Nr. 19 Cuprum arsenicosum	Krämpfe des ZNS, beruhigend, ausgleichend
Nr. 26 Selenium	neurasthenische Beschwerden, leichte Erschöpfbarkeit, Nachlassen der körperlichen und geistigen Leistungsfähigkeit; Menschen, deren Probleme von Schwäche bestimmt sind

Nährstoffe: Adler Ortho Nr. 5 und 7.

Apathisches Verhalten, depressive Stimmung, Antriebslosigkeit

▶ **Tab. 20.46** Apathie, depressive Verstimmung, Antriebslosigkeit.

empfohlene Mineralstoffe	biochemischer Zusammenhang
Nr. 2 Calcium phosphoricum	lockert verkrampfte Muskeln
Nr. 7 Magnesium phosphoricum	Entspannung der Nerven, Vegetativum
Nr. 11 Silicea	Reizleitung der Nerven
Nr. 14 Kalium bromatum	beruhigend, wenn man innerlich vibriert
Nr. 19 Cuprum arsenicosum	beruhigend und ausgleichend auf das ZNS
Nr. 21 Zincum chloratum	stabilisiert die Nerven

Schlaf unruhig, Unruhe, Nervosität

Es gibt einfache Erklärungen für einen unruhigen Schlaf, wie z.B. eine zu üppige Mahlzeit am späten Abend, bevorstehende Belastungen, die eine hohe Spannung hervorrufen oder körperliche und geistige Überarbeitung, man kann nicht abschalten. Manche Menschen vertragen am Abend kein Glas Weißwein oder Sekt oder auf keinen Fall eine Tasse Kaffee. Wichtig ist in diesem Zusammenhang die Einnahme der „Heißen Sieben", welche unter "Koliken" ausführlich beschrieben wurde. Die Einnahme von **Magnesium phosphoricum Nr. 7** in dieser Form entspannt die unwillkürlichen Spannungen und lässt den ersehnten Schlaf eintreten. Ein zweiter Mineralstoff darf nicht vergessen werden, **Calcium phosphoricum Nr. 2**. Es beruhigt den Herzschlag, wenn er zu rasch ist, damit eine entsprechende Entspannung möglich ist und Ruhe eintreten kann, auch die Muskeln entspannen sich.

Kalium bromatum Nr. 14 beruhigt den Menschen, wenn er innerlich vibriert und auch **Zincum chloratum Nr. 21** ist ein beruhigender und ausgleichender Mineralstoff.

Nährstoff: Adler Ortho 7.

Schwere Schlafstörungen

Zur Mischung, die zuvor angegeben wurde, ist im Falle einer schweren Schlafstörung **Aurum chloratum natronatum Nr. 25** dazu zu geben. Aurum chloratum natronatum Nr. 25 ist in der Biochemie nach Dr. Schüßler der Steuerungsstoff der Zirbeldrüse, die das Melatonin ausschüttet. Es ist der Mineralstoff, der alle Rhythmen im Leben des Menschen begleitet und unterstützt, also auch den Wach-Schlaf-Rhythmus.

Nachtarbeit, Schichtarbeit

Bei Nacht- und Schichtarbeit ist es empfehlenswert, wegen der starken körperlichen Beanspruchung den Menschen mit der „Powermischung" zusätzlich zur zuvor angegebenen Mischung zu unterstützen. Überarbeitete Menschen haben meist Einschlafprobleme.

Stress, chronischer

▶ **Tab. 20.47** Chronischer Stress.

empfohlene Mineralstoffe	biochemischer Zusammenhang
Nr. 5 Kalium phosphoricum	lockert verkrampfte Muskeln über Energiezufuhr
Nr. 7 Magnesium phosphoricum	Stressschutz, beruhigt die Nerven
Nr. 14 Kalium bromatum	beruhigend, wenn man innerlich vibriert
Nr. 21 Zincum chloratum	stabilisiert die Nerven
Nr. 27 Kalium bichromicum	Dauerstress führt zu erheblichen Chromverlusten

Nährstoff: Adler Ortho Nr. 7.

Zusätzliche naturheilkundliche Maßnahmen

Die Tinktur aus dem grünem Hafer (Avena sativa) ist in der Volksmedizin bei nervösen Erschöpfungszuständen mit Schlaflosigkeit, Nervenschwäche, Appetitlosigkeit und Konzentrationsstörungen bewährt (Pahlow 1994).

Bei Schlafstörungen hat sich folgende Tinktur bewährt:

Homöopathische Tinktur der Passionsblume (Passiflora) und Baldriantinktur je 30,0 ml und Pommeranzentinktur 5,0 ml 1 Teelöffel der Tinktur etwa 1 Stunde vor dem Schlafengehen einnehmen (Pahlow 1994).

Zur längerfristigen Umstimmung des vegetativen Systems sind die folgenden beiden Teemischungen hilfreich

- 60 g Pfefferminzblätter (Menthae Piperitae Folium)
- 25 g Bitterkleeblätter (Trifoloii Fibrini Folium)
- 15 g Baldrianwurzel (Valerianae Radix)

1 Esslöffel auf 1 Tasse als Aufguss, morgens und abends 1 Tasse oder

- Hopfenblüten (Lupuli Strobulus)
- Melissenblätter (Melissae Folium)
- Johanniskraut (Hyperici Herba)
- Lavendelblüten (Lavendulae Flos)
- Baldrianwurzel (Valerianae Radix)

Alles zu gleichen Teilen gemischt. 2 Teelöffel auf ¼ l Wasser, kalt ansetzten, mehrere Stunden ziehen lassen, kurz aufkochen, abends 1 Tasse kühl trinken über 2–3 Monate (Rauch 1986).

20.20 Schadstoffbelastungen

Weitere Informationen hierzu siehe Seite 130.

Allergien

Bei Allergien grundsätzlich und bei Heuschnupfen speziell wirkt **Arsenicum iodatum Nr. 24** für den Körper rasch stark entlastend, sodass die alleinige Einnahme manchmal auch schon Erfolge bringt. Dieser Mineralstoff wird auch als „Turboreiniger" bezeichnet. Allerdings werden durch diese Notmaßnahme keine Defizite aufgefüllt, sodass die Bereitschaft des Körpers zu panischen Reaktionen erhalten bleibt. Neben der Eiweißkarenz während der akuten Zeit und der Reduktion von Eiweiß in der Nahrung so weit wie möglich über das Jahr, ist die regelmäßige Einnahme der angeführten Mischung über längere Zeit, das sind unter Umständen zwei bis drei Jahre, notwendig (▶ **Tab. 20.48**).

Täglich oder auch mehrmals am Tag, kann diese Mischung auch für alle anderen Allergien eingenommen werden. Eine grundsätzliche Reinigung des Organismus ist das Ziel dieser Einnahme, daher sind dann panische Reaktionen, wie es Allergien sind, nicht mehr nötig.

MCS Syndrom (Multiple Chemical Sensitivity Syndrome)

Siehe Seite 130.

Es handelt sich dabei um ein multifaktorielles und generalisertes allergisches Geschehen aufgrund einer starken Schadstoffbelastung mit Ursachen aller Art.

Schadstoffdickleibigkeit

Siehe Seite 130.

Schwermetalle

Eine bestimmte Mischung von Schüßler-Salzen unterstützt die Ausleitung von Schwermetallen:

Die wichtigen Mineralstoffe für die Entgiftungsfunktion sind **Kalium sulfuricum Nr. 6** und **Natrium sulfuricum Nr. 10**. Beide Mineralstoffe fördern eine Entgiftung und Metabolisierung von Schadstoffen in der Leber.

▶ **Tab. 20.48** Allergien

empfohlene Mineralstoffe	biochemischer Zusammenhang
Nr. 2 Calcium phosphoricum	Eiweißsteuerung, wodurch die Allergiebereitschaft des Körpers reduziert wird
Nr. 3 Ferrum phosphoricum	unterstützt den Organismus bei den extremen Anforderungen an den Stoffwechsel
Nr. 4 Kalium chloratum	unterstützt den angespannten Betrieb der Drüsen, entlastet die Bronchien
Nr. 6 Kalium sulfuricum	versorgt die Zellen mit dem dringend benötigten Sauerstoff und baut die Ablagerungen aus den Zellen ab
Nr. 8 Natrium chloratum	entgiftet den Körper, entlastet die rinnende Nase und die Augen
Nr. 10 Natrium sulfuricum	hilft dem Organismus beim Ausscheiden der Schlacken und reduziert die verschwollenen Augen
Nr. 24 Arsenum iodatum	reduziert die Allergiebereitschaft des Körpers

Calcium sulfuratum Nr. 18 bremst die Oxidationsprozesse im Körper, das beschreibt schon Schöpwinkel. Die Leber als größtes antioxidativ wirksames Organ wird damit ebenfalls unterstützt. Die Xenobiotika können nur über die Leber abgebaut und ausscheidungsfähig gemacht werden. Hier ist die Kombination mit Calcium sulfuratum Nr. 18 wieder sehr wertvoll, außerdem wird dieser Mineralstoff in der Biochemie nach Dr. Schüßler zur Ausleitung von Amalgam eingesetzt. **Kalium iodatum Nr. 15** fördert den Grundumsatz und kurbelt den Stoffwechsel an.

Cuprum arsenicosum Nr. 19 und **Zincum chloratum Nr. 21** fördern die Schwermetallausleitung, was besonders im Hinblick auf eine Amalgamausleitung gesehen werden sollte.

Als Arsenverbindung ist Cuprum arsenicosum Nr. 19 ein Mineralstoff, der den Immunstoffwechsel stabilisiert, aktiviert und oxidative Prozesse verlangsamt.

Zincum chloratum Nr. 21 unterstützt das Immunsystem, ist ein wichtiger antioxidativer Mineralstoff und hilft der Bauchspeicheldrüse und Leber in ihren Funktionen.

Es geht bei dieser Mischung grundsätzlich um eine Ausleitung von Schadstoffen, Säuren, oxidativen Abfallprodukten und Schwermetallen mit Schüßler-Salzen als Begleitung zu anderen Ausleitungsmaßnahmen.

Zusätzliche naturheilkundliche Maßnahmen

Eine naturheilkundliche Schwermetallausleitung kann nach eingehender Testung mit Bärlauch, Koriander und Chlorella-Algen, begleitet von phytotherapeutischen Nieren-, Leber-, Galle-, Milz- und Lymphmitteln erfolgen z.B. mit Cilantris, Bärlauch-Essenz und Nephro-Rhella nach dem Ausleitungsplan der Firma Nestmann. Bestehen Schwermetallbelastungen aufgrund von Zahnmaterialien, wie Amalgam, wird es zuerst notwendig sein, alle kritischen Zahnersatzstoffe vollständig zu entfernen. Um die hierbei freiwerdenden Belastungsstoffe abzufangen, eignet sich folgender Tee, bestehend zu gleichen Teilen aus:

- Frauenmantelkraut (Alchemillae herba)
- Erdrauchkraut (Fumariae herba)
- Goldrutenkraut (Solidaginis virgaureae herba)
- Stiefmütterchenkraut (Violae tricoloris herba)
- Walnussblätter (Juglandis folium)

3–4 Esslöffel der Mischung mit einem halben Liter kochenden Wasser überbrühen, 5–10 Minuten ziehen lassen, abseihen und mit Honig gesüßt über den Tag verteilt 6–12 Wochen lang trinken. Der Tee kann auch als Ergänzung zur Mobilisierung von Schwermetallen durch die Einnahme von Sulfur D 4–D 6 oder Spag Pekana getrunken werden. Bei Zahnbelastungen ist auf jeden Fall die Beratung durch einen ganzheitlich arbeitenden Zahnarzt zu empfehlen (Madjesky 2000).

20.21 Schilddrüse

▶ **Tab. 20.49** Mineralstoffe für die Funktion der Schilddrüse.

empfohlene Mineralstoffe	biochemischer Hintergrund
Nr. 2 Calcium phosphoricum	Hormonausschüttung, Basismittel
Nr. 3 Ferrum phosphoricum	Eisen verbessert die Schilddrüsenantwort auf die Iodverwertung
Nr. 4 Kalium chloratum	Drüsenbetriebsstoff
Nr. 13 Kalium arsenicosum	Hypothalamus/Hypophsye Regelkreis
Nr. 14 Kalium bromatum	Hypophyse/Schilddrüse
Nr. 15 Kalium iodatum	Schilddrüsenbetriebsstoff, -regulator
Nr. 19 Cuprum arsenicosum	Schilddrüsenhormonproduktion
Nr. 26 Selenium	Umwandlung von T_4 in T_3

Euthyreote Struma

Da das **Funktionsmittel** Kalium iodatum Nr. 15 die Iodaufnahme steuert, sollte es auch prophylaktisch eingesetzt werden schon bei leichter Anschwellung der Schilddrüse. Die Erfahrung hat gezeigt, dass dieser Mineralstoff manchmal in der Lage ist, sogar eine bedeutend vergrößerte Struma wieder zu normalisieren.

Calcium fluoratum Nr. 1 wird bei Verhärtungen gegeben, auch Drüsenverhärtungen. **Kalium chloratum Nr. 4** ist der Drüsenbetriebsstoff überhaupt. **Calcium sulfuricum Nr. 12** ist ein Eiweiß abbauender Mineralstoff und lockert verdichtete Gewebe. **Kalium iodatum Nr. 15** ist der Schilddrüsenbetriebsstoff, **Cuprum arsenicosum Nr. 19** fördert die Hormonproduktion der Schilddrüsenhormone. Die Schilddrüse muss nicht mehr Gewebe bilden, um genügend Schilddrüsenhormone auszuschütten. **Selenium Nr. 26** wird benötigt für die Umwandlung von T_4 in T_3, die biologisch aktivere Form.

Hyperthyreose

Kalium chloratum Nr. 4 als Drüsenmittel. **Kalium bromatum Nr. 14** reguliert die Tätigkeit der Schilddrüse in Richtung Beruhigung und verbessert das Zusammenspiel von Hypophyse und Schilddrüse. **Kalium iodatum Nr. 15** reguliert allgemein die Tätigkeit der Schilddrüse und wird daher bei Über- und Unterfunktion genommen. **Lithium chloratum Nr. 16** beeinflusst den Schilddrüsenstoffwechsel ebenfalls über die Hypophyse, dabei ist es eher wirksam in Richtung Beruhigung und wird dazu kombiniert, wenn der Mensch sehr nervös ist und eine angegriffene Stimmungslage hat.

Hypothyreose

Kalium chloratum Nr. 4 wird empfohlen, denn es ist der Drüsenbetriebsstoff. **Kalium bromatum Nr. 14** wird als Regulativ eingenommen, denn es synchronisiert Hypophyse und Schilddrüse. **Kalium iodatum Nr. 15** kann in diesem Fall höher dosiert eingenommen werden im Sinne einer Iodidzufuhr. **Cuprum arsenicosum Nr. 19** fördert die Produktion der Schilddrüsenhormone und **Selenium Nr. 26** die Umwandlung von T_4 in T_3.

Morbus Basedow

Auch diese Erkrankung ist autoimmun bedingt, sie trifft jedoch oft gleichzeitig in Begleitung einer Hyperthyreose auf, ebenso mit einer Struma (► **Tab. 20.50**).

Zusätzliche naturheilkundliche Maßnahmen

Bei leichter Schilddrüsenüberfunktion kann Thyreogutt gegeben werden. Bei Unterfunktion und Anlage zur Kropfbildung kann die Jodversorgung mit Kelp-Präparaten verbessert werden.

Hashimoto-Thyreoiditis

Es handelt sich um eine atrophische Thyreoiditis mit hochgradigem Parenchymschwund. Diese Erkrankung zählt zu den Autoimmunkrankheiten, weshalb Natrium chloratum Nr. 8 ins Zentrum der Betrachtung für eine Einnahme rückt. Die Einnahme folgender Mineralstoffe ist notwendig.

Calcium phosphoricum Nr. 2 sollte wegen der Eiweißproblematik auch wegen einer eventuellen Osteoporosegefährdung eingenommen werden. **Kalium chloratum Nr. 4** als Drüsenbetriebsstoff und **Natrium chloratum Nr. 8** als Funktionsmittel bei Autoimmunerkrankungen sind ebenfalls wichtige Bestandteile dieser Einnahmeempfehlung. **Ferrum phosphoricum Nr. 3** wird wegen der erhöhten Blutsenkung genommen. **Kalium iodatum Nr. 15**, da meist die TSH-Werte erhöht sind und **Kalium**

► **Tab. 20.50** Morbus Basedow

empfohlene Mineralstoffe	biochemischer Hintergrund
Nr. 1 Calcium fluoratum	Verhärtung – Strumaknoten
Nr. 2 Calcium phosphoricum	Eiweißproblematik
Nr. 4 Kalium chloratum	Drüsenbetriebsstoff
Nr. 8 Natrium chloratum	Autoimmunerkrankung
Nr. 12 Calcium sulfuricum	Eiweißabbau, macht das verdichtete Gewebe des Strumaknoten durchlässig
Nr. 14 Kalium bromatum	Schilddrüse eher beruhigend
Nr. 15 Kalium iodatum	Schildrüsenregulativ
Nr. 27 Kalium bichromicum	Fettgeschwulst hinter den Augen drückt den Augapfel heraus

bromatum Nr. 14 bei innerer Unruhe und wenn deutlich hervortretende Augäpfel über die Antlitzanalyse erkennbar sind (▶ **Tab. 20.50**). **Lithium chloratum Nr. 16** wird bei angegriffener Stimmungslage eingenommen.

Es ist eventuell empfehlenswert auch an **Zincum chloratum Nr. 21** zu denken, denn es reguliert erhöhte Antikörperwerte, vor allem, wenn sich in Folge Diabetes oder Bauchspeicheldrüsenprobleme einstellen.

Selenium Nr. 26 sollte eingenommen werden, wenn in Folge Hautprobleme auftreten, wie Lupus Erythematodes.

Thyreoiditis de Quervain

Auch hier ist eine hohe Blutsenkung vorhanden, denn es ist eine akute Entzündung der Schilddrüse. **Ferrum phosphoricum Nr. 3** ist das biochemische Mittel für alle Entzündungen. Dazu kombiniert wird am Besten **Kalium chloratum Nr. 4**, der Drüsenbetriebbstoff. **Kalium bromatum Nr. 14** zur Beruhigung der Schilddrüsenprozesse und **Kalium iodatum Nr. 15** als Schilddrüsenregulator.

20.22 Sport und Erweiterungsmittel

Sport und Energie

Bei **sportlicher Überanstrengung** ist vor allem **Magnesium phosphoricum Nr. 7** ein entscheidender Mineralstoff, da der Sauerstoffbedarf herabgesetzt wird. Der Sportler kommt später in die anaerobe Phase und kann den Muskelkrämpfen entkommen, die in diesem Fall aufgrund eines übermäßigen Verbrauchs an ATP entstehen. Entstehendes Lactat wird mit Hilfe von **Natrium phosphoricum Nr. 9** abgebaut, übersäuerte Sportler fühlen sich matt und energielos und sollten auch Basenbäder nehmen. die starke Ausscheidung von Chrom wird über die Einnahme von **Kalium bichromicum Nr. 27** aufgefüllt. Dieses Funktionsmittel ist für den Kohlenhydratstoffwechsel und damit für die Energiegewinnung essenziell (▶ **Tab. 20.51**).

Sport und Abbau von Laktat

Kalium sulfuricum Nr. 6 ist der Basismineralstoff, der den Muskel mit Sauerstoff versorgt und bei Muskelkater eingenommen wird. **Manganum sulfuricum Nr. 17** ist ebenfalls ein wichtiger Energielieferant.

Sport und Knorpel, Knochen

Die manganabhängige Glycosyltransferase ist an der Biosynthese von Proteoglykanen für Knorpel- und Knochengewebe beteiligt, durch Festigung der Glykokalix, weshalb **Manganum sulfuricum Nr. 17** ein Mittel ist, das bei Knorpelschäden eingesetzt wird.

Cuprum arsenicosum Nr. 19 ist ein wichtiges Antioxidans, es baut jedoch auch Kollagen und Elastin auf, wie auch **Zincum chloratum Nr. 21**

Sport und oxidativer Stress

Die Belastung mit freien Radikalen ist bei Sportlern besonders groß, daher sollten Spitzensportler und Menschen, die sehr viel Sport betreiben, die Antioxidanzienmischung mit Schüßler-Salzen, wie unter "Spezielle Themen – Antioxidanzien" beschrieben, einnehmen.

▶ **Tab. 20.51** Energiegewinnung

empfohlene Mineralstoffe	biochemischer Zusammenhang
Nr. 3 Ferrum phosphoricum	intrazelluläre Energiegewinnung, Eisenstoffwechsel, Sauerstofftransport zur Zelle
Nr. 4 Kalium chloratum	Drüsenbetriebsstoff, Gefühlshaushalt
Nr. 5 Kalium phosphoricum	Energiemittel
Nr. 7 Magnesium phosphoricum	Regeneration der Muskelenergie, Stressschutz, entspannt die Nerven
Nr. 8 Natrium chloratum	Regeneration zusammen mit Kalium phosphoricum Nr. 5
Nr. 17 Manganum sulfuricum	intrazelluläre Energiegewinnung

Nährstoffkombination für den Energiehaushalt: Adler Ortho Nr. 3 u. 5.

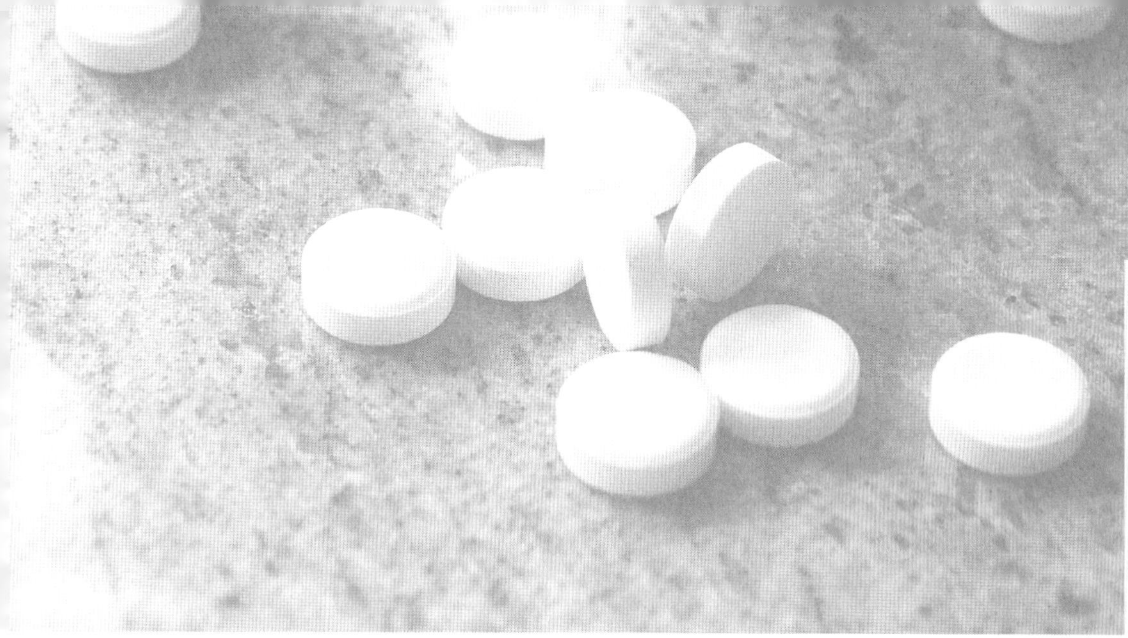

Anhang

Literatur

Arndt K, Albers T: Handbuch Protein und Aminosäuren: Optimaler Einsatz von Protein und Aminos im Sport, in der Diät, bei Erkrankungen, zur Gesundheitsvorsorge. Beste Kombinationen und exakte Angaben zu Dosierungen, Neben- und Wechselwirkungen. Arnsberg: Novagenics; 2001.

Biesalski HK, Köhrle J, Schümann K. (Hrsg.): Vitamine, Spurenelemente und Mineralstoffe: Prävention und Therapie mit Mikronährstoffen. Georg Thieme: Stuttgart; 2002.

Böhming U, Mayr P: Kneipp und die Heilpflanzen. Heidelberg: Karl F. Haug; 1993.

Broy J: Ergänzungsmittel zur Mineralstofftherapie nach Dr. Schüßler. München: Foitzick; 2000.

Burgerstein L: Heilwirkung von Nährstoffen: Richtlinien für Gesundheit und Leistungsfähigkeit bis ins hohe Alter. 7. Aufl. Heidelberg: Karl F. Haug; 1994.

Burgerstein UP, Schurgast H: Ihr Einkaufsführer Vitamine. Spurenelemente – Vitamine – Mineralstoffe: so sind Sie optimal versorgt; Stuttgart: Karl F. Haug; 2003.

Christen HR: Chemie. Frankfurt a. Main: Diesterweg; 1984.

Colgan M: The New Nutrition: Ernährung und Fitness im neuen Jahrtausend. Ihr persönlicher Leitfaden zu optimaler Gesundheit. Köln: Ralf Reglin; 2002.

Daunderer M: Gifte im Alltag: Wo sie vorkommen, wie sie wirken, wie man sich dagegen schützt (der umfassende Ratgeber). 2. Aufl. Beck'sche Reihe. München: Beck; 2005: Vol. 1295.

Deters H: Handbuch der Dr. Schüßler'schen Biochemie. Radeburg: Dr. Madaus & Co; 1925.

Feichtinger EM, Niedan B: Die Schüßler-Welt von A–Z: Übersichtlich und kompetent. Zell am See: FST, Feichtinger-Schüßler-Training; 2007.

Feichtinger T: Antlitzanalyse in der Biochemie nach Dr. Schüßler. Der Bildatlas. 3. Aufl. Stuttgart: Karl F. Haug; 2007.

Feichtinger T: Psychosomatik und Biochemie nach Dr. Schüßler. Grundlagen – Praxis – Materia Medica; 6 Tabellen. Stuttgart: Karl F. Haug; 2003.

Feichtinger T: Schüßler-Salze und Nährstoffe. die zeitgemäße Kombination für die Praxis. Stuttgart: Karl F. Haug; 2007.

Feichtinger T, Niedan-Feichtinger S, Schulze-Kroening J: Biochemie nach Dr. Schüßler bei Hauterkrankungen und Allergien. Stuttgart: Karl F. Haug; 2005.

Feichtinger T, Mandl E, Niedan-Feichtinger S: Handbuch der Biochemie nach Dr. Schüßler: Grundlagen, Materia medica, Repertorium. 4. Aufl. Stuttgart: Karl F. Haug; 2006

Fuchs N: Mit Nährstoffen heilen: Eine Einführung in die komplexe Orthomolekulare Nährstoff-Therapie. 2. Aufl. Köln: Ralf Reglin; 2001.

Glaesel, KO: Heilung ohne Wunder und Nebenwirkungen. Gesundheit biologisch gesteuert; der Wasser-, Elektrolyt- und Säure-Basen-Haushalt als Grundfunktion und erste Ursache chronischer Krankheiten. 4. Aufl. Konstanz: Labor-Glaesel-Verlag; 1994.

Goerke K, Bazlen U: Gynäkologie und Geburtshilfe: Basislehrbuch Gesundheit und Krankheit. 1. Aufl. Basislehrbuch Gesundheit und Krankheit. München: Elsevier Urban & Fischer; 2005.

Gröber U: Orthomolekulare Medizin: Ein Leitfaden für Apotheker und Ärzte. 2. Aufl. Stuttgart: Wissenschaftliche Verlagsgesellschaft mbH; 2002.

Heine H: Lehrbuch der biologischen Medizin: Grundregulation und Extrazelluläre Matrix. 3. Aufl. Stuttgart: Hippokrates; 2007.

Heintze, T: Original Haysche Trenn-Kost. Nach Dr. Hay und Dr. Walb; [mit Diabetikeranhang]. 43. Aufl., 2. Nachdr.; Heidelberg: Karl F. Haug; 1994.

Hickethier K: Sonnerschau: Lehrbuch der Antlitz-Diagnostik: Kemmenau: Charlotte Depke; 1993.

Hickethier K: Lehrbuch der Biochemie; Kemmenau: Charlotte Depke; 1988

Hildebrandt H: Pschyrembel Wörterbuch Naturheilkunde und alternative Heilverfahren. Berlin, New York: de Gruyter; 1996.

Hunnius C, Ammon HPT: Hunnius pharmazeutisches Wörterbuch. 9. Aufl. Berlin: de Gruyter; 2004.

Jacobi G, Baake N: Kursbuch Anti-Aging: 108 Tabellen. Stuttgart: Georg Thieme; 2005.

Karow T: Allgemeine und spezielle Pharmakologie und Toxikologie. Puhlheim: Selbstverlag; 2008.

Klinke R, Silbernagel S (Hg.): Lehrbuch der Physiologie. Bearb. v. Christian Baur. Stuttgart: Georg Thieme; 1994.

Knieriemen H: E-Nummern. Sämtliche Lebensmittelzusatzstoffe, Hinweise für Allergiker, Asthmatiker, Migräneanfällige und weitere Risikogruppen, gentechnisch hergestellte Zusatzstoffe, Zusatzstoffe tierischen Ursprungs, mit separater Übersicht im Kreditkartenformat. 3. Aufl. Aarau/Schweiz: AT; 2001.

Kollath W: Die Ordnung unserer Nahrung. Heidelberg: Karl F. Haug; 1977.

Kuklinski B, van Lunteren I, van Lunteren J: Neue Chancen: Zellschutz mit Anti-Oxidantien zur natürlichen Vorbeugung und Behandlung von umweltbedingten Krankheiten. 1. Aufl. Bielefeld: Lebensbaum-Verlags-GmbH; 1995.

Kunsch K, Kunsch S: Der Mensch in Zahlen: Eine Datensammlung mit über 20000 Einzelwerten. Heidelberg, Berlin: Spektrum Akademischer Verlag; 2000.

Kunze R, Krämer S: Vitalstoffe gegen Krebs. Was leisten Antioxidantien – Mineralstoffe – Spurenelemente. Köln: Ralf Reglin;1998.

Leitzmann C: Ernährung in Prävention und Therapie: Ein Lehrbuch. Stuttgart: Hippokrates; 2001.

van Limburg Stirum J: Moderne Säure-Basen-Medizin. Physiologie – Diagnostik – Therapie; 1. Aufl. Stuttgart: Hippokrates; 2008.

Lindemann G: Tee-Rezepte. 4. Aufl. München: Foitzick;1994.

Madejsky M: Alchemilla. Eine ganzheitliche Kräuterheilkunde für Frauen. Orig.-Ausg. München: Goldmann (Goldmann Ganzheitlich heilen, 14191). 2000.

Mezger J: Gesichtete Homöopathische Arzneimittellehre: Bearbeitet nach den Ergebnissen der Arzneiprüfungen, der Pharmakologie und der klinischen Erfahrungen. Aalserum – Kalium Iodatum. 9. Aufl. 2 vols. Vol. 1. Heidelberg: Karl F. Haug; 1991.

Mezger J: Gesichtete Homöopathische Arzneimittellehre: Bearbeitet nach den Ergebnissen der Arzneiprüfungen, der Pharmakologie und der klinischen Erfahrungen. Kalium muriaticum – Zingiber. 9. Aufl. 2 vols. Vol. 2. Heidelberg: Karl F. Haug; 1991.

Moll KJ, Moll M: Anatomie: Kurzlehrbuch zum Gegenstandskatalog [1]. 15. Aufl. Lübeck: G. Fischer; 1997.

Mutter J: Amalgam – Risiko für die Menschheit. Quecksilbervergiftungen richtig ausleiten. Neue Fakten und Hilfe auch nach Amalgamentfernung. Weil der Stadt: Fit fürs Leben-Verlag in der NaturaViva Verlags GmbH; 2000.

Pahlow M: Das große Buch der Heilpflanzen:Gesund durch die Heilkräfte der Natur. Über 400 einheimische und fremdländische Heilpflanzen, ihre Inhaltsstoffe und Heilwirkungen; Rezepte für Tees und Tinkturen; Anwendungsvorschläge für Bäder, Umschläge, Inhalationen; Heilpflanzen in der Homöopathie, ihre Anwendungen und Dosierung. Unter Mitarbeit von Max Kronfeldner und Jürgen Schimmitat. München: Gräfe und Unzer; 1994.

Perger F: Kompendium der Regulationspathologie und -therapie: [der Formenkreis individueller Abwehrkraft]. München: Sonntag; 1990.

Pfeiffer CC: Nährstoff-Therapie bei psychischen Störungen. 4. Aufl. Heidelberg: Karl F. Haug (Reihe: Ernährung und Diätetik); 1993.

Pischinger A: Das System der Grundregulation: Grundlagen einer ganzheitsbiologischen Medizin. 9. Aufl. Edited by Hartmut Heine (Hrsg.). Heidelberg: Karl F. Haug; 1998.

Pschyrembel. 261. Aufl. Berlin: de Gruyter; 2007.

Rauch E: Heilkräuter-Kuren. Aus dem Schatz der Naturmedizin. 1. Nachdr., Heidelberg: Karl F. Haug; 1986.

Reckeweg HH: Homotoxikologie: Ganzheitsschau einer Synthese der Medizin: eine Sammlung von Vorträgen u. Aufsätzen. 6. Aufl. Baden-Baden: Aurelia; 1986.

Sander FF: Der Säure-Basen-Haushalt des menschlichen Organismus. 3. Aufl. Stuttgart: Hippokrates;1999.

Schmidt E, Schmidt N: Leitfaden Mikronährstoffe: Orthomolekulare Prävention und Therapie. München: Urban und Fischer; 2004.

Schmiedel V, Leitzmann C, Lützner H, Heine H: Ernährungsmedizin in der Naturheilkunde: Handbuch für die Therapie. München, Jena: Urban & Fischer; 2001.

Schöpwinkel D: Die Polar-Biochemie als Weltgesetz. 3. Aufl. Vol. 1. Angermund: Verlag für Polar-biochemische Welterkenntnis; 1932.

Schöpwinkel D: Polar-Biochemische Welterkenntnis. Bd 1: Die Polar-Biochemie als Weltgesetz. Eine polar-biochemische Konstitutions-Lehre und ihre wissenschaftliche Begründung. 2. Aufl.; Düsseldorf, Mühlheim (Ruhr): Verlag für polar-biochemische Welterkenntnis; 1929.

Schöpwinkel D: Polar-Biochemische Welterkenntnis: Bd. 2: Die Dr. med Schüßler-Schöpwinkel'sche Polar-Biochemie. Ein kurzer Leitfaden zur Einführung in die Grundgedanken der praktischen Auswertung der in „Die Polar-Biochemie als Weltgesetz" niedergelegten biologisch-polar-biochemischen Gesetzmäßigkeit. 5. Aufl. Mühlheim (Ruhr): Verlag für polar-biochemische Welterkenntnis; 1930.

Schöpwinkel D: Polar-Biochemische Welterkenntnis: Bd. 3: Verordnungs- und Hinweis-Tabelle der polar-biochemischen Heilwissenschaft. 3 vols. Düsseldorf, Mühlheim (Ruhr): Verlag für polar-biochemische Welterkenntnis; 1929.

Schüßler WH: Eine Abgekürzte Therapie: Gegründet auf Histologie und Cellular-Pathologie. Oldenburg: Schulzesche Buchhandlung; 1874.

Schüßler WH: Eine Abgekürzte Therapie: Anleitung zur biochemischen Behandlung der Krankheiten. 31. Aufl. Oldenburg und Leipzig: Schulzesche Hof-Buchhandlung und Hof-Buchdruckerei, 1904.

Schüßler WH, Villers V: Beleuchtung der biochemischen Therapie: Besprochen von W.H. Schüßler. o.A. Oldenburg und Leipzig: Hofdruckerei und Verlagsbuchhandlung (Rudolf Schwarz); 1924.

Schüßler WH, Villers V: Irrige Auffassungen bezüglich der Biochemie: Richtigstellung derselben. 3. Aufl. Oldenburg und Leipzig: Schulzesche Hof-Buchhandlung und Hof-Buchdruckerei; 1926.

Silbernagl S, Lang F: Taschenatlas der Pathophysiologie. München: Dt. Taschenbuch; 1998.

Speckmann EJ, Hescheler J, Köhling R: Physiologie: Mit 92 Tabellen; 5. Aufl. München: Elsevier Urban & Fischer; 2008.

Stauffer K: Klinische Homöopathische Arzneimittellehre. 10. Aufl. In Zusammenarbeit mit Martin Schlegel. Regensburg: Sonntag; 1988.

Randolph T: Allergien: Folgen von Umweltbelastungen und Ernährung. Karlsruhe: C.F. Müller; 1984.

Ulmer GA: Pflanzliche Mineralien und Hormone als Brücke zur Gesundheit. Tuningen: Ulmer; 2003.

Vogel HH: Beiträge zu einer medizinischen Menschenkunde. Von der Pathologie zur Therapie. 1. Aufl. Heidelberg: Karl F. Haug Verlag (Arbeitsunterlagen des Bad Boller Medizinischen Seminars, Bd.1: Teil I); 1984.

Weiss B: Die Liebe kennt keine Zeit: Die wahre Geschichte einer Seelenverwandschaft aus früheren Leben. Neuausgabe, 1. Aufl. Berlin: Ullstein; 2007.

Werbach MR: Nutriologische Medizin, orthomolekulare Vorsorge und Therapie. Weil der Stadt:: Walter Hädecke; 2001.

Zumkley H, Kisters K: Spurenelemente. Geschichte, Grundlagen, Physiologie, Klinik. Darmstadt: Wiss. Buchgesellschaft; 1990.

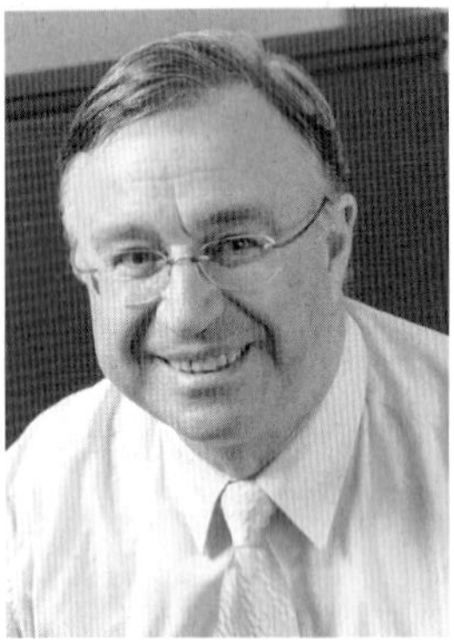

Thomas Feichtinger wurde 1946 in Salzburg geboren und lebt in Zell am See. Er war Lehrer und wurde wegen einer schweren Krankheit, die 1983 erstmals auftrat, 1990 frühpensioniert. Nach jahrelanger Auseinandersetzung mit der Krankheit und ihrer Bewältigung, unter anderem mit Hilfe der Mineralstoffe nach Dr. Schüßler, kann Thomas Feichtinger heute wieder arbeiten. Neben Lehrgängen in der Mineralstofflehre nach Dr. Schüßler und der damit eng verknüpften Antlitzanalyse nach Kurt Hickethier absolvierte er eine Ausbildung in Gestalttherapie und ließ sich zum Lebensberater in Existenzanalyse und Logotherapie nach Viktor E. Frankl ausbilden. Heute arbeitet er in der Erwachsenenbildung und in der Einzelberatung: Umfangreiche Vortrags- und Seminartätigkeit im In- und Ausland, Ausbildungslehrgänge in der Biochemie nach Dr. Schüßler und der Antlitzanalyse. Er ist Vorsitzender der Gesellschaft für Biochemie nach Dr. Schüßler und Antlitzanalyse.

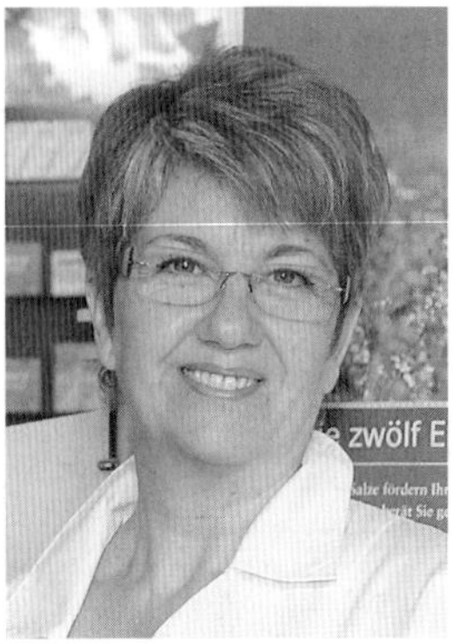

Susana Niedan-Feichtinger wurde 1953 in Buenos Aires geboren. 1956 übersiedelte sie mit ihrer Familie nach Wien. Dort absolvierte sie an der Universität Wien von 1971–1976 das Studium der Pharmazie. An das Studium schlossen sich das Aspirantenjahr und 5 Jahre Berufserfahrung in einer Wiener Apotheke an. 1976 heiratete sie einen Studienkollegen. Nach der Geburt von zwei Kindern begann sie, da das zweite Kind von Geburt an Neurodermitis erkrankt war, sich intensiv und mit Erfolg mit der Ernährungslehre, Naturheilverfahren, der Homöopathie und den Blütenessenzen nach Dr. Bach auseinanderzusetzen. 1987 übernahm sie die Apotheke in Zell am See-Schüttdorf. Bald war die Apotheke für ihr umfassendes homöopathisches Angebot, verbunden mit einer fachkundigen Beratung sowie einem breiten Spektrum an Angeboten aus der Alternativmedizin, bekannt. Zu diesem Bereich zählen auch die Mineralstoffe nach Dr. Schüßler, mit denen Frau Mag. pharm. Susana Niedan-Feichtinger seit Jahren arbeitet. Sie ist Ausbilderin der Gesellschaft für Biochemie nach Dr. Schüßler und Antlitzanalyse und stellvertretende Vorsitzende dieser Gesellschaft.

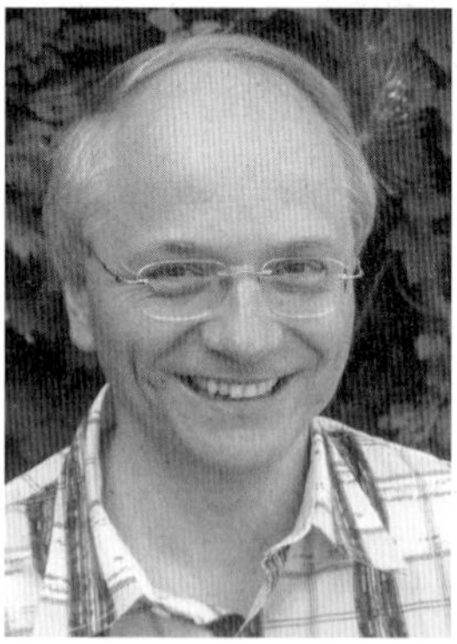

Reinhard Schaub wurde 1954 in Delmenhorst geboren. Er studierte in Göttingen Ethnologie und Kunstgeschichte. Während seines Studiums lernte er die Möglichkeiten der klassischen Homöopathie Samuel Hahnemanns und der biochemischen Funktionsmittel aus eigenen Erfahrungen kennen und schätzen. Daher absolvierte er nach seiner Magisterprüfung die Ausbildung zum Heilpraktiker mit besonderem Schwerpunkt in klassischer Homöopathie. Bei Thomas Feichtinger erlernte Schaub später die Biochemie nach Dr. Schüßler und die Antlitzanalyse. Seit 1985 ist er in Kassel als Heilpraktiker niedergelassen und wendet heute in seiner Praxis beide Heilverfahren an. Er hat eine eigene Heilpraktikerschule, in der er auch Ausbildungskurse in der Biochemie nach Dr. Schüßler und Antlitzanalyse abhält.

Kontaktadressen

Thomas Feichtinger
Mineralstoffe nach Dr. Schüßler, Energiefeld des Menschen
Persönlichkeitsbildung, Vorträge, Seminare, Kurse
Caspar-Vogl-Straße 8
A – 5700 Zell am See
Tel. 0043/(0)6542/53810
Fax 0043/(0)6542/53810-500
thomas.f@gba.at

Mag. pharm. Susana Niedan-Feichtinger
Naturheilweisen, Blütenessenzen nach Dr. Bach, Mineralstoffe nach Dr. Schüßler – Seminare und Kurse, Biochemische Tabletten, Salben, Gele, Cremegele und Körperpflege sowie Fragen bezüglich der Beschaffung aller angegebenen Mittel
Brucker Bundesstraße 25 A
A – 5700 Zell am See
Tel. 0043/(0)6542/55044
Fax: DW 4
susana.nf@adler-pharma.at

Reinhard Schaub, Heilpraktiker
Mineralstoffe nach Dr. Schüßler, Heilpraktikerkurse, klass. Homöopathie, Blütenessenzen nach Dr. Bach
Raabestr. 14 b
34119 Kassel
Tel. 0561/890149
info@schaub-heilpraktiker.de
www.schaub-heilpraktiker.de

Vorträge, Seminare, Ausbildung. Auskünfte bei
Gesellschaft für Biochemie nach Dr. Schüßler und Antlitzanalyse (GBA)
Caspar-Vogl-Straße 8
A – 5700 Zell am See, Österreich
Tel. 0043/(0)6542/53810
Fax 0043/(0)6542/53810-500
gba@gba.at

Anfragen über Produkte aus der Biochemie nach Dr. Schüßler bei

Adler Apotheke
Brucker Bundesstraße 29-31
A – 5700 Zell am See, Österreich
Tel. 0043/(0)6542/57382
Fax: 0043/(0)6542/573827
adler-apotheke@schuessler-mineralstoffe.at
www.adlerapotheke-zellamsee.at

Adler Pharma Produktion und Vertrieb GmbH
Brucker Bundesstraße 25 A
A – 5700 Zell am See, Österreich
Tel- 0043/(0)6542/55044
Fax: DW 4
adler-pharma@schuessler-mineralstoffe.at
www.schuessler-mineralstoffe.at

Nachstehend einige Produkte, die Schüßler-Salze enthalten und als ergänzende Mittel angewendet werden können.

BaseDent, basische Zahnpasta
Ein Produkt, das schon vielen geholfen hat, mit Zahnfleischbluten und Zahnfleischschwund zurecht zu kommen. Die Zahncreme enthält keine hoch dosierten Fluoridsalze, sondern hoch verdünntes Calciumfluorid Nr. 1. Ohne Menthol, daher homöopathieverträglich, basischer pH-Wert.

Hand & Nail-Lotion
Hand & Nail, eine Handcreme im Spender, die rasch in die Haut einzieht, bei aufgesprungenen und schmerzenden Fingerkuppen. Die Lotion unterstützt den Aufbau einer glatten Nagelstruktur und reguliert mit hoch verdünnten Mineralstoffen die Hautpigmentierung.

Körpercreme Regeneration
Fördert die Elastizität der Haut, stützt das Bindegewebe und reguliert die Pigmentierung der Haut.

Tendiva Körperlotion
Die tägliche Feuchtigkeitspflege mit Mineralstoffen für die junge Haut enthält keine Duftstoffe.

Körpercreme Evocell
Bei Cellulite, strafft das Bindegewebe und steigert die Elastizität der Haut, enthält keine Duftstoffe. Sie hat ebenfalls, wie die Körpercreme einen hohen Anteil an wertvollem Olivenöl.

Massageöl
Das Massageöl festigt das Bindegewebe, wirkt entspannend auf den Bewegungsapparat und die Muskulatur. Es beugt Schwangerschaftsstreifen vor, enthält keine Duftstoffe.

Pre und After Sun
Stärkt sonnenempfindliche Haut vor dem Sonnenbad, danach ist es ein After Sun Gel, das Aloe Vera enthält. Ohne Duftstoffe. Achtung: Ohne Sonnenschutzfaktor!

Dusch'n Fun Duschgel
Das Duschgel kann auch als Haarshampoo und Badezusatz verwendet werden. Es belebt Haut und Haare und unterstützt deren Schutzfunktion.

Lippenpflege
Lippenbalsam mit Mineralstoffen und Panthenol: Bei trockenen, rissigen oder aufgesprungenen und zu Bläschen neigenden Lippen.

Lippencreme in einer Tube mit Applikator. Neben den hoch verdünnten Mineralstoffen, die im Lippenbalsam enthalten sind, zeichnet sich die Lippencreme durch besondere Pflegeeigenschaften der Rohstoffe aus.

Pre Sport Gel Regidol
Dieses fettfreie Gel dient zur Vorbereitung von Muskulatur und Gelenken vor sportlicher Betätigung.

After Sport Lotion Regidol
Die After Sport Lotion versorgt den Bewegungsapparat mit den für die Regeneration erforderlichen hoch verdünnten Mineralstoffen nach dem Sport: enthält Lavendel- und Rosmarinöl.

Gelenkecreme Regidol
Die Zusammensetzung der Regidol Gelenkecreme ist darauf ausgerichtet, eine Gelenkepflege mit den entsprechenden hoch verdünnten Mineralstoffen zu ermöglichen.

Die Gelenkecreme ist eine Allroundcreme für die Regeneration von Gelenken, wirkt unterstützend bei allen degenerativen Gelenksbeschwerden.

Adler Ortho

Adler Ortho Kapseln, die Nährstoffkombinationen zu den Schüßler-Salzen.

▶ Übersicht der Nährstoffkombinationen.

Nummer	Bereich	Anwendungsgebiet
Adler Ortho Nr. 1	Elastizität	Haut, Haare, Nägel, elastische Adern, Sehnen, Bänder, Kariesschutz
Adler Ortho Nr. 2	Knochen	Knochen(-brüche), Osteoporose (+Adler Ortho Nr. 2), Wechselbeschwerden, Wachstumsschmerzen, Muskelkrämpfe
Adler Ortho Nr. 3	Blut	Antioxidans, Blutaufbau, Konzentrations- u. Merkfähigkeit, Steigerung der Abwehrkraft
Adler Ortho Nr. 4	Bindegewebssubstanz	Bindegewebsaufbau, vorbeugend bei Arteriosklerose, Hautgrieß, Couperose/Besenreiser
Adler Ortho Nr. 5	Energie	Erschöpfung, Nerven/Gehirn, Lernleistung (+Adler Ortho Nr. 3), Regeneration (+Adler Ortho Nr. 3)
Adler Ortho Nr. 6	Kohlenhydratstoffwechsel	Schadstoffe in Verbindung mit der Haut, begleitend bei chron. Hautkrankheiten, Pigmentstörung, Bauchspeicheldrüse (Völlegefühl)
Adler Ortho Nr. 7	Herz	Stress (+Adler Ortho Nr. 5), Leistung – körperlich (Sport), Schlaf-Wach-Rhythmus
Adler Ortho Nr. 8	Knorpelaufbau	Flüssigkeitshaushalt, Allergien, Geruch-, Geschmackssinn, Schleimhautaufbau, „Schlundbrennen" (brennt herauf), Schwermetallausscheidung
Adler Ortho Nr. 9	Säure-Basen-Haushalt	Sodbrennen (unten), begleitend bei Gastritis, Pickel, Akne, Lymphknotenschwellung, Rheuma, Gicht
Adler Ortho Nr. 10	Leber (entgiften)	Schadstoffausscheidung (in Verbindung mit Leberbelastungen), Verdauungsbeschwerden, begleitend bei Diabetes Typ II, bei Cholesterin vorbeugend
Adler Ortho Nr. 11	Brüchigkeit	brüchige Haut, Haare, Nägel – Aufbau, Bindegewebestruktur (+ Adler Ortho Nr. 4), Dehnungsrisse des Bindegewebes (+Adler Ortho Nr. 1 und evtl. Adler Ortho Nr. 4), Faltenbildung
Adler Ortho Nr. 12	es stockt, sitzt fest	fördert und startet den Schadstoff-, Eiweiß- und Säureabbau; Cellulite, Myogelosen, zu Beginn bei Blockaden beim Abnehmen

Die Qualität und Anwendung der Adler Ortho Kapseln

Besonders große Mineralstoffmängel werden neben der Einnahme der empfohlenen Schüßler Mischung durch die Gabe der entsprechenden Adler Ortho Nummer unterstützt, damit die Auffüllung dieses großen Mangels rascher geht, oder der Körper rascher umgestimmt wird. Adler Ortho kann auch allein angewendet werden, ohne Kombination mit anderen Maßnahmen.

Mineralstoffverbindung: Wo möglich, wird die gleiche Verbindung, wie die Ursubstanzen der Schüßler-Salze verwendet, also ist meist das jeweilige Makrosalz des entsprechenden Schüßler-Salzes enthalten.

Entschlackungspaket

Zell Basic Adler Pharma

Eine Mischung von Schüßler-Salzen, das in einem ganz bestimmten Mischungsverhältnis zusammengestellt wurde, es ist ein Pulver zum Einnehmen. Als Trituration (homöopathische Verreibung) ist es ein Arzneimittel, wie auch die Schüßler-Salz-Tabletten.

Das Pulver kann eingenommen oder in Wasser aufgelöst und getrunken werden.

BaseCare Bad

Ein intensiver Ausscheidungsvorgang wird über das Schwitzen erreicht. Das passive Schwitzen hilft, Säuren und Schadstoffe auszuscheiden, z.B. in der Sauna oder beim Baden.

Wird eine Entlastung von Schadstoffen über ein Bad angestrebt, sollte die Badetemperatur über der Körpertemperatur gewählt werden, sie sollte also über 37° C liegen.

Durch die Beimengung geeigneter Mineralstoffe wird im Badewasser ein pH-Wert von mindestens 8 hergestellt. Durch das basische Bad entsteht eine „Lauge". Der Körper ist gezwungen, diesen pH-Wert des Bades auf den Wert zu senken, der ihm entspricht und dieser liegt bei ungefähr 7,4. Das ist der pH-Wert des menschlichen Blutes. Es entsteht also ein osmotischer Druck durch den die Säuren aus dem Körper ausgeleitet werden.

Zell Basic und oftmaliges Baden mit dem Base-Care erspart beim Abnehmen Hungerattacken, die durch Säurefluten ausgelöst werden. Müdigkeit und Mattigkeit bleiben aus. Durch eine geeignete Trägersubstanz der Mineralstoffe werden die ausgeschiedenen Stoffe im Badewasser sofort gebunden und können nicht mehr von der Haut aufgenommen werden, also nicht mehr rückresorbiert werden.

Angewendet wird es als Vollbad, basisches Sitzbad, basisches Fußbad, basisches Handbad, oder als Maske zur Hautreinigung.

Stoffwechseltee Adler Pharma

Als wesentlicher Bestandteil einer Entschlackungskur, bzw. unterstützend zum Abnehmen, wird das Trinken von Kräutertees empfohlen.

Der Stoffwechseltee ist so zusammengestellt, dass einerseits eine vermehrte Ausscheidung über die Harnwege zustande kommt, andererseits wird der Zellstoffwechsel angeregt und die Schadstoffausscheidung gefördert. Es werden damit die beiden Ausscheidungswege, Niere und Leber in ihrer Tätigkeit angeregt, aber auch gestärkt.

Hepaxen Adler Pharma

Es geht beim Hepaxen grundsätzlich um eine Ausleitung von Schadstoffen, Säuren, oxidativen Abfallprodukten und Schwermetallen im Rahmen einer Schüßler Begleittherapie.

Zusätzlicher Aspekt: Wenn jemand seinen Schlafplatz auf einer geopathologischen Störzone hat, kann der Körper in der Nacht nicht ausscheiden und regenerieren. Die Schadstoffe sammeln sich und verursachen einen Schlackenstau, parallel dazu wird auch Säure gestaut.

Wird auf Anraten eines Geopathologen der Schlafplatz gewechselt, kommt es oft zu unangenehmen Beschwerden, da der Körper jetzt beginnen kann, auszuscheiden. Schlafstörungen sind das geringere Übel, es kann zu gesundheitlichen Störungen kommen.

Sachverzeichnis

A

B

C

x Molybdän-Vergiftung ?!

Mineralstoffmängel am Gesicht ablesen

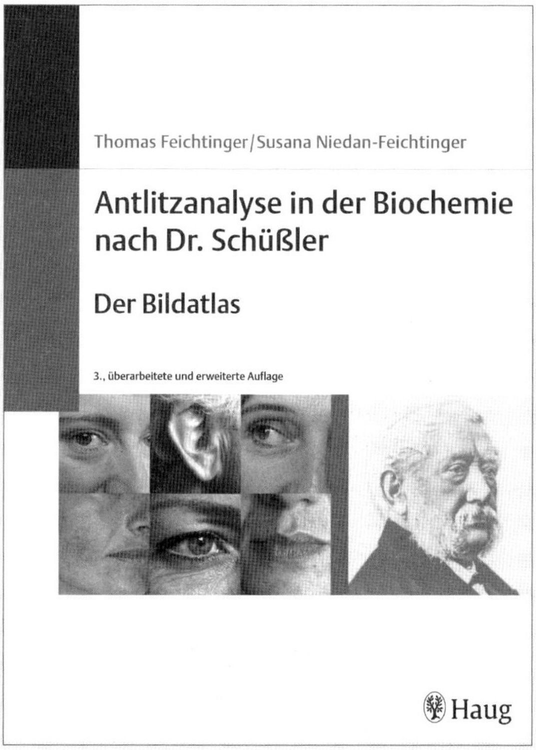

Musterseiten und mehr:
www.medizinverlage.de

Die Mineralstoffe nach Dr. Schüßler noch einfacher und besser richtig anwenden – eine ganz besondere Möglichkeit zur Diagnose- und Mittelfindung

- Optimale Grundlage dafür, auf einen Blick zu erkennen, an welchen Mineralstoffen es den Patienten mangelt.
- Zahlreiche Abbildungen, u.a. Bilder mit wichtigen Details zu jedem Mineralsalz auf einen Blick.
- Tabellarische Übersicht der Körperzeichen für eine schnellere Analyse.

Preisänderungen und Irrtum vorbehalten (Stand: 8/09). €-Preise gültig in Deutschland.

T. Feichtinger, S. Niedan-Feichtinger
Antlitzanalyse in der Biochemie nach Dr. Schüßler
Der Bildatlas
3., überarbeitete und erweiterte Auflage 2007
206 S., 402 Abb., 11 Tab., geb.
ISBN 978-3-8304-7270-4
69,95 € [D]

MVS Medizinverlage Stuttgart GmbH & Co. KG
Oswald-Hesse-Str. 50, 70469 Stuttgart
Tel. 0711/8931-900, Fax 0711/8931-901
www.medizinverlage.de, kundenservice@thieme.de

Haug